鼻整形修复与重建
手术操作及实例演示

主　编　（德）汉斯·贝雷博姆（Hans Behrbohm, MD, PhD）
Professor
Department of Otorhinolaryngology and Facial Plastic Surgery
Park-klinik Weissensee
Academic Teaching Hospital of the Charité University Hospital
Berlin, Germany

参编者　（德）约翰娜·布雷姆（Johanna Brehm, MD, PhD）
　　　　　（德）沃尔特·布丽吉特凯奇（Walter Briedigkeit, MD, PhD†）
　　　　　（德）贾奎琳·艾恩霍恩－森斯（Jacqueline Eichhorn-Sens, MD, PhD）
　　　　　（德）霍尔格·伽斯那（Holger Gassner, MD, PhD, FACS）
　　　　　（德）沃尔夫冈·古彼施（Wolfgang Gubisch, MD, PhD）
　　　　　（德）托马斯·希尔德布兰特（Thomas Hildebrandt, MD, PhD）
　　　　　（德）约阿希姆·奎茨（Joachim Quetz, MD, PhD）

做　序　（德）M·尤金·塔迪（M. Eugene Tardy, MD, FACS）
　　　　　（德）克劳斯·沃尔特（Claus Walter, MD, PhD）

主　审　秦宏智　谭晓燕

主　译　何栋良

辽宁科学技术出版社
·沈阳·

© 2018，简体中文版权归辽宁科学技术出版社所有。
本书由Georg Thieme Verlag KG独家授权辽宁科学技术出版社在中国出版中文简体字版本。著作权合同登记号：第06-2016-203号。

图书在版编目（CIP）数据

鼻整形修复与重建手术操作及实例演示 /（德）汉斯·贝雷博姆（Hans Behrbohm, MD, PhD）主编；何栋良主译 . — 沈阳：辽宁科学技术出版社，2019.1
ISBN 978-7-5591-0797-8

Ⅰ. ①鼻… Ⅱ. ①汉… ②何… Ⅲ. ①鼻－整形外科手术 Ⅳ. ①R765.9

中国版本图书馆CIP数据核字（2018）第136346号

出版发行：辽宁科学技术出版社
　　　　　（地址：沈阳市和平区十一纬路25号　邮编：110003）
印　刷　者：辽宁新华印务有限公司
经　销　者：各地新华书店
幅面尺寸：210 mm × 285 mm
印　　张：19.5
插　　页：4
字　　数：400千字
出版时间：2019年1月第1版
印刷时间：2019年1月第1次印刷
责任编辑：凌　敏
封面设计：魔杰设计　周凤仪（sunny zhou）
版式设计：周凤仪（sunny zhou）
责任校对：徐　跃

书　　号：ISBN 978-7-5591-0797-8
定　　价：228.00元

投稿热线：024-23284363
邮购热线：024-23284502
邮　　箱：lingmin19@163.com
http://www.lnkj.com.cn

著译者名单 Contributors

（德）汉斯·贝雷博姆
Hans Behrbohm, MD, PhD
Professor
Department of Otorhinolaryngology
　　and Facial Plastic Surgery
Park-Klinik Weissensee
Academic Teaching Hospital of the
　　Charité University Hospital
and
Institute of Medical Development and
　　Further Education Berlin e.V.
Berlin, Germany

（德）约翰娜·布雷姆
Johanna Brehm, MD, PhD
Department of Otorhinolaryngology
　　and Facial Plastic Surgery
Park-Klinik Weissensee
Academic Teaching Hospital of the
　　Charité University Hospital
Berlin, Germany

（德）沃尔特·布丽吉特凯奇
Walter Briedigkeit, MD, PhD†
Emeritus Professor
Department of Pediatric Cardiology
Charité University Hospital
Berlin, Germany

（德）贾奎琳·艾恩霍恩－森斯
Jacqueline Eichhorn-Sens, MD, PhD
Plastic and Aesthetic Surgeon
Berlin, Germany

（德）霍尔格·伽斯那
Holger Gassner, MD, PhD, FACS
Clinical Professor
Department of Facial Plastic Surgery (ABFPRS)
University Hospital Regensburg
Regensburg, Germany

（德）沃尔夫冈·古彼施
Wolfgang Gubisch, MD, PhD
Professor and Director
Department of Facial Plastic Surgery
Marienhospital Stuttgart
Stuttgart, Germany

（德）托马斯·希尔德布兰特
Thomas Hildebrandt, MD, PhD
Limmatklinik AG Zurich
Zurich, Switzerland

（德）约阿希姆·奎茨
Joachim Quetz, MD, PhD
Department of Otorhinolaryngology,
　　Head and Neck Surgery
University Clinic Schleswig-Holstein,
　　Campus Kiel
Kiel, Germany

主　审

秦宏智　谭晓燕

主　译

何栋良

译　者

范东良　倪云志　郭明银　刘　野　黄　罡　田　轶　刘延伟　柯晴方　韩　超　唐新辉
张景雷　霍玉旺　钟晶晶　徐晓宇　尤　军　王世福　包国宏　王大明　单　磊　普　潇
刘　浩　诸葛凯　刘英男　张京伟　肖新春　张明兴　陈超群　金志伶

译者序

《鼻整形修复与重建手术操作及实例演示》（《The Nose–Revision & Reconstruction A Manual and Casebook》）是欧洲一流鼻整形大师汉斯·贝雷博姆博士（Dr. Hans Behrbohm）近年来的一本重要著作，成书于2016年。一经问世，就引起欧洲鼻整形外科界强烈反响，成为鼻整形外科医生的案头书。特别是书中对搜集整理的一系列常见和罕见的病例进行了分析和论证，对整形外科的实践起到了重大的启发和推动作用。书中还采用了全套外科手术技术，涵盖了封闭式、开放式和内窥镜方法，以及所有移植和缝合技术，是鼻整形外科界的技术百科全书，对推进欧洲鼻整形技术的创新进步起到了重大作用。

本书外文版一经问世，我就有幸拿到并作为第一批读者进行拜读学习，这得益于我长期以来坚持学术交流，与国内外同人建立的良好关系。

2014年3月，我远赴美国得克萨斯西南医学中心进修，并与《达拉斯鼻整形术：大师的杰作》的原著者，世界顶级鼻整形大师罗布·罗奇里（Rob J. Rohrich）、杰克·冈特（Jack P. Gunter）等国际一流鼻整形大师面对面地深入交流，近距离学习美国的先进技术。

"达拉斯鼻整形理念"虽然先进，但并不完全适合亚洲人。对此，我进行了深入的思考和不懈的探索。在此期间，在融合美国鼻整形先进技术和借鉴先进的美国达拉斯器械的基础上，结合亚洲人的特点，我研制出一套专门用于做亚洲人鼻子的整形器械，取名为"达拉斯鼻整形器械套装"，并获得3项单件器械发明专利。器械套装一共40件，囊括了做亚洲人鼻子的所有器械，获得了国内整形医生的好评。对此我并不满足，我对亚洲鼻整形理念的思考从未停止。

2014年底，我成立了何氏鼻大家族微信群，与来自全国各地的鼻整形爱好者共同寻求适合中国人的鼻整形理念与方法，通过共享手术案例、建立会晤与会诊机制、实施联席手术、开放性交流等共同进行科学研究，以期尽快形成有中国特色的鼻整形理念。同时，积极参加杭州、苏州、沈阳等行业内各项学术交流活动，在交流中思考，在思考中探索，在探索中提升。我也向全国整形同行发出加强交流的倡议，以"何氏鼻整形达拉斯高级鼻整形培训班 Hands–On 课程"的方式，将从长期临床实践及韩国进修学习，以及达拉斯鼻整形技术中吸取的精华传授给全国的整形同行，尽最大努力提升行业水平。

正是这种责任感、使命感和不懈的探索、追求，2016年，《鼻整形修复与重建手术操作及实例演示》使我如获至宝，经过1年多的学习和钻研让我收获颇丰，将书中先进的理念、先进的技术介绍给全国同行的职责驱使我尽快完成翻译工作。书中部分内容是针对欧美人的，可能并不完全适合亚洲人，在综合隆鼻迅猛发展的近几年，中国整形医师在大量临床实践中，摸索出自己的更适合亚洲人的手术方法，我将在此后的工作中，将这些方法做一总结，加入何氏鼻综合隆鼻手术理论中，形成一套更适合东方女性的鼻整形手术理论。

同时，我要感谢大连医科大学我的恩师秦宏智教授在本书翻译中给予的帮助和鼓励！

感谢杭州整形医院谭小燕院长对本书的审校工作！

感谢何氏鼻团队专家范东良博士和多名专家的共同努力！

感谢我的妻子金志伶的鼓励和帮助！

感谢辽宁科学技术出版社在本书版权协商、编辑及出版过程中的辛勤劳动！

感谢所有关心我们学科发展、技术进步及帮助我们成长的朋友！

何栋良

2018 年 5 月 28 日

前　言

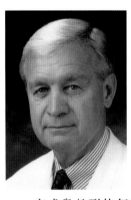

每一次鼻整形手术都是一次冒险。通过修复手术可以明显改善以往手术治疗留下的瘢痕，鼻整形手术可以纠正之前手术改变的解剖结构。虽然往往实施起来很困难，但仍需努力满足求美者的需求。

在进行鼻整形手术之前，必须提出4个基本问题：

（1）是否可以预测明显的改善？

（2）潜在的改善是否会达到求美者的满意度？

（3）所采用的方法和技术是否会促进改善，而不是进一步地产生不良结果？

（4）医生对改善预后是否有足够的经验和信心？

完成鼻整形修复手术绝对需要熟悉解剖。之前手术造成的组织损伤、血管损伤和解剖平面破坏，对术前分析很不利。必须判断畸形是否可以安全地修复。必须首先解决鼻腔的功能性问题。

首先，必须做出一个基本和关键的决定，即采用开放式切口是否更合适和安全，通过鼻内入路是否可将损伤降至较低的水平来判断应该采用哪种切口来降低求美者的手术风险。

本书图文并茂，结合具体案例分析临床问题，贝雷博姆教授在书中介绍了实践中遇到的常见和独特病例的手术原理。在对每个问题进行了详细分析和评估之后，对选择的矫正手术步骤进行了详细的说明，并辅以清晰的手术操作。每个案例都有随访求美者的图像来显示手术结果。本书一开始就分析鼻腔，评估功能，制订手术计划及分析各种移植物对鼻腔的支撑和形成作用。与大多数专注于隆鼻修复的图书不同，作者重点介绍了各种鼻损伤的治疗方法，鼻子各部位软组织损伤后的重建技术，以及管理由全身性疾病引起的鼻部组织缺损和畸形。

本书强调保留或恢复鼻的正常功能，较新的内窥镜技术有助于恢复功能和保留正常的外科解剖结构，这为本书增添了很多教学价值。

总之，建议您将本书作为工作参考书，它将使鼻整形医生及学生获益良多。

M. 尤金·塔迪，医学博士，美国外科医师学会会员，名誉教授

芝加哥伊利诺伊大学医学中心

美国伊利诺伊州芝加哥市

前　言

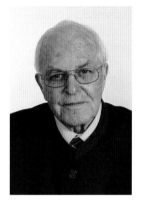

很荣幸受邀为贝雷博姆教授和他的合著者的新书写前言。

本书主要介绍了修复性鼻成形术，包括鼻手术的所有方面：鼻子的美学、功能性和重建手术。本书的特别之处是详细地讨论了鼻子和鼻中隔的二次矫正。

由于鼻部的解剖学和生理学以及黏膜可能过敏的因素，鼻部是手术操作困难的部位。此外，鼻部对五官的和谐美有很重要的作用。因此，它的结构是造成求美者心理干扰的原因。

为了进行适当的手术干预，外科医生利用三维视图辅助治疗，以便更好地判断鼻子在五官的比例和组成。

这些标准在本书的不同章节中都有提到。尽管自20世纪初就有许多关于鼻整形术的出版物，但贝雷博姆教授和他的合著者出版的这本书包含了手术各阶段的纲要，包含了一流的艺术家的绘画。鼻整形的过程是塑造美丽人体形象的过程，本书用完美的外科技术或操作过程解释了美的塑造过程。

考虑到鼻子相对于五官的重要性，作者从面部美学角度出发，设定手术的参考点，在保护功能的前提下，对创伤和组织损失后的鼻部缺损进行修复。

本书首先介绍了鼻部的美学、功能和修复手术，以及创伤和缺损手术，还包括与鼻整形相关的畸形和外形矫正。简要介绍了鼻整形手术中使用的器械。本书重点介绍了需要二次修复的鼻成形术，包括鼻中隔手术。

本书选择了经典的案例并配以详细的文字说明和图片，以专业的知识解决这些复杂的案例。

书中展示了移植物的种类和技术，在不同的手术方法中以照片的方式展示了不同的移植物，以使求美者恢复正常。

在我看来，本书中的案例选择非常完全。

由于其完美性，这本书将在世界各地的鼻整形读者中占据一席之位。

克劳斯沃尔特，医学博士

名誉教授

瑞士圣加仑

前　言

　　林登贝格（1946）是德国著名的音乐家、诗人和画家。在1971年发行了第1张英文唱片后，他彻底改变了当时的德语唱片市场，并引入了摇滚乐。他创作方面的才华包括最好的德语歌词、最敏感的民谣，以及最难的摇滚乐。无论是积极为推倒柏林墙而工作，还是在2000年发起反对右翼暴力的"摇滚计划"，他在政治上始终直言不讳。20世纪70年代初，一名同学带来一些林登贝格的录音带，我们在自己的乐队演奏歌曲《Hoch im Norden》，我开始聆听他作为一名青年学生时的音乐。40年后，我希望对写过我学生年代配乐的艺术家的书名有一个图像比喻。我很感激林登贝格让我的愿望成真。

　　本书的目标是让读者面对求美者的各种问题。对曾进行功能性、美学或重建手术、创伤、肿瘤切除术或重建鼻腔缺损的求美者出现的一些常见和罕见的症状进行修复。

　　读者面临的挑战是要研究每个案例的细节，并考虑他们会选择哪种解决方案，然后揭示和讨论实际进行的手术过程。本书从一般到具体、从简单到复杂进行系统的编排，重点在于简洁的介绍，应用的技术以易于遵循的步骤呈现。作者讨论并提出了"食谱"的总体布局。本书的明确目标是避开所有学校和目前的趋势。因此，它涵盖了内入路式、开放式和内窥镜方法以及所有移植物和缝合技术的范围，包括用自体组织移植来进行复杂重构。采用了全面的鼻整形和面部整形手术技术。对于林登贝格为我们绘制的钢琴家曲目，这意味着"使用所有关键性技术"就是我们的目的。

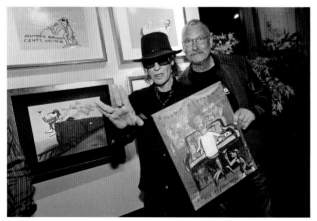 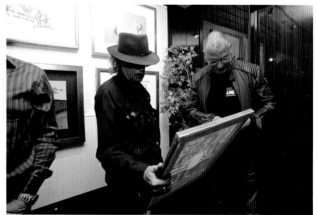

艺术家和作者于2014年5月交流思想

目　录

第一部分

第1章 鼻修复整形手术的概述

> 科学的最终目的是运用逻辑推理的方法将大量的实际经验归纳总结成少量的假设或公理。

> ——阿尔伯特·爱因斯坦，《生活》杂志，1950年1月

1.1 鼻修复整形手术：为什么这是个独立的课题

鼻修复整形是每个鼻整形医生迟早都要面对的问题。鼻整形医生首先应该关注对自己手术作品的修复。通常他们需要处理的不是大的灾难性的问题，而只是些"轻微的抱怨"，但这同样具有挑战性，因为出现的问题越小，表明求美者对其外表越重视。这使得"轻度修复"和"全面修复"之间的区别变得模糊。每个求美者的鼻部都需要被"严肃"地对待，因为鼻整形是一个要么成功要么就完全失败的手术。判断整形是否成功的最重要因素是求美者的主观满意度，而在这方面，求美者和外科医生的观点通常是不同的。每个人都想得到一个最佳结果，每个人都有自己的意见，但当我们把所有因素都考虑在内时，真正能达到的结果是什么呢？能预料到隆鼻的最终效果并与求美者事先进行有效沟通是使求美者满意的重要前提。外科医生是否为求美者实施修复手术，什么时候实施修复手术或是否建议求美者到别处就医，这取决于他们的经验和成功率。

撰写一本鼻修复整形方面的书真的有必要吗？初次鼻整形手术与二次鼻整形手术或三次鼻整形手术有区别吗？我们相信答案是肯定的！在心理学、生物学，以及技术层面的差别使得鼻修复整形和初次鼻整形之间存在明显的不同。由于求美者在等待修复时的期望没能在上一次鼻整形中得到满足，所以他们将所有的希望都寄托在修复手术和修复医生身上，医生必须在对等待修复的鼻子的形态和求美者的心理方面进行准确评估的基础上决定是否手术、何时手术，以及由谁进行修复手术。

1.2 迈克尔·杰克逊鼻子的传闻

做隆鼻手术的求美者中最著名的是"流行音乐之王"——迈克尔·杰克逊。因为他从未亲自承认做过面部和鼻整形外科手术，所以我们不在这方面进行分析或评论。但事实上，每一次和鼻整形医生的对话中都会提到他的名字。迈克尔·杰克逊在他生活过程中经历了极端的改变。这个肤色黝黑的"黑人"逐渐使他的皮肤变得更浅，鼻子变得更修长。这使人类看起来似乎变成可改造的艺术作品。这是他个人追求的理想美吗？或者他只是不想看起来像他的父亲？他的父亲经常取笑年轻的迈克尔有一个"宽鼻子"。也许我们永远不会知道为什么会出现这样的转变，但可以肯定的是，迈克尔·杰克逊曾多次进行并通过整形手术找到了理想中的充满民族性及美学的梦幻庄园，而这个过程和他的音乐一样准确无误。图1.1（a～f）是迈克尔·杰克逊面部变化的不同阶段。

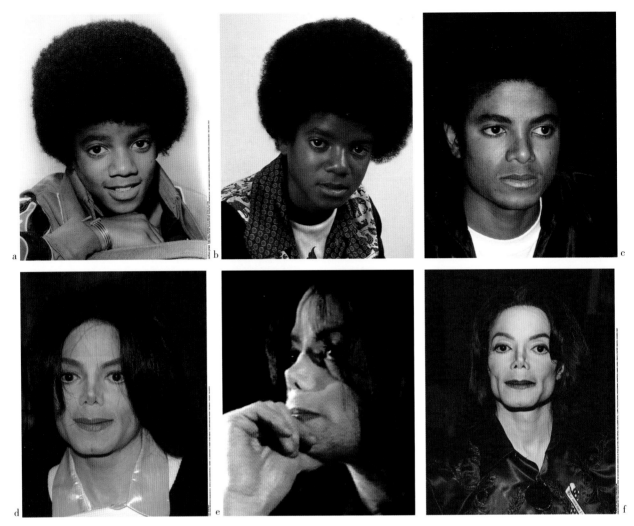

图 1.1 （a～f）迈克尔·杰克逊不同时期的肖像

1.3 在鼻修复整形手术中存在的特殊问题

初次鼻整形与鼻修复整形间存在本质上的差异。在初次进行鼻中隔成形术时，外科医生能够轻易找到出血量小而且容易剥离的"手术平面"，但这个手术平面在鼻修复整形中已经很难找到，因为它已经被瘢痕损毁（图 1.2）。

鼻中隔成形术的理想手术平面位于黏膜软骨膜和软骨之间，而鼻背手术的理想平面位于面部肌肉的表层浅表肌肉腱膜系统（SMAS）和上外侧软骨下部的软骨膜之间。而在修复手术中这些平面已经被损毁或难以界定。修复医生总会面对一些问题，如解剖学方面的变化，软骨因被切开或切除而失去弹性及稳定性等问题。由于瘢痕的原因，在鼻修复整形中，组织的血运通常比初次鼻整形要差，鼻子中的软组织通常不会"忘记"以前手术所造成的创伤。因此，在鼻修复手术中无论怎样的选择都会使进行鼻部修复手术的求美者和医生的风险增加。鼻部修复手术需要更清晰的解剖，修复时出血往往会更严重，这可能会降低手术的能见度。由于血液在瘢痕组织处的流动性相对较差，软组织可能会难以愈合或愈合后的组织部位不对称，反复剥离软组织罩会导致皮肤毛细血管扩张并造成组织萎缩。任何鼻整形手术中都需要医生进行精心的术前设计。鼻修复整形的同时还需要医生具有丰富的临场应变能力，在预期的组织结构缺失或无法用常规手段修复的情况下，能够随机应变进行临场发挥。瘢痕会减缓和阻碍植入物愈合，因此只有自体组织才能用于鼻修复手术。理查德·古德所提出的"用相似或相近的组织材料修复缺失的组织"

是一个值得遵循的原则。总而言之，鼻修复手术需要由有经验的外科医生来操作。图 1.3 所示为用于原发性鼻中隔成形术的半贯穿切口。即使是这种最常用的方法，也可能因为是修复手术而发生问题。

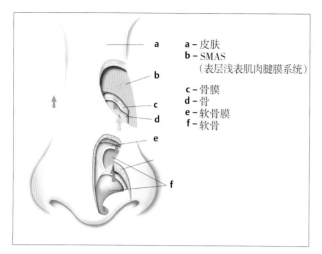

图 1.2　鼻整形的理想手术平面

a – 皮肤
b – SMAS
　　（表层浅表肌肉腱膜系统）
c – 骨膜
d – 骨
e – 软骨膜
f – 软骨

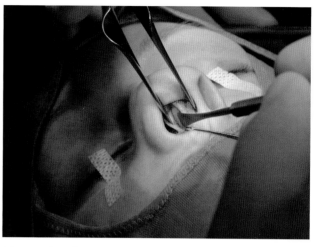

图 1.3　半贯穿切口是一种最常用的手术入路。在黏膜软骨膜和前鼻中隔软骨之间的手术平面上进行锐性剥离，这是一种安全且出血量较少的手术

1.4　我们能从鼻部修复手术中了解到什么

当然，一本鼻修复整形的书中同样包含与初次鼻整形相关的内容，因为鼻整形总不可避免地遇到这样的问题：怎样才能避免进行鼻部的修复？我是否可以避免鼻修复手术？如果修复手术不可避免，修复到何种程度才合适？是否有些鼻畸形本身具有适合后期修复的特性？如果出现上述问题，那是不是意味着第一次的手术失败了呢？在何种情况下需要进行鼻部修复手术呢？为了回答这些问题，修复手术必须经过严密的分析，在分析中会考虑进行修复手术的原因是否是因为之前的手术理念中的缺陷、技术的不完善，或伤口愈合的问题，以及难以预知的缺陷。

除了这些问题外，本书还鼓励每个整形外科医生都要十分重视初次鼻整形手术，尽可能多地处理好非移动组织。亚当森称鼻部修复手术为"思考者的手术"，图 1.4 对这一观点进行了阐明。

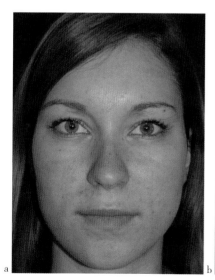
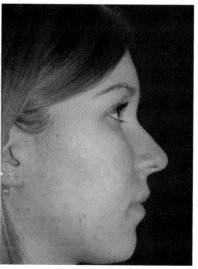
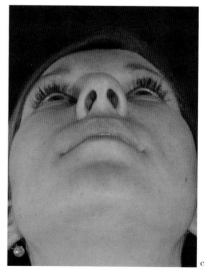

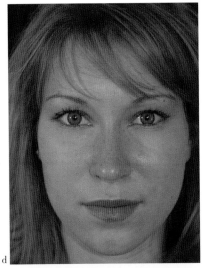
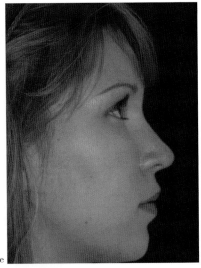
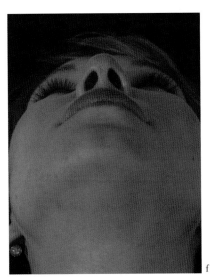
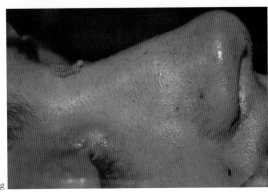

图1.4　一个21岁的女孩，她想要去掉她的驼峰鼻并缩窄鼻尖。"去除驼峰"并不会改善手术的结果，而且事实上可能会使结果变坏
研究分析：（a）正位照展示了她比例失调的窄鼻根和宽大的鼻头。（b）侧位照展现了她略低的鼻背（鼻额角处）。（c）基底位显示为盒状鼻尖。（d～f）15个月后的手术结果展示：这个有针对性的微创手术，改善了手术者的外貌并提升了她的吸引力。手术理念：不要切除鼻峰！（g）相反，切取鼻中隔软骨制成盖板移植物，置于鼻根部增大鼻额角。采用鼻内入路行贯穿穹隆缝合达到缩窄鼻尖减小穹隆间角度

1.5　鼻部修复手术最常见的特征

5%～15%做过鼻整形手术的求美者会继续进行鼻部修复手术，而这取决于初次手术时医生的经验。根据研究报道，像鼻尖下垂等复杂畸形的发生率高达30%。鼻整形的一个特征就是它的双重性：它既要求功能性，同时又要求美观。在一定程度上，每个手术都要考虑两方面的因素。一方面，有很大一部分单纯追求鼻子美观的鼻整形求美者，在进一步分析中，被发现在气道方面存在问题。另一方面，进行了初次鼻整形手术的求美者中有10%可能会出现气道方面的并发症。60%～70%准备进行鼻修复手术的求美者主诉鼻部存在呼吸受阻。此外，鼻中隔作为鼻子中心的结构性元素必须保持其与鼻部美容的整体性。

对于初次鼻整形后继发畸形的分类有不同的描述方法。雅克·约瑟夫最先提出了三部分类法。可将鼻部分成3个部分，分别是上1/3、中1/3、下1/3。上鼻部畸形包括鼻骨三角区；鼻中部畸形包括软骨性的中鼻拱；下鼻部畸形包括鼻尖、鼻翼和鼻小柱。上部和中部通常被认为是一个单位，因为上部、中部的畸形通常是伴随出现的。另外，也有其他方法，如通过鼻背、鼻尖、鼻基底、鼻中隔尾侧端等不同解剖部位来区分描述畸形。

鼻中隔整形手术后常见的畸形如下：

■ 鹦鹉嘴样畸形，部位包括鼻尖和鼻背。

■ 鼻背畸形：鼻背切除过多造成鞍鼻畸形，鼻驼峰切除后鼻背不规则，鼻背变宽（如，鼻顶开放畸形），由不正确的外侧截骨造成的鼻背不对称或歪鼻畸形。

■ 鼻底畸形：鼻尖突出度和旋转度不足伴鼻小柱挛缩，鼻尖不对称或鼻尖变宽，鼻翼塌陷。

虽然鼻子只由几个部分构成，但它的形态和功能却有多种的变化（图1.5）。相对于单个特定畸形的解

剖学理解，对术后鼻骨和软骨支架的动态变化的概括认识显得更加重要。如，鼻尖不仅是由软骨、软骨膜、内侧和外侧鼻翼软骨等部分组成的一个复合结构，它同时也是一个空气动力学组织系统，这个系统通过软组织、皮下结缔组织、表层肌肉腱膜系统来支撑。如果手术破坏该系统的稳定性，如鼻中隔手术，可能会导致以鼻尖或鼻尖上区畸形为特征的复杂变化。图 1.6 展示了同样的案例（案例 1，第 16 章）。

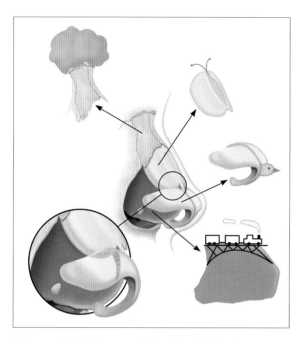

图 1.5 鼻缝点位于可活动性的软骨附着于非活动性的鼻骨的区域。鼻中隔是鼻子的中心支撑结构。上外侧软骨（鼻中隔软骨的一部分）具有与之功能相适应的蝴蝶翼状外观。鼻翼软骨的外侧脚（下外侧软骨）易坍塌，这可以防止外鼻阀过度打开。需注意的细节是，内鼻瓣是气道中最狭窄的部位，是弹性和动力功能最突出的地方

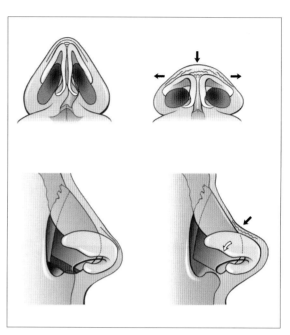

图 1.6 鼻翼软骨和鼻中隔软骨，表层肌肉腱膜系统，皮肤和皮肤下结缔组织共同支撑出鼻尖部分的形状。任何前隔膜或穹隆间的结缔组织纤维的分离都可能会导致鼻尖变宽（雷廷杰，2007）

参考文献

[1] Rettinger G. Risks and complications in rhinoplasty, an update on functional and esthetic surgery of the nose and ear[J]. GMS Curr Top in Otorhinolaryngology Head and Neck Surg, 2007, 6：73–90.

[2] Siasios P. Michael Jackson, Der King of Pop in Bildern（1958—2009）[Z]. Picture Star, 2009.

[3] Adamson PA. The failed rhinoplasty[J]. Curr Ther Otolaryngol Head Neck Surgery, 1990, 4：137–144.

[4] Bagal AA, Adamson PA. Revision rhinoplasty[J]. Facial Plast Surg, 2002, 18（4）：233–244.

[5] Behrbohm H, Tardy ME. Essentials of Septorhinoplasty, Philosophy–Approaches–Techniques[M]. New York：Thieme, 2003.

[6] Goode RL, Alto P. Surgery of the incompetent nasal valve[J]. Laryngoscope, 1985, 95（5）：546–555.

[7] Eichhorn–Sens J, Gubisch W. Sekundäre Rhinoplastik[M]// Von Heimburg D, Lemperle G, Richter DF. Ästhetische Chirurgie. Heidelberg. Germany：Ecomed, 2010：1–26.

[8] Kamer FM, McQuown SA. Revision rhinoplasty. Analysis and treatment[J]. Arch Otolaryngol Head Neck Surg, 1988, 114：257.

[9] Stal P. Septal deviations and correction of the crooked nose[M]// Daniel RK. Rhinoplasty. Boston, MA：Little, Brown and Company；1993.

[10] Ballert JA, Park SS. Functional considerations in revision rhinoplasty[J].Facial Plast Surg, 2008, 24（3）：348–357.

[11] Beekhuis GJ. Nasal obstruction after rhinoplasty：etiology, and techniques for correction[J]. Laryngoscope, 1976, 86（4）：540–548.

[12] Courtiss EH, Goldwyn RM. The effects of nasal surgery on airflow[J]. Plast Reconstr Surg, 1983, 72（1）: 9–21.

[13] Bracaglia R, Fortunato R, Gentileschi S. Secondary rhinoplasty[J]. Aesthetic Plast Surg, 2005, 29（4）: 230–239.

[14] Foda HM. Rhinoplasty for the multiply revised nose[J]. Am J Otolaryngol, 2005, 26（1）: 28–34.

[15] Hildebrandt T, Behrbohm H. Functional aesthetic surgery of the nose. The influence of the septum on the aesthetics of the nasal tip[Z]. Media Service, 2000.

[16] Joseph J. Nasenplastik und sonstige Gesichtsplastik nebst einem Anhang über Mammaplastik[M]. Leipzig, Germany: C. Kabitzsch, 1931.

[17] Rettinger G. Risiken und Komplikationen der Rhinoplastik[J]. Laryngorhinootologie, 2007, 86（Suppl 1）: 40–54.

第2章 鼻修复整形手术的基本原则

当技术水平达到一定高度之后，科学与艺术将在美学中得到融合。

——阿尔伯特·爱因斯坦，1923年

2.1 对问题进行形态和功能分析

精确的形态学评估是至关重要的，而在进行形态学评估时，整形医师应参考之前所有的检查结果，包括一期手术前的影像、手术报告，以及可用的成像CD。鼻外部检查、外部和内部触诊及鼻内窥镜检查将显示问题的范围。通常，有必要切除某些结构的额外组织，以增大或加强其他结构。随后，应该确定是否有足够的鼻中隔软骨可用于移植，或者是否需要取耳甲软骨或肋软骨进行移植。在进行任何类型的鼻修复整形手术之前，进行诊断性功能评估将有助于手术的进行。标准测试包括计算机鼻腔阻力测试及标准嗅觉测试，例如采用Sniffin'Sticks测试感觉以及识别阈值。

2.2 功能与美学

所有鼻整形手术都应该重视外形和功能的双重性，这在一些缺乏良好功能性评估和操作的初次鼻整形手术及一些已经造成功能性并发症的鼻修复整形手术中显得尤为重要。鼻修复整形手术中最常见的问题是：

- 外鼻阀或内鼻阀狭窄。
- 鼻翼软骨过度切除造成的吸气性鼻翼塌陷。
- 过低的外侧截骨造成中鼻拱被压缩。
- 鼻尖上区鞍鼻引起的鼓胀效应。
- 被忽视的下鼻甲增生肥大。
- 鼻中隔偏曲。

如今，我们不会再以牺牲功能为代价来美鼻。所以应该优先考虑功能性问题的纠正，同时亦不会影响美学目标。

2.3 大修复还是微修饰

一般来说，在计划修复手术程序时，医师通常会有多种选择，让求美者将使其不愉快的特征按其重要性排序将有助于医生选择合适的手术方式。根据顾客排序形成的优先级列表，医生可选择采用闭合切口微修饰还是开放入路彻底修复。第一选择主要基于以掩饰为目的，使用选择性、限制性切除及填充增补等方法，这可以通过多次小手术来实现；第二选择主要是采用结构性移植物或缝合锚定式移植物以及假体材料，重建"承重"壁。并非每一位求美者都需要进行大修复。以特定缺陷为目标的微创修复术，能够避免出现较大创面、瘢痕以及血管破裂等相关的风险。

2.4　手术时机

　　原则上，鼻修复整形最早应在初次鼻整形后 8～12 个月方可施行。这么长的时间可以确保初次鼻整形手术后鼻部各种组织结构已经基本稳定，瘢痕组织愈合良好，为鼻修复整形手术规划奠定了基础。若存在残余肿胀和水肿，则不得进行鼻修复整形手术。该原则的例外情况包括：不良截骨术导致的鼻部不对称、不完整的轮廓矫正（残余驼峰），以及移植物移位引起的不对称性。若出现上述情形，则应立即安排修复手术。医生不应采用等待和观察的策略来推诿顾客。如果存在明确的修复手术指征，外科医师必须决定最佳手术时机。对于可实现以及不可实现的目标，接受鼻修复整形手术的求美者应具备较为合理的期望值。如果消肿后未实现其预期效果，这将损害医生与求美者之间的信任关系。无论鼓励或否定求美者针对修复手术的期望，医生都应始终采取积极主动的态度。

参考文献

[1] Schultz–Coulon HJ. Rhinoplastik—ein ü berwiegendästhetischer oder funktioneller Eingriff[J]. Laryngol Rhinol Otol (Stuttg), 1977, 56（3）:233–243.

[2] Tardy ME, Thomas R. Our personal approach and philosophy[M]// Becker DG, Park SS. Revision Rhinoplasty. New York: Thieme, 2007:202–222.

第3章　心理评估

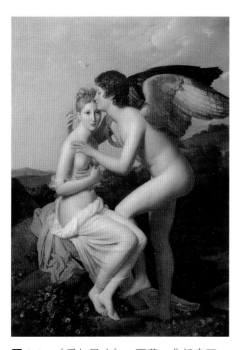

图 3.1　《爱与灵魂》，西蒙·弗朗索瓦

求美者的选择对于鼻修复整形手术的成功与否至关重要。心理医师将判断求美者的手术期望是否合理，并且必须明确实施修复手术是否能够真正解决求美者的问题。与其他专业不同，在鼻修复整形手术中，是否实施或拒绝实施美容性鼻修复手术，很大程度上取决于求美者的情绪、意识及潜意识动机（图 3.1）。那么，心理医师就要在忽略求美者固执己见的前提下，确定求美者期望手术的社会心理背景。下面列出的精神心理性障碍对鼻整形手术的影响巨大。

3.1　反应性以及适应性精神障碍

客观毁容的面部畸形，通常与反应性精神障碍相关，可能表现为急性应激反应，或在后期发展为创伤后应激障碍。高度脆弱的求美者可能会在尝试克服疾病或毁容的过程中出现适应障碍。鉴于求美者潜在的器质性问题的严重性，对这些求美者适用于进行修复重建或美容整形手术（第 25 章病例 32）可能会解决或改善求美者的心理疾病症状。但是，如果求美者的主要问题即为精神障碍本身，则即使手术成功，亦可能会导致求美者的心理障碍。求美者将把自身的精神痛苦投射到自身的躯体缺陷上，并将其作为该痛苦的借口。

3.2　抑郁症

大约 20% 寻求整形手术的求美者存在抑郁症，其主要症状为存在抑郁情绪，对日常生活失去兴趣或乐趣，冷漠，以及高度易疲劳。整形手术中应特别注意求美者的其他抑郁症状，如身体畸形恐惧以及自卑，因其可能成为求美者寻求整形手术的动机。与求美者进行会谈时，应专门就自杀想法进行询问，有自杀想法的求美者必须拒绝。若存在任何证据证明求美者存在自杀想法，则不得进行手术，并立即将其转诊进行心理治疗。

3.3　共患病

"共患病"是指与精神障碍共存的身体症状，"共患病"可能会显著影响整形手术的动机及过程。情绪障碍（6.3%）、焦虑症（9%）和躯体形式障碍（7.5%）等心理障碍在普通人群中的患病率很高。国际研究表明，精神障碍求美者在寻求整形手术的人群中更为普遍。

3.4　社交恐惧症

焦虑反应集中表现于个体被他人关注或评判时产生恐惧。焦虑症求美者通常不愿参加社交，很难与他人建立关系，从而导致与社会隔离的心理。轻度社交恐惧症求美者，尽管他们没有躯体方面的畸形，但他们内心存在自卑感，这可能导致求美者寻求整形手术。研究发现，11% 的社交恐惧症求美者存在身体畸形恐惧，对于该部分求美者，不建议进行整形手术。

3.5　焦虑症

研究发现，求美者的焦虑积分呈上升趋势，焦虑求美者的术前症状包括惊恐障碍，伴随强烈的焦虑、心悸、快速心率和相关自发性体征、大汗、颤抖、呼吸急促和眩晕。

3.6　强迫症

强迫症的主要特征在于对外貌的持续关注。强迫思考与强迫行为之间存在区别，强迫思考表现为大脑里不断重现以美形为主的场景如畸形或手术，其体验为受到侵扰以及持续的焦虑和不安。强迫行为的特征在于重复仪式性的行为，通常持续数小时，如经历整形手术后持续地装扮或持续关注外貌。对于该类求美者，不建议进行整形手术。

3.7　躯体形式障碍

躯体形式障碍的特征是求美者存在复发性躯体症状，反复就医要求进行医疗检查和治疗。尽管反复检查结果都是正常的，并且医生也确信求美者的躯体症状不是由身体原因导致的。整形手术中特别需要关注一种特殊的疑病症，即身体畸形恐惧症（畸形恐怖）。躯体形式障碍是鼻修复整形手术的禁忌证。

3.8　身体畸形恐惧症

另外一个和身体畸形恐惧症具有相同含义的术语——"畸形恐怖（Dysmorphophobia）"，来自传说中斯巴达最丑陋的女孩希罗多德关于畸形症的神话，身体畸形恐惧症的中心特征是对可感知的外貌缺陷的过度担忧，但往往这种缺陷是轻微的或者根本就不存在的，缺陷并不足以解释求美者的巨大痛苦。身体畸形恐惧症（BDD）是整形手术的主要禁忌证之一，同时也是绝对禁忌证。对身体畸形恐惧症求美者的治疗目标是恢复其心理平衡，即使手术成功，也无法达到该目标。相反，求美者可能将成功的手术视为失败，因为他们对手术增加了其他不切实际的期望。身体畸形恐惧症主要的诊断工具包括个人病史、第三方病史和筛查工具，例如具有 6 个条目的身体畸形恐惧症诊断模块（Body Dysmorphic Disorder Diagnostic Module）或 BDD 严重程度量表。BDD 求美者应转至专业的心理健康机构进行治疗。

3.9　人格障碍

通常，诊断人格障碍较为困难，其中一种类型为表演型人格障碍，其特征是过度情绪化以及不断寻求关注。自恋型人格障碍的特征是过度自爱，并且对批评非常敏感（图 3.2）。患有人格障碍的求美者往往对别人的要求很高，缺乏对别人情感的共鸣，而且往往会责怪他人的失败。不建议对本类求美者进行手术。

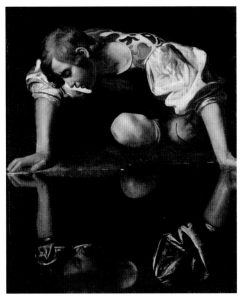

图 3.2 《水仙》，卡拉瓦乔

3.10 手术成瘾，孟乔森综合征

这类求美者通常对与整形手术相关的医学研究和治疗成瘾。他们追求手术治疗，尽管没有手术指征。求美者往往具有多次手术史，而手术原因多模糊不清。在求美者对医疗手术的病态追求中，整形医生可能成了不知情的"工具"。如果医生拒绝进行手术，求美者友好的态度可能会突然转变为愤怒，该类求美者并非进行整形手术的良好对象。

3.11 精神分裂症

精神分裂症以怪异妄想和幻觉为特点。当询问求美者的自我认知及手术动机时，往往可以发现这类求美者。精神分裂症是需要进行精神病治疗的指征。精神分裂症还有一些其他特征，如观念较自我、偏执，以及情感和认知的改变。精神分裂症求美者不得进行整形手术。

3.12 鼻中隔整形手术求美者的术前心理测量分析

很多有效的心理测量工具可用于鼻整形手术求美者的术前评估，识别可能存在的心理方面禁忌证。当然，鼻整形术或鼻中隔鼻成形术最严重的并发症是求美者死亡或医生死亡。发生这种情况，其根源在于错误的术前心理状态评估。在一项对 110 名鼻中隔鼻成形术待手术求美者进行的研究中，使用经过验证和标准化的问卷调查收集求美者的心理测量数据，包括焦虑、抑郁、自我意识及一般生活满意度和鼻相关生活满意度等方面的数据。研究结果显示，求美者的焦虑、公众性自我意识和鼻不满意度方面的得分均较高。

参考文献

[1] Adamsen P, Kraus WM. Management of patient dissatisfaction with cosmetic surgery[G]// Rhinoplasty 2001, Course Manual. Chicago, 2001, 41–46.

[2] Harth W, Hermes B. Berücksichtigung biosozialer Aspekte vor kosmetischen Operationen[J]. Journal für Ästhet Chir, 2011, 4:68–73.

[3] World Health Organization. ICD-10. Internationale statistische Klassifikation der Krankheiten und verwandter Gesundheitsprobleme. Revision 10, Vol. 1[M]. Geneva, Switzerland: WHO, 2001.

[4] Ishigooka J, Iwao M, Suzuki M, et al. Demographic features of patients seeking cosmetic surgery[J]. Psychiatry Clin Neurosci, 1998, 52 (3) :283-287.

[5] Keck T, Kühnemann S, Ehrat J, et al. Patienten mit dem Wunsch nach einer funktionell- ästhetischen Nasenoperation: Psychometrische Parameter[J]. HNO, 2012, 60 (1) :55-62.

[6] Meningaud JP, Benadiba L, Servant JM, et al. Depression, anxiety and quality of life among scheduled cosmetic surgery patients: multicentre prospective study[J]. J Craniomaxillofac Surg, 2001, 29 (3) :177-180.

[7] Honigman RJ, Phillips KA, Castle DJ. A review of psychosocial outcomes for patients seeking cosmetic surgery[J]. Plast Reconstr Surg, 2004, 113 (4) :1229-1237.

[8] Hollander E, Aronowitz BR. Comorbid social anxiety and body dysmorphic disorder: managing the complicated patient[J]. J Clin Psychiatry, 1999, 60 (Suppl 9) :27-31.

[9] Sass H, Wittchen H-U. Zaudig. Diagnostisches und statistisches Manual psychischer Sïrungen DSM-IV-TR[M]. Berlin, Germany: Hogrefe, 2003.

[10] Mehler-Wex C, Warnke A.Dysmorphophobie-die Qual mit der eingebildeten Hässlichkeit[J]. MMW Fortschr Med, 2006, 148 (10): 37-39.

[11] Conrado LA, Hounie AG, Diniz JB, et al. Body dysmorphic disorder among dermatologic patients: Prevalence and clinical features[J]. J Am Acad Dermatol, 2010, 63 (2) :235-243.

[12] Rettinger G. Risiken und Komplikationen der Rhinoplastik[J]. Laryngorhinootologie, 2007, 86:40-54.

[13] Beck D. Das Koryphäen-Killer-Syndrom[J]. Dtsch Med Wochenschr, 1977, 102:303-397.

[14] Waraich P, Goldner EM, Somers JM, et al. Hsu L. Prevalence and incidence studies of mood disorders: a systematic review of the literature[J]. Can J Psychiatry, 2004, 49 (2) :124-138.

[15] Behrbohm H. Psychometrische Analyse von Septorhinoplastikkandidaten[J]. HNO, 2012, 60 (1) :53-54.

第4章　并发症和风险

鼻整形手术的主要风险在于术后出现新的或残留的鼻畸形,因为鼻整形手术无法准确预测整形后的效果(图4.1)。那么,什么时候评估才是最终的术后效果,术后几个月、1年或10年后?

愈合是一种动态过程,不同个体的愈合速度不同,愈合过程也可能和不同的反应能力有关。此外,愈合涉及的组织结构较多,如皮肤、皮下组织、筋膜、表浅肌肉腱膜系统(SMAS)、神经、血管、骨、软骨、软骨膜和骨膜。外科医师应尽可能减少和降低组织创伤,促进创伤一期愈合。此外,还有一些因素可能导致手术并发症的增加,如求美者的特殊体质、缝线、植入物和移植物。

无创手术的术后肿胀一般很轻。眼睑血肿的程度取决于皮肤和结缔组织类型以及个体是否为易血肿体质。术后可能出现的早期并发症包括血肿、局部感染和皮肤坏死。后期并发症可能包括皮肤萎缩性变化、感觉障碍、肉芽肿或囊肿形成。眼眶部位并发症的原因可能为创伤或炎症。鼻整形手术可导致泪道或眼眶内损伤。血管和颅内并发症一般较少见,但也偶有发生。据文献报道,鼻整形手术后可出现脑脊液鼻漏、脑炎、脑损伤、颈动脉海绵窦瘘、脓毒性海绵窦血栓与并发硬脑膜下积脓等并发症。鼻基底或梨状孔周围的骨切开或手术可能导致前牙坏死和变色。还有研究表明,鼻外科手术可引起鼻心反射,致术中求美者出现心动过缓,甚至心脏停搏。

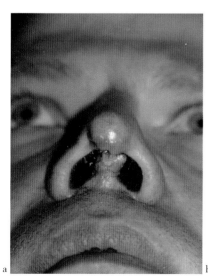
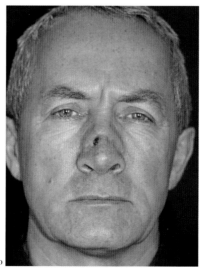
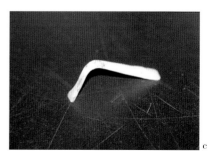

a　　　　　　　　　　　　　　　b　　　　　　　　　　　　　　　c

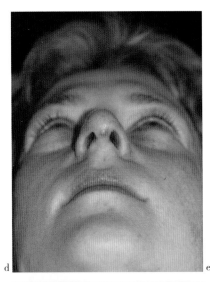
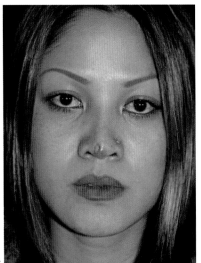
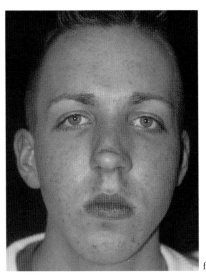
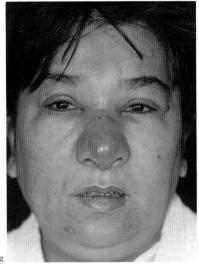
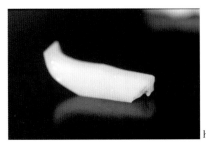

图 4.1　鼻中隔整形手术的典型并发症有：（a）术后 1 年聚乙烯植入物顶出。（b）植入 30 年后，在聚氯乙烯植入物之上形成瘘。（c）取出（b）中的植入物。（d）手术后 4 个月出现缝合口瘘。（e）手术 3 年后，硅胶植入物顶出。（f）鼻塞压疮。（g）植入 10 年后硅胶植入物出现感染。（h）取出的植入物

参考文献

[1] Stoll W. Complications following implantation or transplantation in rhinoplasty[J]. Facial Plast Surg, 1997, 13（1）:45-50.

[2] Kotzur A，Gubisch W. Mucous cyst—a postrhinoplasty complication: outcome and prevention[J]. Plast Reconstr Surg, 1997, 100（2）:520-524.

[3] Meyer R. Secondary Rhinoplasty[M]. New York: Springer, 1988.

[4] Rettinger G. Risiken und Komplikationen der Rhinoplastik[J]. Laryngorhinootologie, 2007, 86:40-54.

[5] Casaubon JN，Dion MA，Larbrisseau A. Septic cavernous sinus thrombosis after rhinoplasty: case report[J]. Plast Reconstr Surg, 1977, 59（1）:119-123.

[6] Marshall DR，Slattery PG. Intracranial complications of rhinoplasty[J]. Br J Plast Surg, 1983, 36（3）:342-344.

[7] Pothula VB，Reddy KT，Nixon TE. Carotico-cavernous fistula following septorhinoplasty[J]. J Laryngol Otol, 1999, 113(9):844-846.

[8] Bergmeyer JM. Death of a tooth after rhinoplasty[J]. Plast Reconstr Surg, 1994, 93（7）:1529.

[9] Russo C，Corbanese U，Della Mora E. Nasocardiac reflex evoking during rhinoseptoplasty[J]. Description of a clinical case [in Italian]. Minerva Anestesiol, 1992, 58（1-2）:63-64.

第5章 面部美容整形手术中的参照点：部分是数据，部分是直觉

5.1 建立自信：修复手术的目的

人的第一印象总是取决于外表的。我们会观察一张脸的比例、皮肤类型，尤其是整体容貌和吸引力。当然，从美学角度来看，对称的面部特征总是比不对称的特征更有吸引力。但是，我们与一个人相处的时间越长，其他品质就显得越重要：个人魅力、嗓音和性格。这些品质在评估面部整形手术求美者时也是很重要的。综合这些内在的品质，它们可能"胜出"面部外貌的品质，也可能无法"胜出"。一张完美的脸在傲慢或自恋的人身上就算不上美丽。因此，内在美最终会超越外在美，同时内在美也能强化外在美。

整形手术是否给人带来幸福这个问题仍然存在争议。德国卫生博物馆（德累斯顿）2008年召开的题为 Glück welches Glück（"Happiness What Happiness"）的展会解释了这个问题（图 5.1）。这个展会中包含了整形手术相关的展品，其中以各个历史时期的手术器械为主要展品，能让参观者感受到整形手术实际的一面。雅克·约瑟夫设计的手术器械最引人注目。约瑟夫在他的文章中反复引用心理学在美容外科和整形外科中的重要性。与现代专业主流观点相悖，他第一次将美容整形外科定义为一种审美追求。

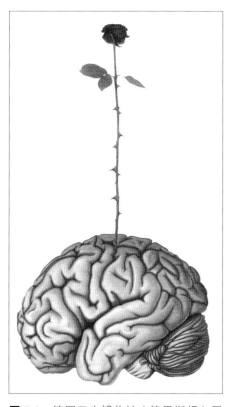

图 5.1 德国卫生博物馆（德累斯顿）展出的"幸福"标志（经德国德累斯顿卫生博物馆财团法人允许）

每个人对幸福都有自己的定义。大多数寻求鼻修复整形手术的求美者和大多数求美者在找到我们时，都怀着能通过改善容貌让自己更幸福的希望。一些求美者不愿接受由于事故或切除术而导致的毁容。实际上，求美者希望能变得更幸福和更有吸引力是很合理的，因为求美者常常在手术成功后更加自信和满足。从这个意义上说，成功的整形修复手术能够让人更加幸福。

本书覆盖了从各种功能性整形修复手术到复杂的再造修复手术。这与约瑟夫的哲学观点相符，他写道：最主要的动机不是虚荣，而是对自己外表的自卑感，或对丑的反感及其心理效应。鼻整形手术的目标就是通过创造一个外形正常的鼻子来治愈求美者抑郁的心理。它无疑有着社会影响力，代表了外科心理治疗的一个重要分支。

图 5.2 和图 5.3 显示了雅克·约瑟夫的两项创新工作，展示了一枚硬币的两面：功能性美容鼻整形手

术与鼻再造手术。

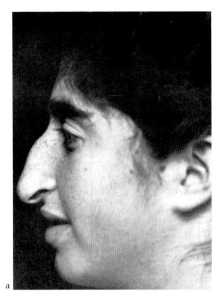

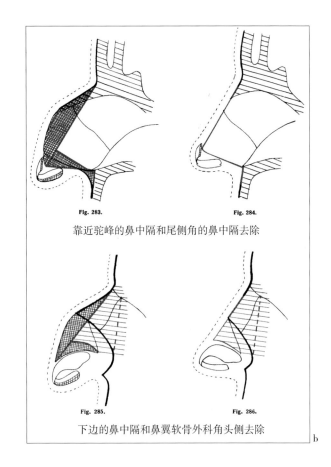

靠近驼峰的鼻中隔和尾侧角的鼻中隔去除

下边的鼻中隔和鼻翼软骨外科角头侧去除

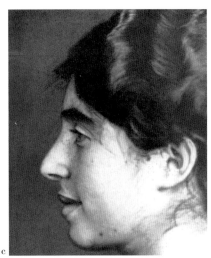

图5.2　雅克·约瑟夫的病例报告。（a）"中度鼻中隔下垂"的求美者。（b）约瑟夫的鼻缩小整形术的手术计划，拟切除部位示意图和切除后状态示意图。上：中隔观。下：侧壁观。（c）中隔和侧壁部分切除（通过驼峰切除实现完全缩短）后的外观。引自 J. Joseph，Nasenplastik und sonstige Gesichtsplastik. C. Kabitzsch，Leipzig，1931

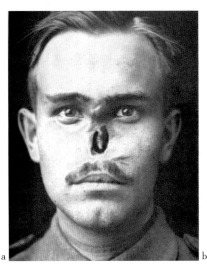
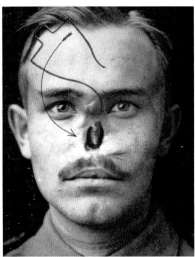
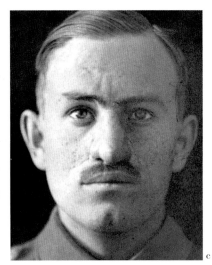

图5.3　雅克·约瑟夫的病例报告。（a）一名年轻士兵的全鼻缺损。（b）为做鼻再造手术而设计的前额切口（约瑟夫额部皮瓣）。（c）包括骨移植的鼻再造手术后效果。引自 From Joseph J. Nasenplastik und sonstigeGesichtsplastik. Leipzig，Germany: C Kabitzsch，1931

5.2　面部手术的"发送者"与"接收者"

在鼻修复整形手术的设计阶段，反复考量对求美者采用何种手术方法、进行多大范围的修复，才能使求美者在又一次的手术中切实受益。鼻整形手术的目的不仅仅是创造一个外形美观的局部"零件"，更重要的是对面容整体效果的改善。简单地说，鼻子是发送者，而脸是接收者。标准公式、线条和角度等多种元素都可以用于术前设计（图5.4a），但更重要的是鼻整形医生根据面部美学做出的直觉性选择（图5.4 b、c）。

最古老的几何定理大概起源于毕达哥拉斯（ca. 599BC），他的论点为"数学在自然和艺术中都占据关键地位"。威尼斯修道士帕乔利迪·博尔戈在文艺复兴时期对比例美学进行了详细研究：他于1509年出版的著作中报道了"黄金分割"的发现。我们也推崇他同时代的列奥纳多·达·芬奇（1452—1519），他将脸水平分为3等份。阿尔布雷希特·丢勒（1471—1582）是当时德国最重要的画家、制版家和绘图家。他对比例美学进行了深入研究，而这些也是艺术所追求的目标。丢勒认为美可以用"圆规和直尺"创造出来。将脸垂直分为5等份的历史可以追溯到鲍威尔和汉弗莱斯。

鼻子是位于面部中央的一个独立的结构，像一座桥梁连接着面部的上1/3和下1/3。它形成的几何坐标，是面部对称或不对称的评估依据。每个鼻整形手术都会影响面部的解剖和外观。尽管因为它的中心作用，鼻子在面部特征的审美等级中排名较低。鼻子不如眼睛和眉毛有表现力，也不像嘴唇那样会引起他人的关注。然而，鼻子应该是一个单独的形状，和整个面部比例相称，最好在侧面观时与发际中点和颏前点构成优美的弧线。一个"标准"型鼻子不可能满足所有人的这些标准。

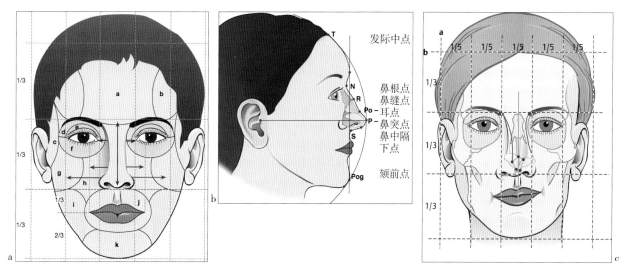

图 5.4　（a）鼻是面部的中心"参考系统"。a. 额区；b. 顶区；c. 颞区；d. 眉；e. 上睑；f. 下睑；g. 颧部；h. 颊部；j. 上下唇及口周区；k. 颏区。垂直3等份（列奥纳多·达·芬奇），水平5等份（汉弗莱斯和鲍威尔），内侧垂直线从瞳孔到口角处，内侧垂直线从内眦到鼻翼处。（b）定义面部特征的几何点与线。T. 发际中点；N. 鼻根点；R. 鼻缝点；Po. 耳点；P. 鼻突点；S. 鼻中隔下点；Pog. 颏前点。（c）面部不成比例与不对称。左半边脸。常见原因：不对称的眉 – 鼻尖美学线（假性歪鼻）；上颌骨、面中部或下颌骨发育不良（通常伴有口偏斜）；鼻底扭曲（唇腭裂）；个体结构元素不对称；鼻尖表现点不对称（上下外侧软骨）

5.3　计算机模拟设计

根据我们的经验，在计算机上模拟出鼻整形手术后可能的一个或多个结果具有很多好处。这个过程为医生和求美者提供了30min的时间进行集中且高效地讨论，同时也能够通过了解求美者的愿望和疑问来收集有价值的信息。求美者有什么样的期望（现实的和不切实际的）？他的主要关注点是什么？求美者的心理状态如何，是否存在不适宜手术的心理障碍？在模拟过程中，医生应该根据求美者本身的解剖基础条件解释并推荐面部整形手术的方案。例如，对于具有明显下颌前突的求美者，就只能轻微地降低鼻背，因为鼻背能够平衡前突的颏部，而凹陷的鼻背可能创造出匹诺曹式的容貌。一些求美者并不清楚自己的困扰在哪里，但是他们能够感觉到鼻形与面部形象的不协调："我想要改变自己的鼻子。我认为它与我的脸不搭配。它太长、太宽、太窄……"大多数情况下，这些感觉都可以通过计算机模拟来达到可视化和具体化，并得到解决。

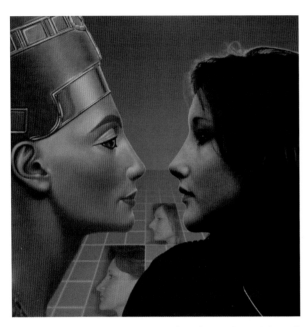

图5.5 "虚拟鼻子"有助于确定手术的目标，并帮助求美者形成现实的期望。与医生讨论虚拟鼻子的经历可能有助于改善求美者的自我意识，防止求美者形成过度理想化的期望。绘图过程能够描述出求美者手术前的想法：奈菲尔提蒂完美的和有魅力的容貌与求美者的"虚拟"外貌并列起来，这就是术前咨询的结果。背景展示了模拟的求美者手术前后的图像，图像投射到一个二维网格上，在时间和空间上进行排序

医生应该只展示他们能够达到的手术效果，并强调术前模拟只是一种术前设计工具，而不是鼻整形手术成功与否的判断标准。模拟图应该简要地描绘在求美者的资料文件中，而不要储存为图像资料。因为，求美者用智能手机拍照图像资料是被允许的。在使用这个方法10多年后，我们从未因为手术结果无法与模拟结果匹配的问题而遭遇投诉。术前模拟的目的是给求美者介绍手术、形成现实的期望，并形象地展现鼻整形手术对整体面容的影响（图5.5）。

5.4 面部协调性

鼻整形手术的目标是创造一个与面部相协调的，而不是支配整个面部的鼻子。但是，也存在一些由鼻子支配的面部，尤其是男性，这类鼻整形手术应该在详细分析后再进行修改，最好能用计算机模拟协助。鼻整形手术的美学适应证可以分为两大类：改变面型的和保留面型的。改变面型的鼻整形手术，如逆转鼻尖—鼻尖上区关系的缩鼻术可能完全改变求美者的面型。这种类型的鼻整形手术在实施前医患必须进行讨论并模拟，以避免产生面型改变后出现身份识别方面的问题。第25章病例32显示，当求美者得到的鼻子不是自己期望的类型或过度矫正可能导致求美者想要寻求再次手术来恢复原来的鼻形。这个问题在设计不同种族求美者的鼻整形手术时尤为突出，因为手术可能改变或去除鼻子具有的种族特征。一般来说，医生应该总是努力保留面部的特征或通过"个性化的修改"来突出这些特征。

5.5 对称性与协调性的基本问题：什么样的鼻子才是"歪"的

很多求美者会很简洁地表达自己的忧虑："我的鼻子是歪的。"医生必须了解如何分辨真性歪鼻（眉间与人中连线偏曲）和假性歪鼻（不对称的面形或眉—鼻尖美学线）。每张脸的两侧都有一定程度的生理性不对称。想要在一张不对称的脸上修正"歪鼻"给医生带来了很大的挑战。真性歪鼻需要通过释放或不释放鼻翼软骨的鼻中隔成形术、截骨术或缩短一侧鼻锥体长度的方法来修正，一般需要植入和增大移植物。假性歪鼻求美者的矫正目标是达到"平衡的"对称，鼻子不是绝对的对称，但整体外观看上去应该是对称的。吉恩·塔迪所说的鼻整形手术中的"假象原理"具有很高的实际应用价值。直鼻很少意味着"竖直的鼻子"，很多鼻子放到一个绝对垂直的位置时就会突出面部不对称，与面部不协调。对一些病例，轻微歪鼻更有利于整个面部的对称（图5.6）。

5.6　经典的驼峰鼻移除术：罕见的手术

"我想要去除我的驼峰鼻（或残余驼峰）。"虽然有很多求美者都表达了这个愿望，但很少有医生能够接受这个提议，因为单纯做驼峰去除通常会产生难看的匹诺曹效果，除非同时进行鼻尖旋转和 / 或鼻缩短术。缩短过长的鼻尖下三角会增加鼻中隔下点与唇红缘之间的距离，这就会让单薄有缺陷的上唇显得更加显眼。这通常会促使求美者对邻近的美学单元进行改变，如提升唇红缘。

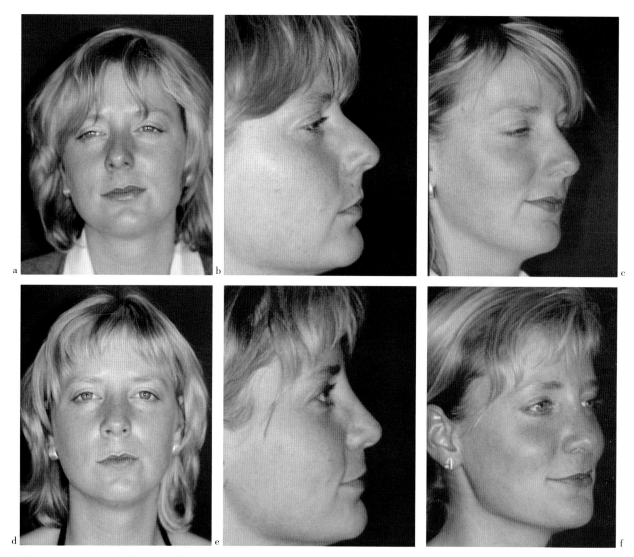

图 5.6　（a ~ c）求美者的术前照，歪鼻伴明显的面部不对称，左侧面部发育不良，口歪。（d ~ f）"平衡性"鼻整形术后 2 年照。鼻子并非位于绝对垂直的中线上，鼻底也不直。不过，鼻整形手术消除了歪鼻的印象，改善了明显的面部不对称

5.7　外形修正的基础

上颌骨与下颌骨的相对位置，包括颌位置、咬合位置和错颌畸形（安氏分级）的分析，是鼻中隔成形术中任何外形改变的基础。这也是区分真性鼻突度异常和假性鼻突度异常的唯一方式。原则上，在初次鼻整形手术或鼻修复整形手术中，尤其是需要改变鼻尖突出度的手术中，都应该在口腔正畸完成以后而且求美者达到骨骼稳定后方可进行。例如，对于下颌前突的求美者，鼻背降低术只会更加强调下颌突出的外形。当然，我们也要确定是单一的鼻中隔鼻成形术即可改善外形，还是鼻整形术与颏成形术相结

合会得到更好的结果（图 5.7）。

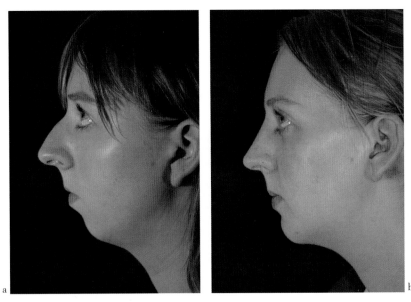

图 5.7 （a）驼峰鼻伴小颏症。（b）鼻整形术及颏成形术后 2 年照

参考文献

[1] Glück—welches Glück[Z]. Exhibition at the German Hygiene Museum in Dresden and Siemens Arts Program，2008.

[2] Joseph J. Nasenplastik und sonstige Gesichtsplastik nebst einem Anhang über Mammaplastik[M]. Leipzig，Germany: C Kabitzsch，1931.

[3] Palma P，Khodaei I，Tasman A–J. A guide to the assessment and analysis of the rhinoplasty patient[J]. Facial Plast Surg, 2011, 27（2）:146–159.

[4] Baud CH. Harmonie der Gesichtszüge[Z]. La Chaux–de–Fonds，Switzerland: Clinique de la Tour, 1967.

[5] Behrbohm H. Septorhinoplastik—klinische Geometrie und virtuelle Op–Planung[J]. HNO–Nach, 2001, 31:24–29.

[6] Behrbohm H，Tardy ME. Preoperative Management[M]// Behrbohm H，Tardy ME. Essentials of Septorhinoplasty. Philosophy—Approaches—Techniques.New York: Thieme，2003:90–106.

[7] Powell H，Humphreys B. Proportions of the Aesthetic Face[M]. Stuttgart，Germany: Thieme, 1984.

[8] Behrbohm H. Bezugskoordinaten deästhetischen Gesichtschirurgie—zwischen Mathematik und Intuition. Part 1: Die Nase[J]. Face, 2007, 4:20–25.

[9] Mahajan AY，Shafiei M，Marcus BC. Analysis of patient–determined preoperative computer imaging[J]. Arch Facial Plast Surg, 2009, 11（5）:290–295.

[10] Nouraei SA，Pulido MA，Saleh HA. Impact of rhinoplasty on objective measurement and psychophysical appreciation of facial symmetry[J]. Arch Facial Plast Surg, 2009, 11（3）:198–202.

[11] Yao F，Lawson W，Westreich RW. Effect of midfacial asymmetry on nasal axis deviation: indications for use of the subalar graft[J]. Arch Facial Plast Surg, 2009, 11（3）:157–164.

第6章 不同年龄组的鼻中隔鼻成形术

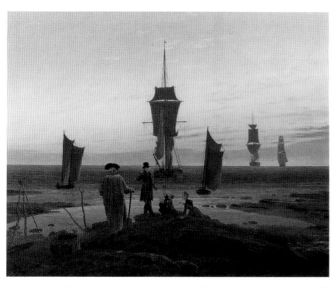

图 6.1 弗里德里希（1774—1840）的《人生的阶段》。和他的所有作品一样，这幅画既没有署名也没有标记日期，甚至标题也具有争议——仔细观察这幅图，从最小的到最大的，不要将小的与大的分开，而在于重中之细微

除了既往手术的结果和皮肤结缔组织的类型，鼻整形手术求美者的年龄对手术方法的选择、术后恢复、手术创伤和预期效果的范围也有重要影响。老龄化过程从 19～20 岁开始，细胞改变会导致皮肤的典型变化（厚度和顺应性的降低、萎缩和结缔组织减少、血管硬化）。因此，儿童与青少年的鼻中隔成形术与成年人和老年人不同（图 6.1），青少年的心理—逻辑状态、动机和鼻整形手术的期望也与成年人不同。

6.1 儿童鼻中隔手术

儿科鼻部手术具有特殊的难度。儿童鼻手术的目的是改善功能，这在某种程度上会影响鼻和面中部的进一步发育。儿童鼻骨架中的骨与软骨比例随着身体的发育而变化，直到成年后，鼻中隔中的骨才占有较大比例。软骨性的鼻中隔现被认为是面中部发育的主要生长中心，与以骨缝为基础的骨架发育相互作用。鼻中隔背侧软骨的缺失或损伤可能导致鼻和上颌骨发育畸形。这意味着儿科中隔手术实施得越早，对面中部发育的不利影响就越大。骨缝的损伤一般都会导致鞍鼻畸形，而下骨缝的病变会导致软骨性鼻发育不良并伴有上颌骨发育障碍（Binder 综合征）。因此，鼻中隔成形术过程中，保持支持结构和生长中心的完整性是十分重要的，尤其注意不要将软骨性中隔与垂直板分离开，因为这个区域对支持鼻中隔与鼻背的进一步发育起着关键作用。因此，应该由经验丰富的外科医生，采用严格的筛选标准筛选可实施中隔手术的患儿。黏膜下中隔手术可用于治疗严重的创伤性畸形、先天性畸形和其他畸形。但是，手术要十分谨慎，避免破坏关键区域的任何一部分，保留软骨性鼻背下方宽阔健全的软骨柱，以预防术后出现鞍鼻畸形。对于小于 18 岁、有严重鼻通气功能障碍的患儿，应避免进行鼻中隔手术。

总的来说，鼻中隔偏曲在儿童中很罕见。这些儿科病例大多是由青春期前和青春期中，鼻中隔中的各个镶嵌的组织发生与生长相关的移动导致的。儿童的鼻中隔偏曲表现出的畸形通常涉及中隔前下部。任何修复术都应该保留软骨膜和生长区域的完整性，如中隔尾侧、上颌骨、垂直板和梨骨的骨缝。手术应该是无创的软骨成形术，且任何被移除的软骨块都应该在原位置拉直并再植入，因为中隔软骨即使在手术创伤后也会保留再生能力。

鼻创伤对儿童会产生各种影响，最典型的是鼻骨的青枝骨折。中隔血肿或脓肿应该清除或做相应处理（图 6.2、图 6.3）。

严重或再次创伤可能导致 Binder 综合征样的颌面部发育异常，需要后期进行修复重建（图 6.3）。

6.2　青少年的以美容为目的的鼻中隔成形术

大鼻、歪鼻、鞍鼻可能是令青少年苦恼的主要原因，他们可能想要通过鼻整形手术来整复。随着青春期的到来，青少年对自己的身体更为关注，甚至一些微小的改变，如驼峰或功能性鼻翼扩张，都可能会引起他们对个人形象的不满。作为未成年人，青少年在咨询的过程中必须有父母陪伴。大多数青少年都很积极地想改变自己的鼻子，大多数父母已经被说服，或者支持孩子的愿望或者采取中立的态度。青少年很少对自己想要的改变有非常具体的想法，而医生必须能够找出问题所在，阐明手术的愿望是合理的还是夸张的。最重要的是，医生必须认真负责地为青少年及其父母提供咨询服务。

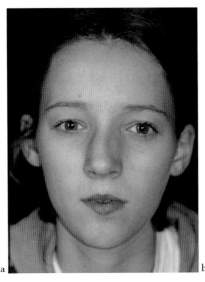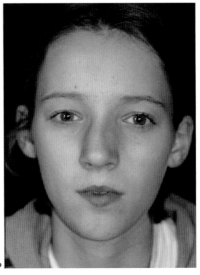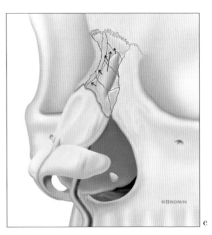

图 6.2　（a）13 岁女孩鼻骨折创伤后的歪鼻。（b）用 Behrbohm–Kaschke 剥离子整复后的照片。青枝骨折在儿童中很常见，通常受伤后 10d 即可复原。（c）用特殊设计的剥离子拉直鼻骨折的原理

青少年鼻中隔成形术的基本注意事项

鼻中隔成形术应该在青春期后，也就是求美者在 15～16 岁以上时才可以施行。女孩应该已经有规律的月经周期，表明她们的骨骼发育已经大部分完成了。戴牙套的牙矫正治疗也应该完成了，因为它会显著影响鼻、唇等面部解剖标志。鼻尖点、鼻中隔下点和颏前点都是鼻背驼峰求美者的关键参考点。安琪儿在 1907 年对矢状缝闭塞进行了分级和分类。侧面观软组织轮廓呈凸面的为 Angle Ⅱ级，而呈凹面的为 Angle Ⅲ级。鼻尖的位置受下颌和面中部的显著影响。例如，前倾型面部形态可能会使面中部凹陷看起来更加明显。在筛选青少年鼻中隔成形术求美者时应采用非常严格的标准，因为随着年龄的进一步增长，软骨和骨骼结构还会继续发生变化，如皮肤变薄、鼻子变窄。那么，尽量采取保守术式和无创技术非常重要，并尽可能选用内入路的方法。儿童和青少年的鼻整形手术应该秉承软骨保护和再定位的结构保留的手术理念。

齿列矫正的考量对鼻外科医生非常重要，原因如下：

（1）关于青少年鼻整形手术的时间选择问题，应该注意，下颌发育女孩在16岁、男孩在18岁才完成。

（2）颌异常会导致典型的外观改变：

■ 下颌前突：前移的颏前点。

■ 下颌后缩：后退的颏前点（反颌）。

■ 上颌前突：前移的鼻下点和上唇。

6.3　中年人的鼻中隔成形术

鼻外科医生需要对这个年龄组的手术技术和方法有丰富的经验，同时也要对术后创伤恢复机制有一定的理解和认知。医生应该利用全部的"鼻外科思维键盘"。获得这个本领的好处是思维训练对所有的鼻外科医生都适用：他们经常可以在餐馆、音乐厅、社交聚会等场合随意地研究分析各种各样的鼻形态，并在自己头脑中对这些形态进行手术改进。

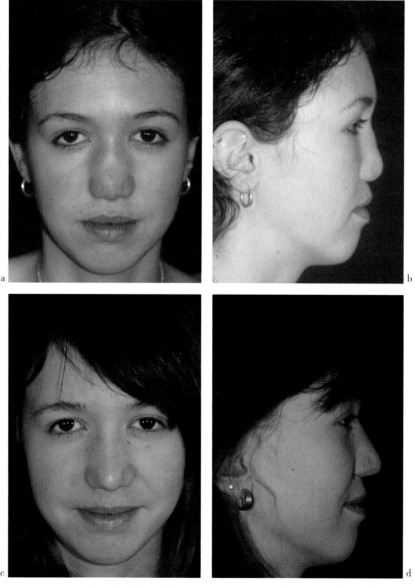

图 6.3　（a、b）上颌鼻发育不全（Binder 综合征）的年轻求美者。求美者宽鼻，鼻骨短而薄。（c、d）行低位截骨术并以肋软骨进行上颌骨、鼻嵴填充和隆鼻术后 2 年的外观

大多数鼻中隔鼻成形术求美者都在 20～40 岁。待手术求美者有着明确的动机，能够清晰地表达自己的目的，自我感觉敏锐。他们通常会对手术效果抱着很高的期望。该年龄组求美者中抱有不切实际期望的求美者比例高于其他年龄组。因此，术前咨询应该注意发现可能的心理异常情况。典型的中年鼻整形手术求美者都经济独立、自由，习惯过积极主动的生活。一些求美者会因中年危机的到来或私生活或职业生涯方向的变化而就诊。

组织的生物学年龄

术前应该评估各种组织的生理学状态。由于各种原因，如生活方式、营养、运动、吸烟或饮酒等，实际年龄与生理年龄可能会有一定偏差。组织改变可能会涉及皮肤、骨骼、软骨、SMAS（表浅肌肉腱膜系统）、结缔组织和血管。

人到中年，真皮变薄，弹性纤维减少。对于皮肤薄或中等的皮肤类型，鼻尖越来越窄，而骨性鼻锥会变得越来越突出。对于脂溢性皮肤类型，求美者会有相反的改变。由于腺体增生，皮肤变厚，毛孔扩大，软骨变软，失去一些稳定性，而部分中隔软骨可能已经钙化。如，上、下外侧软骨之间的结缔组织会更加松弛，更容易下垂。鼻会显得伸长，而鼻尖下垂。鼻变得更薄、更脆弱，脱钙使截骨术后的固定时间延长。血管状态和凝血系统的问题也是在影响术中、术后血肿形成与创伤修复问题的发生率的一个重要因素。

分析面部皮肤和结缔组织状态需要考虑以下几点标准：

■ 皮肤的类型、厚度、质地和顺应性（注意：皮肤厚度与质地可能在同一张脸的不同区域有所差别）。

■ 下垂：如眉毛、眼睑、面颊或鼻尖。

■ 皮肤皱纹：位置、走向、深度、原因（假性的、表浅的、重力性的）。

■ 皮肤弹性组织变性：位置、程度。

■ 下颌与颈部的连接。

除了表达鼻整形手术的愿望外，这个年龄组的求美者还会提出关于美容药物（肉毒毒素、填充物）和与年轻化手术相关的问题，如眼睑整形术和面部修复术。因此，同时进行修复也就很常见。

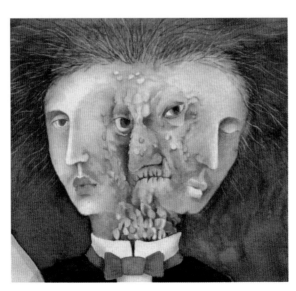

图 6.4　《Dorian Gray 的画像》（ K. Müller 的图书插图 ）

6.4　老年求美者的鼻中隔成形术

正如奥斯卡·王尔德（Oscar Wilde）在《道林·格林的画像》中写道："老人的悲剧不在于人老了，而在于人还年轻。"与他小说中的主人公不同，现实生活中老龄化的痕迹会明显地在人脸上显现出来（图6.4）。但是，正是由于这种"年轻的心"与"年老的脸"之间的不匹配，才促使老年求美者希望通过整形手术来使自己年轻。鼻整形手术就是一个例子。很多求美者一生都在期待这个手术，但是由于种种原因，未能如愿，或者已经做过手术，但对结果不满意，多年以后才鼓起勇气再次进行手术。

随着年龄的增长，中年求美者的组织改变显著，需要进行术前分析、全面的咨询和谨慎的手术操作。大多数老年求美者都会接受细微的、局部的鼻整形手术，主要修正特别、不喜欢的部位。微创手术技术和减少移植物的应用都有助于预防伤口愈合问题。对于驼峰去除术，去除的驼峰可再用于自体移植（图6.5）。

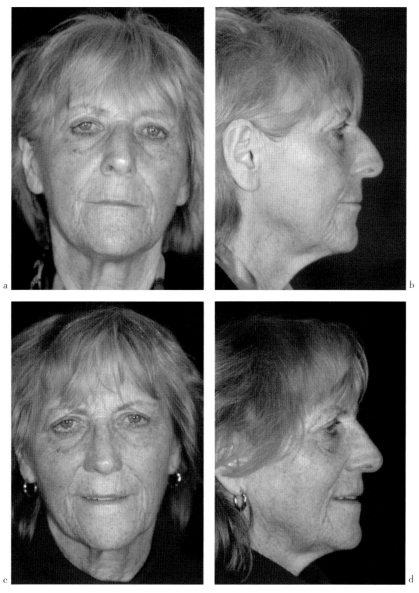

图 6.5　（a、b）一位皮肤薄、弹性纤维变性的女性求美者的术前照片，鼻中隔偏斜，鼻背有骨性和软骨性驼峰。（c、d）限于基本手术的目的，该求美者进行保守的鼻中隔成形术后 3 年的照片

参考文献

[1] Behrbohm H. Septorhinoplastik in verschiedenen Lebensabschnitten[J]. HNO aktuell, 2003（Pts 1-3）:13-17, 59-68, 219-228.

[2] Pirsig W. Open questions in nasal surgery in children[J]. Rhinology, 1986, 24（1）:37-40.

[3] Verwoerd CDA，Verwoerd-Verhoef HL. Rhinochirurgie bei Kindern:Entwicklungsphysiologische und chirurgische Aspekte der wachsenden Nase[J]. Laryngorhinootologie, 2010, 89:46-71.

[4] Grymer LF，Bosch C. The nasal septum and the development of the midface. A longitudinal study of a pair of monozygotic twins[J]. Rhinology, 1997, 35（1）:6-10.

[5] AMWF online. Leitlinie Funktionsst örungen der inneren und äußeren Nase bei funktionellen und ästhetischen Beeinträ chtigungen[OL]. Nr. 017/070.2010. www.awmf.org/leitlinien/detail/ll/017-070.html.

[6] Behrbohm H，Tardy ME. Essentials of Septorhinoplasty. Philosophy—Approaches—Techniques[M]. New York: Thieme, 2003.

第7章　同一性与美学：鼻整形手术的种族问题

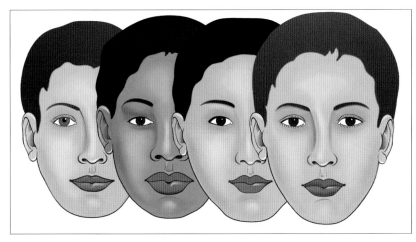

图 7.1　如果在电脑上将欧洲、非洲和亚洲女性的脸融合成一张复合脸，就形成了一张没有任何鲜明特色的脸（在最右侧的）

7.1　主流与个性

在不同文化、宗教和种族聚集的国际大都市中，关于面部整形手术的新问题出现了（图 7.1）。

在给不同种族的求美者制订鼻整形手术计划时，改变鼻子尺寸和形状的问题变得尤为重要，这是因为手术要么去除，要么保留主要种族特征。亚洲人的鼻子可能被整成欧洲人的鼻子，这对脸部有相当大的影响，或者在鼻整形手术中亚洲人的特征得以保留。除了想要改变种族特征之外，没有"完美鼻子"这回事。然而还是有很多美学特征超越了种族文化的界限，如直鼻背或协调的眉部美学曲线。

鼻外科医生应该尊重具有种族特征的鼻形，同时也要尊重受术者的动机和愿望。深入的咨询十分关键，最好用形象化的手段，它可以把常常被忽略的鼻整形手术对面部形象的影响展示给求美者。必须避免术后外观同一性的风险，即使技术上成功，这也是无法接受的。这些问题通常都是由于缺乏术前沟通导致的。

对自己外形不满意的求美者做鼻整形手术是一种特殊的挑战。根据我们的经验，其中一些求美者想要在改善鼻子外观的同时保留自己的种族特征，而一些求美者则只想改变自己的形象而且并不担心去除这些种族特征。例如，曾经有一对双胞胎求美者来咨询。哥哥想要保留自己的种族特征，而妹妹却不想。图 7.2 显示了一名想通过鼻整形手术来改善自己外观的求美者，但她同时还想保留自己凸起的鼻背这个种族特征。

7.2 鼻子类型

7.2.1 欧洲鼻

欧洲鼻或长鼻（长、窄）是典型的欧裔人的特征。其中一个鲜明特点是鼻尖点与鼻尖上转折点之间的关系。有了清楚的表现点的鼻尖，连接鼻背和鼻尖上转折点的线就会上升到鼻尖表现点，做出小叶 – 小柱连接的双转折，继续延伸到鼻中隔下点和与唇红缘。

7.2.2 中东鼻

中东鼻具有高、窄、通常凸起的鼻背等特征。鼻尖上转折点位于鼻尖表现点上方。鼻唇角小于欧洲鼻（图 7.3、图 7.4）。

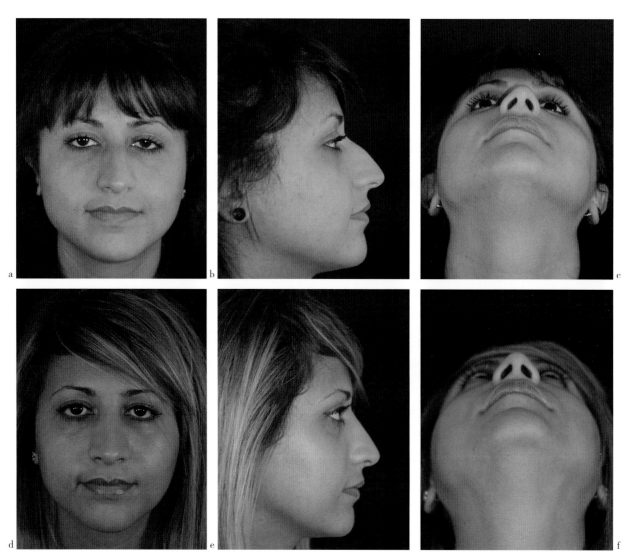

图 7.2　（a ~ c）23 岁女性想要移除驼峰鼻，同时保留凸起的鼻形。她不想要"欧洲"鼻形。（d ~ f）鼻整形术后 2 年的形象，种族特征得以保留

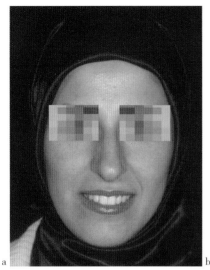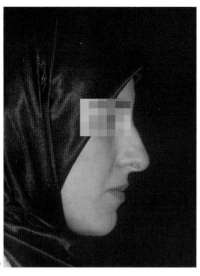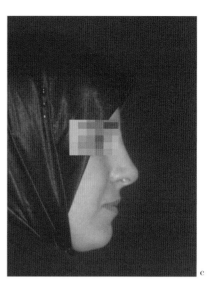

图 7.3　（a、b）一位年轻的土耳其女性的前额与脸形，她想将鼻子变得更加欧洲化。（c）鼻整形手术后 1 年的外观显示了鼻背的降低、鼻尖头侧旋转和鼻尖表现点与鼻尖上转折点关系的变化（鼻尖上转折）

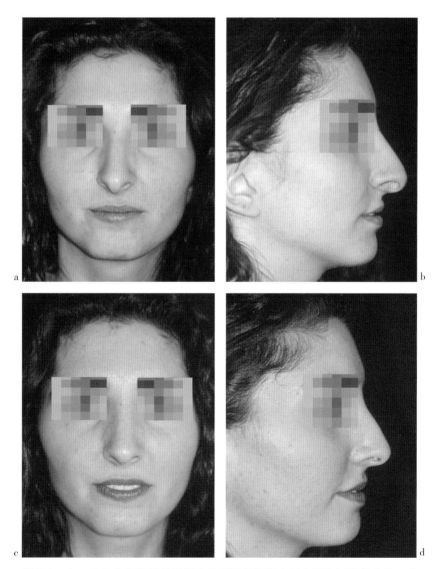

图 7.4　（a、b）中东鼻形的年轻女性想要缩短鼻尖下小叶和下垂的小柱。求美者表示希望保留鼻背线微微凸起的特征。（c、d）鼻整形手术 1 年后的外观显示了鼻尖下小叶的缩短和小柱 – 小叶 – 上唇复合体的矫正

7.2.3　非洲鼻

　　阔鼻（宽而平）是非裔人的典型特征。通常可以通过深深的鼻根、短而凹的鼻背、较宽的眼距、球样且不突出的鼻尖、带有圆鼻孔的外展鼻翼和厚皮肤这些特征来判断。鼻额角通常在130°～140°范围内。种族融合导致这种阔鼻产生了各种亚型。与非洲鼻不同，非–欧洲鼻通常有更长和更突出的鼻背，偶见驼峰，中等外展的鼻翼和细而小的鼻孔。

7.2.4　西班牙鼻

　　"西班牙鼻"或"拉丁鼻"通常指西班牙、葡萄牙和南美洲及中美裔人的鼻子，同时还包括加勒比周围的古巴、波多黎各或哥斯达黎加等国的居民。丹尼尔将西班牙鼻分为四大亚型：卡斯提尔型、墨西哥裔美国型、拉丁民族与印第安混血型和克里奥尔型。例如，拉丁民族与印第安混血型鼻子的皮肤更厚，皮脂分泌更旺盛，骨软骨拱顶更小，尾侧中隔较弱，鼻翼基底更宽并带有圆形鼻孔，内侧脚和鼻小柱较短（图7.5）。

7.2.5　亚洲鼻

　　中型鼻（中间的、亚洲的）综合了欧洲鼻和非洲鼻的特征。皮肤厚度中等，鼻背深而宽。鼻尖不突出。小柱显得短，鼻孔呈圆形或椭圆形（图7.6）。

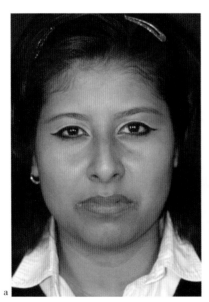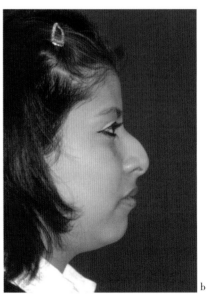

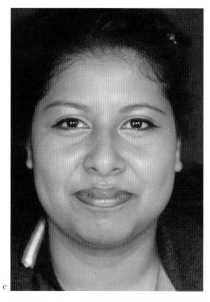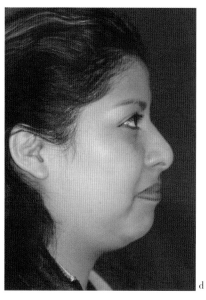

图 7.5　（a、b）具有明显驼峰鼻的拉丁美洲女性。她希望能在保留自己种族特征的前提下，去除明显的骨质驼峰。（c、d）鼻整形手术后 7 年的正面观与侧面观

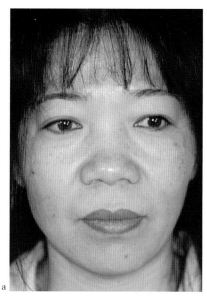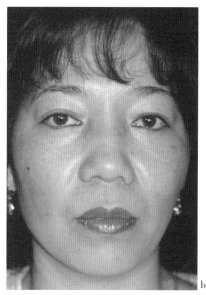

图 7.6　（a）具有亚洲鼻的年轻女性希望能提高鼻背。（b）采用固定鼻小柱支撑移植和自体肋骨移植法提高鼻背 5 年后的求美者形象

参考文献

[1] Behrbohm H. Ethnische Gesichtspunkte bei der Rhinoplastik—zwischen Identität und Ästhetik[J]. HNO Nach, 2006, 1:28–30.

[2] Meneghini F. Clinical Facial Analysis. Elements, Principles, Techniques[M]. New York: Springer, 2005.

[3] Papel ID, Capone RB. Facial proportions and esthetic ideals[M]// Behrbohm H, Tardy ME. Essentials of Septorhinoplasty. Principles—Approaches—Techniques. New York: Thieme, 2003:66–87.

[4] McCurdy JA Jr, Lam SM. Cosmetic Surgery of the Asian Face[M]. New York: Thieme, 2005.

[5] Daniel RK. Hispanic rhinoplasty in United States, with emphasis on the Mexican American nose[J]. Plastic Reconstr Surg, 2003, 112:244–256.

[6] Hiquera S, Hatef DA, Stal S. Rhinoplasty in Hispanic patient[J]. Semin Plast Surg, 2009, 23（3）:207–214.

第 8 章　鼻部的空气动力学

8.1　鼻部的物理学与求美者主诉

鼻部的几个空气动力特性与涡轮机或喷气式发动机相似，它们之间的比较将有助于理解鼻部空气动力学的作用，以及如何通过手术改善鼻功能（图 8.1）。

喷气式发动机中，气体或流体流入前进气口后被压缩，在扩散器中减速，随后加速和重新定向。流经鼻的气流以类似的方式重新改变流向。

鼻前庭中，吸入空气在流向鼻内途径中，狭窄的管腔将其加速并分层。凹入的内孔发挥光学系统中凹透镜的作用：分散空气流并将其引导至扩张的前鼻腔中，类似于扩散器。随后气流进入有鼻甲的鼻功能腔。在空气动力学方面，该功能腔起分隔空间的作用，只有当腔内所有部分充满减速的空气湍流时，它才能执行加温、过滤和加湿（及嗅觉）等任务。经调控的气流进入后鼻腔后加速且湍流减弱。气流随后到达凸形的后鼻孔，进一步汇聚，以最小阻力送至下呼吸道。

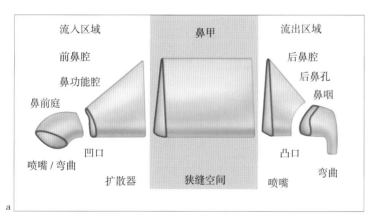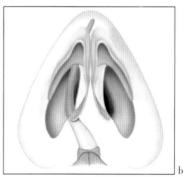

图 8.1　（a）鼻的"喷气"（解释见后文）。（b）吸气时鼻的空气动力学作用

日常实践中，除功能诊断性测试外，亟待一种算法，它既能检测特定功能和形态结构，又能实际选择需要手术修复一种或多种功能病变的求美者。在一项关于鼻中隔成形术长期疗效的研究中，米林斯基（Mlynski）发现，术后求美者仅 68% 鼻呼吸得以改善。充分考虑到鼻的复杂的空气动力学作用，是解决这个问题的方法之一。

8.2　动力学功能要素评估

下面讨论的是在鼻呼吸受损的发病机制中起重要作用的动力学功能要素，这些要素在每次手术前都应进行评估。

8.2.1　鼻中隔

并非所有鼻中隔偏曲都一样。轻微弯曲、明显的突起或棘在功能上可能没有意义。鼻气道狭窄的部位不同，对鼻功能（空气动力学）的影响各异。从功能的角度来看，鼻中隔居中，比鼻中隔笔直更为重要。鼻中隔的高度也有重要的功能意义（图 8.2）。

8.2.2　鼻唇角

鼻前庭的曲度是决定最佳鼻气流的关键因素。它必须在 90°～100° 之间。我们来做一个简单的试验，将鼻尖向上旋转，看看这个动作是否会改善鼻呼吸。如果鼻唇角 < 90°，为改善功能，可于老龄鼻的鼻中隔成形术期间矫正鼻尖下垂。鼻唇角 > 100° 可导致通过上部功能腔的气流减少及功能受损。

8.2.3　下鼻甲

鼻甲形成空气通道和鼻腔的功能空间，为正常气流提供必要的形态，它们与鼻中隔海绵体组织在一起，增加气流阻力和湍流，以促进空气和黏膜之间充分接触。例如，下鼻甲过度切除，使气流沿阻力最小的通路过快通过鼻腔，不能与黏膜充分接触。鼻的其他部分不再通气，就丧失了其重要的呼吸功能。因此，下鼻甲的任何切除均应该谨慎进行。过度切除不可修复。功能性鼻腔手术的目的不是使鼻气道的横截面积最大化，而是促进最佳的气流分布（图 8.3）。

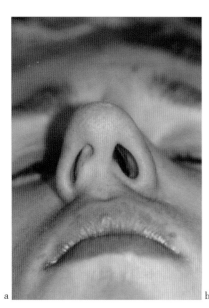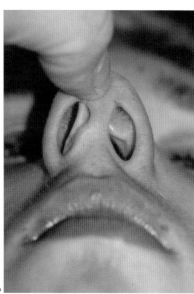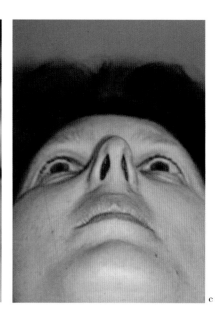

a　　　　　　　　　　　　b　　　　　　　　　　　　c

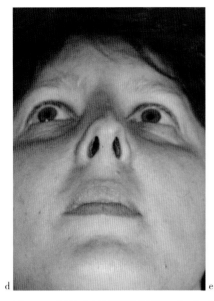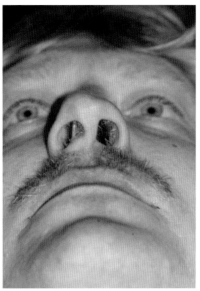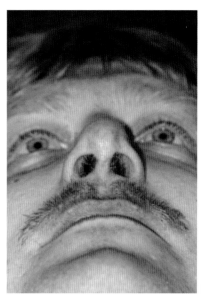

d　　　　　　　　　　　　　　　e　　　　　　　　　　　　　　　f

图 8.2　鼻前庭的诊断性评估。（a）鼻中隔半脱位。（b）通过向上鼻尖旋转评估畸形程度。（c）功能性张力鼻有典型的张力、狭小鼻孔及内鼻阀、外鼻阀狭窄。（d）通过缩短鼻中隔前部缓解张力。（e）鼻中隔前部的分离。（f）黏膜下鼻中隔成形术后

8.2.4　鼻阀

过去，用于鼻阀的术语有不一致的观点。鼻阀区分为外鼻阀和内鼻阀。Mink 描述的内鼻阀也称为"内鼻孔"，位于上外侧软骨的尾端与鼻中隔的内侧缘之间。外鼻阀由翼软骨外侧下缘、鼻翼结缔组织组成，内侧为鼻翼软骨内侧脚、膜质和软骨质鼻中隔。从生理气流阻力的观点出发，因为它们形成鼻腔气道的最狭窄部分，所以起到类似闸门样的限流节制的作用。内窥镜可以检测功能性张力鼻的狭窄，如因鞍状鼻畸形引起的鼻阀膨胀。正常内鼻阀的孔径角为 15°。科特尔（Cottle）动作可检测功能性狭窄。在巴赫曼（Bachmann）试验中，用一个小棉球使最上部扩张并变圆。如果求美者主诉鼻呼吸改善，则内鼻阀疾病试验阳性。有多种手术技术可用于鼻阀的扩张和稳定（图 8.4）。

尽可能保留上外侧软骨的尾缘，确保鼻内孔的凹形以维持良好的鼻阀功能，这一点至关重要。即使存在扩大鼻阀的明确指征，仍应使之足够狭窄并发挥限流器的作用。

图 8.3　下鼻甲的功能。下鼻甲是鼻的"恒温器"，其黏膜加温吸入的空气，并将部分空气引导至中鼻甲和嗅沟

8.2.5　吸气性凹陷

用刚性内窥镜对鼻前庭进行功能性内窥镜检查，可以检测到吸气期间的鼻翼凹陷症。造成这种现象的原因多种多样。"凹陷性"是抵抗吸气造成的吸力并使前庭保持开放的鼻翼软骨施加的作用力。吸气性鼻翼凹陷症的常见原因有功能性张力鼻（图 8.5）、鼻翼软骨的头部过度修整、软骨无力、鼻中隔前部偏曲或半脱位。

8.2.6 中鼻拱

鼻顶如果太窄，会使鼻腔上部无法充分通气。如同尖顶的哥特式拱门，可能需要将中鼻拱加宽并稳定。这可以通过扩展移植来实现，它使鼻孔到鼻阀的空间扩大，并中和轴向偏差。在扩展组织瓣中，上外侧软骨的背缘可以向内翻转并用褥式缝合固定。

8.2.7 创伤后改变

创伤后功能障碍可能由于鼻中隔的软骨骨折或骨性骨折、组织血肿或来自骨性鼻锥的移位碎片所致。破碎的鼻骨，特别是鼻骨相对较长时，可能会导致键石区、中鼻拱或鼻阀区气道阻塞，应行截骨复位。术后鞍状鼻通常会导致各种功能性问题，例如内鼻阀膨胀（气球样变）、骨性鼻与软骨性鼻分离、骨碎片移位或死骨、上外侧软骨的侧方化、鼻小柱下垂或鼻尖向头侧挛缩。多数病例需要详细分析后进行复杂的重建手术。

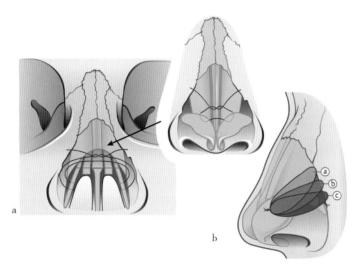
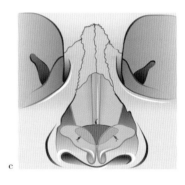
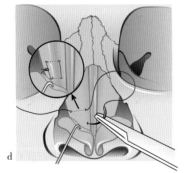
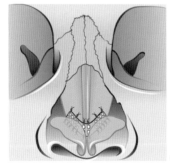

图 8.4 扩张或稳定内鼻阀的一些手术方法。（a）扩张缝合。（b）自体软骨鼻翼铺板移植，用于治疗内鼻阀狭窄（ⓐⓑ）和外鼻阀（ⓒ）狭窄。（c）蝶形移植瓣保持鼻阀开放。将其置于鼻中隔的背缘上并推至翼软骨背侧下方。（d）水平褥式弯曲缝合。（e）文根（Wengen）钛呼吸植入

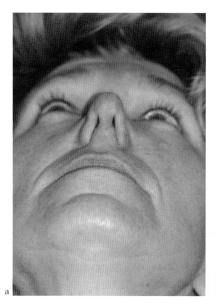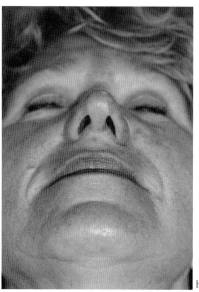

图 8.5　（a）吸气性凹陷。（b）左鼻翼软骨边缘植入移植物以稳定外鼻阀

8.2.8　隐性鼻小柱

既往手术、感染或创伤可能造成鼻中隔前部缺如。通过鼻内触诊可迅速确定诊断。

检查者还应确定相对高度比例（鼻尖回弹现象）是否受损、鼻尖位置是否改变。鼻中隔或耳郭软骨特别适合鼻中隔前部的软骨重建。

参考文献

[1] Mlynski G. Physiology and pathology of nasal breathing[M]//: Behrbohm H，Tardy ME. Essentials of Septorhinoplasty. Stuttgart，Germany: Thieme, 2003: 76–87.

[2] Behrbohm H. Funktionell– ä sthetische Chirurgie der Nase，Reparatur an einem Str ö mungsk ö rper[OL]. Face, 2012（1）:12–15. http://www.oemus.com/de/publikationen/archiv.php?p=sim/fa/2012/fa0112.

[3] Ballert JA，Park SS. Functional considerations in revision rhinoplasty[J]. Facial Plast Surg, 2008, 24（3）:348–357.

[4] Mlynski G. Gest ö rte Funktion der oberen Atemwege. Wiederherstellende Verfahren bei gest ö rter Funktion der oberen Atemwege. Nasale Atmung[J]. Laryngorhinootologie, 2005, 84:101–124.

[5] Forkel P. Untersuchungen an Nasenmodellen zum Einfluss rhinochirurgischer Massnahmen auf die Atemstr ö mung [inaugural dissertation][M]. Greifswald，Germany: Ernst–Moritz–Arndt–Universit ät，2009.

[6] Mink PJ. Physiologie der oberen Luftwege[M]. Leipzig，Germany: Vogel, 1920.

[7] Mink PJ. Le nez comme voie respiratoire[J]. Presse Otolaryngol（Belg），1903, 21:481–496.

[8] Bloching MB. Disorders of the nasal valve area[OL]. GMS Curr Top Otorhinolaryngol Head Neck Surg, 2007, 6:Doc07. http://www. egms.de/static/en/journals/cto/2008–6/cto000041.shtml.

[9] Apaydin F. Nasal valve surgery[J]. Facial Plast Surg, 2011（2）:179–189.

[10] Apaydin F. Nasal valve surgery[J]. Facial Plast Surg, 2011, 27（2）:179–191.

[11] Rhee JS，Kimbell JS. The nasal valve dilemma: the narrow straw vs the weak wall[J]. Arch Facial Plast Surg, 2012, 14（1）:9–10.

[12] Gassner HG，Friedman O，Sherris DA，ed al. An alternative method of middle vault reconstruction[J]. Arch Facial Plast Surg, 2006, 8（6）:432–435.

[13] Toriumi DM, Josen J, Weinberger M, et al. Use of alar batten grafts for correction of nasal valve collapse[J]. Arch Otolaryngol Head Neck Surg, 1997, 123（8）:802-808.

[14] Bull TR, Mackay IS. Alar collapse[J]. Facial Plast Surg, 1986, 3（4）:267-276.

[15] Sheen JH. Spreader graft: a method of reconstructing the roof of the middle nasal vault following rhinoplasty[J]. Plast Reconstr Surg, 1984, 73（2）:230-239.

[16] Sykes JM, Tapias V, Kim JE. Management of the nasal dorsum[J]. Facial Plast Surg, 2011, 27（2）:192-202.

[17] Oneal RM, Berkowitz RL. Upper lateral cartilage spreader flaps in rhinoplasty[J]. Aesthet Surg J, 1998, 18（5）:370-371.

[18] Boahene KD, Hilger PA. Alar rim grafting in rhinoplasty: indications, technique, and outcomes[J]. Arch Facial Plast Surg, 2009, 11（5）:285-289.

[19] Sufyan A, Ziebarth M, Crousore N, et al. Nasal batten grafts: are patients satisfied[J]. Arch Facial Plast Surg, 2012, 14（1）:14-19.

[20] Pedroza F, Anjos GC, Patrocinio LG, et al. Seagull wing graft: a technique for the replacement of lower lateral cartilages[J]. Arch Facial Plast Surg, 2006, 8（6）:396-403.

第9章 评估与分析

9.1 视诊

对求美者进行视诊，以评估面部和外鼻情况。对鼻面部的整体评估至关重要：是否存在颌部异常？有无明显的面部不对称或面部歪斜？鼻子是过高还是过低？在进行这些评估时，外科医生不仅依赖于面部的经典几何比例，还依赖于他的个人审美（图9.1）。

鼻子看起来是太长、太短、太宽，或是太窄？它是否影响了眼睛的美学魅力？对于既往做过手术的病例，目前的鼻子是否与求美者的面部或整体个性相匹配？做出这些判断后，则将注意力指向外鼻的局部问题。我们在初次就诊时的鼻成形术求美者的术前摄影方面有着丰富的经验，将之与现代化图形软件相结合使用，在电脑屏幕上对照片进行分析并模拟术后可能产生的变化（图9.2）。此过程中生成草图、图表和记录术前情况以及咨询过程面诊笔记，为手术计划的拟订提供依据。

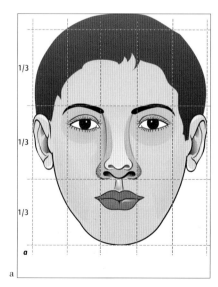
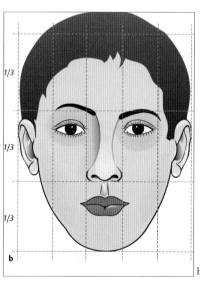

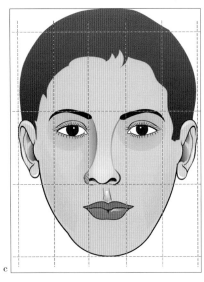
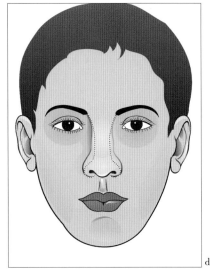

图 9.1 （a）通过与参考线的比对及评估，鼻子相对于面部可能太短、太长或太宽。（b）直鼻，但眉头不对称，造成歪鼻印象。（c）骨性歪鼻，人中偏曲，中轴右偏。（d）面部狭窄，鼻显得过宽。这仅是印象而非测量结果

9.2 触诊

视诊后进行触诊。但在触诊鼻部之前，外科医生应告知求美者，只有触诊才能获取鼻子各部分结构的基本信息，如张力和弹性。触诊比视诊更容易发现一些问题（图 9.3）。有 5 个方面的触诊检查结果尤为重要：

（1）鼻背：触诊鼻背骨与软骨支架交界处，以检查是否存在粗糙、不规则、既往外科手术后多余骨增生及"开顶变形"（驼峰鼻术后改变）。

（2）防护：手指在鼻尖和鼻中隔前角处加压，以评估鼻尖和鼻尖上的回弹，这可提示两个区域的防护功能。可在鼻中隔前角处对鼻中隔的高度和弹力进行评估。

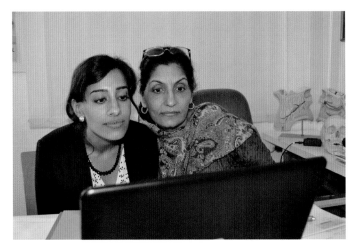

图 9.2 咨询就诊期间，通过电脑动画模拟鼻成形术的术后结果

（3）鼻骨长度：鼻锥体的骨性与软骨部分的关系将影响手术计划。短鼻骨或短鼻锥体是撑开移植物的一项常见指征。

（4）鼻前庭：通过触诊，可评估前中隔的形状和弹力以及鼻棘和前颌的大小。

（5）鼻翼软骨：可以通过双手触诊来评估鼻翼软骨的形状、大小和弹性。

9.3 鼻内镜检查

鼻内镜检查有助于检测任何鼻内病变。医生应遵循一贯有序的操作常规，以确保检查完整、系统（图 9.4）。通过鼻内镜检查，检查者可以探查鼻的内部解剖结构，并评估鼻腔壁侧面、通往鼻旁窦的"闸门"和鼻黏膜的大体外观。仔细检查黏膜上是否有黏液或脓液痕迹、水肿和息肉。内镜检查也可评估吸气和呼气期间内外鼻阀的功能（图 9.4）。

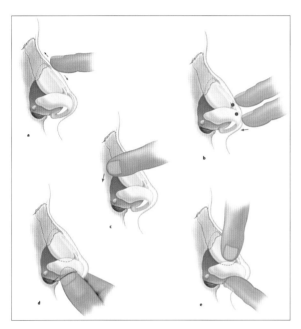

图 9.3 鼻触诊。（a）骨性和软骨性鼻背的双手触诊，以评估弹性、皮肤厚度和质地、畸形以及骨骼界限，并检查可能出现的开顶变形。（b）鼻尖回弹试验是提示鼻尖支撑的有用指标（箭头）。触诊前中隔角以评估前中隔的大小和张力。（c）探查骨锥的长度和强度。骨性和软骨部分之间的关系尤其重要。（d）鼻中隔尾侧端、前庭和鼻棘触诊。外科医生可获得以下信息：前中隔的张力、宽度和强度；鼻棘的大小和形状；内侧角、膜性中隔和镫骨底的张力。（e）用两指评估上、下软骨的形状、大小和弹性，特别是头侧和尾侧边缘

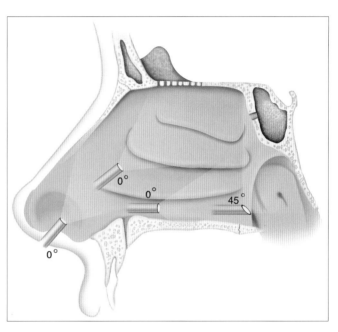

图 9.4 系统的鼻内镜检查法

鼻内镜检查法（图 9.5）：

（1）开始时用 0° 视角、直径 3 mm 或 4 mm 的内镜。将内镜推过鼻孔底，到达鼻后孔。在下鼻甲向后延伸的矢状面上，可见下鼻甲、鼻中隔尾部、鼻后孔和咽管口（图 9.5）。

（2）正常呼吸及深呼吸期间，回撤鼻内镜以检查鼻前庭和鼻阀区，可见中鼻道。

（3）切换至 30° 或 45° 视角、直径为 3 mm 或 4 mm 的内镜。视野向上推进内镜，通过中鼻道下方，检查蝶筛隐窝和蝶窦口，查看嗅缘。通过鼻后孔后向旁边倾斜，嘱求美者吞咽，评估咽鼓管的开放功能。

（4）拔出内镜，通过下鼻甲头部后方数毫米处的鼻泪管口对下鼻道进行评估。

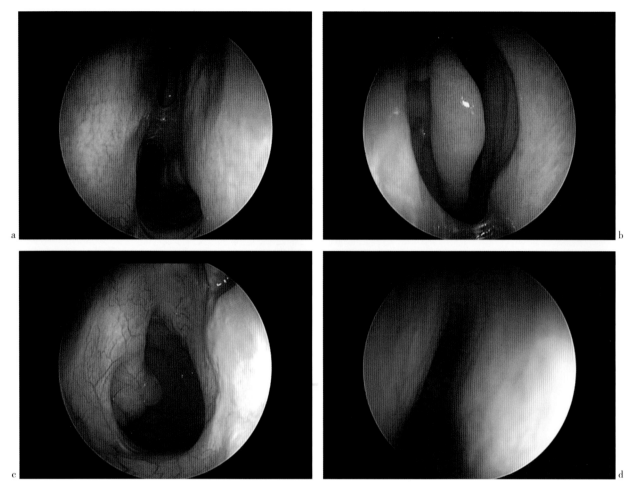

图 9.5 鼻内镜检查的典型关键区域：（a）前庭至鼻腔视图。检查者评估下鼻甲、中鼻甲、鼻中隔位置，以及鼻阀、黏膜颜色和充血状态。（b）中鼻道视图，鼻旁窦 的"风向标"，可能会发现黏液和脓液痕迹、水肿、息肉或肿瘤。（c）通过咽管观察鼻后孔。观察吞咽期间咽鼓管的开放情况。（d）平静呼吸及深呼吸期间评估鼻阀区

9.4 功能测试

9.4.1 计算机辅助鼻测压法

计算机辅助鼻测压法可以为鼻呼吸阻塞的主观感受提供客观证据。这个原理涉及同步记录鼻前庭和鼻后孔之间的压力差（D）（以帕斯卡为测量单位）和以每立方厘米每秒测量的气流量（V）（图 9.6）。一种称为四相鼻型血压测量法的改良技术不仅能确定 150 Pa 时鼻内的压力和流量，而且还确定了鼻阻塞定量分析的对数峰值阻力（log VR）和对数有效阻力（log R_{eff}）。在实践中，结合降低充血测试（使用降低充血鼻滴剂）的前鼻测压法最常用于选择鼻外科手术对象。该测试有助于从解剖学原因上区分动态狭窄（黏膜疾病、过敏）以及假性狭窄（例如，干燥性鼻炎期间）（图 9.6）。

9.4.2 声反射鼻腔测量法

声反射鼻腔测量法通过分析引入鼻子的声信号反射来确定鼻腔中的横截面区域。通过 12 幅在距鼻孔不同距离的区域生成的横截面图，声反射鼻腔测量法可以准确地反映鼻腔内部的几何结构。然而，这种测试在实践中不如计算机鼻测压法使用得广泛。

9.4.3 嗅觉检查法

可用于评估嗅觉表现的检查包括主观和客观测试。Sniffin' Sticks 嗅觉心理测试法是一种广泛用于诊断嗅觉障碍求美者的标准测试。取下笔状测试棒的盖子，将笔放在求美者鼻下 3 s。使用的嗅素如下：

- 纯嗅素：肉桂、薰衣草、香草、薄荷油、松节油。
- 带刺激三叉神经成分的嗅素：氨、乙酸。
- 带刺激味觉成分的嗅素：吡啶、氯仿。

嗅觉测试由 3 个部分组成：

（1）筛选鉴别测试：向求美者提供不同的阈上嗅素，嗅完后必须从 4 个可能的答案中选择 1 种嗅素。

（2）更详细的阈值和辨别测试：在阈值测试中，向求美者呈现 16 组气味测试棒，3 支 1 组。每组包含 2 支无味笔和 1 支浓度分为 16 种的正丁醇溶液（正丁醇具有特别刺鼻的气味）。目的是确定气味检测的阈值，即求美者可以闻到气味的浓度。

（3）辨别测试：呈给求美者 16 组不同的阈上气味三联体，其中 2 支相同，1 支不同。求美者必须辨别出不同的那支。

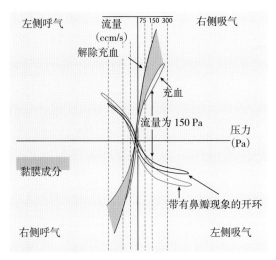

	Log 10R （可变电阻， 有效电阻）	流量为 （ccm/s） 150 Pa	梗阻性
1	≤ 0.75	> 500	超低
2	0.75 ~ 1.00	300 ~ 500	低
3	1.00 ~ 1.25	180 ~ 300	中度
4	1.00 ~ 1.50	60 ~ 180	高
5	> 1.50	< 60	超高

b

图 9.6 四相鼻型血压测量法，图为一位鼻中隔偏曲求美者。右侧：低压时流量大。左侧：有限。开环回路表示可移动的鼻前庭（"鼻瓣现象"）。第一次和第二次测量的图之间的距离（绿色区域）表示黏膜对总气道阻力的影响。（b）鼻阻塞的程度

9.5 鼻呼吸评估——问题及现代化解决方案

呼吸过程中鼻内的压力主要由鼻气道的几何结构决定。这种几何结构源于鼻骨和软骨支架的解剖结构，以及鼻内衬里的各种组织。鼻黏膜和鼻甲的功能和反应状态的变化导致鼻气道中出现相对较大的生理差异。

即使是经验丰富的鼻外科医生也总是觉得很难解释术前发现，并且很难精确地预测内鼻和 / 或外鼻的变化会如何影响气流活动。

必须注意到医生和求美者各自对鼻呼吸的评估经常出现差异，而且功能性鼻外科手术的结果往往不尽如人意。这其中的原因之一可能是我们对鼻呼吸的理解仍然不够。目前有关吸入空气和鼻腔开放的科学研究可能不足以解释与鼻呼吸相结合的复杂生理过程。问题出在呼吸过程中是否可以认为鼻气流是鼻内自我调节机制的一部分。

目前，客观分析鼻呼吸受损的唯一工具就是鼻气道总阻力测定。然而，技术发展表明，流动数值模拟的方法（计算流体力学，CFD）未来可能在经鼻气流的评估中占有一席之地。CFD 的方法已在工业上应用多年，可以计算或映射具有高时空分辨率的流量参数。这为鼻外科手术的进步提供了至关重要的高分析潜力。

9.5.1 鼻外科手术的生理学原理

每个鼻中隔鼻成形术都会导致骨部支架和软骨支架发生一定程度的结构变化。甚至组织结构中看似微小的改变也会产生危及鼻呼吸的风险，也可能导致鼻腔内环境紊乱以及与气流相关的黏膜形态变化。后者的一个极端例子就是空鼻综合征。

生理气流或近生理气流条件对主管功能的鼻腔器官至关重要，尤其是对主管舒适的呼吸感觉而言。呼吸阻力只是这一问题的一方面。

鼻子功能正常的一个重要解剖学前提是鼻腔与可变的、狭缝状气道结合处的近似对称性（图 9.7）。鼻甲，特别是下鼻甲充血状态交替的变化在这方面起到重要作用，这也是鼻周期的基础。因此，常规行鼻甲切除术来降低鼻阻力的普遍做法是不合理的。仔细分析后，人们通常会发现可充分降低鼻阻力的替代性外科手术，同时可保留鼻气道的原始构型。

鼻子的最高压降 [根据韦克斯勒（Wexler）的研究，可高达 80%] 发生于鼻峡部（图 9.8、图 9.9），在该区域内任何附加的狭窄都将对鼻阻力产生特别明显的作用。这一区域对鼻腔中产生最佳的气流模式也是至关重要的。因此，在鼻支架的评估和手术期间值得对其进行密切关注。在鼻峡部发现，通过鼻腔镜检查无法检测到的中隔偏曲的情况并不常见，但这却是起初无法解释鼻呼吸受损的实际原因。不仅如此，还有必要触诊鼻中隔或鼻支架。

鼻腔壁的基本组成包括与气流相互作用的弹性结构部件，导致因气流反作用引起的形态变化。这种行为称作流体—结构相互作用，其典型代表为鼻阀功能。这种鼻阀机制的用途尚不明确；它可能有助于在强制吸气时保护嗅觉区域。据布里杰和普罗克特的研究，鼻阀与 Starling 阻力器功能类似。

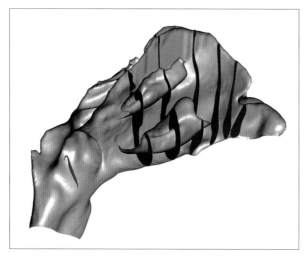

图 9.7 从 CAT 扫描获得的鼻腔重建的 3D 几何结构：用药物消除鼻甲充血后的可视化右侧鼻气道。通过透明的鼻壁观察。图片由列奥尼德·古贝格利茨（Leonid Goubergrits）博士友情提供。软件：Amira

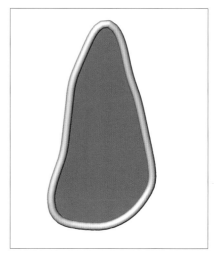

图 9.8 从 CAT 扫描获得的鼻腔重建 3D 几何结构：右侧峡部的横截面。平均尺寸取决于 Huizing 50 ~ 70 mm2.22。图片由列奥尼德·古贝格利茨（Leonid Goubergrits）博士友情提供。软件：ZIBamira

通常，鼻侧壁的弹性成分与其硬度对应。在使用移植物和行切除术时必须考虑这种平衡，特别是两侧鼻翼软骨的对称，以免鼻尖严重歪斜向一侧。术后瘢痕也是导致鼻尖歪斜的一个重要因素。

外科医生应该意识到，鼻子是上呼吸道气道阻力的主要原因。会泽和德格鲁特指出，鼻气道阻力占总气道阻力的 50%~60%，像其他作者一样，他们认为这种相对较高的鼻阻力对鼻肺和鼻心的反射至关重要。斯威夫特（引自 Drettmer）强调了鼻气通阻力在维持肺容量方面的重要性。因此，减小气道阻力的极端手术策略可能不仅会对鼻腔的内环境产生不利影响，而且还会影响整体的身体功能。

9.5.2　传统阻力测试的困境

最符合生理的鼻外科手术的实施和进一步发展需要准确和详细地了解鼻腔内的流场或气流参数。但是目前现行的评估鼻呼吸的临床方法最多只能确定整体上的气道阻力或鼻内气流量。

根据波纽勒及其同事的一项研究显示，约 25% 的主观感觉鼻气道阻塞的求美者和相关解剖发现阻塞的情况无法通过鼻测压或鼻吸气流量峰值测定来检测出异常。

鼻阀功能障碍可通过典型的流量—压力曲线检测。然而，可能会出现一些假阳性结果，这是由于单侧测量及随之而来的鼻阀反应性增加。与之相反的是，面罩的压力会引发颊部软组织塌陷，可能会掩盖鼻阀塌陷的事实。

我们从以往的经验中获知，鼻测压最好是用于检测临床上已出现的阻塞。

德国耳鼻咽喉学会表示，鼻测压法作为术前检查仅"偶尔有用"。另一方面，具有刺激性测试的比较鼻测压法在评估过敏求美者时更为有效。

一般来说，即使是最准确的阻力测试，其价值也很有限。低阻力呼吸并非等同于鼻功能良好。此外，根据气流生理学，已得出的正常值并非仅与鼻腔的特定解剖结构相关。这意味着在理论上，有各种不同的鼻几何构造允许正常的气流量。这可以解释目前功能性鼻外科手术中存在的一定的随意性。

目前，整体降压的标准是鼻气道疾病的诊断和治疗中唯一可用的客观指标。然而，该标准只能提供有限的、定性的鼻呼吸评估。

9.5.3　流动数值模拟的额外益处

流动数值模拟方法使我们可以研究鼻气流中的任意动力学参数。当然，这包括鼻气道阻力和相关的压降，传统上通过鼻测压法可确定（图 9.9）。

首先，利用 CT 数据重建鼻气道的三维几何结构。然后用有限元模型（例如，四面体）划分气流空间。这可以创建一个计算网格，当与物理和数学数据相结合时，就能提供计算的基础。这个解决方案最终将为有限元的每个连接节点和呼吸期间的每个时间点产生所需的气流参数。正确解释这些数据非常具有挑战性，并且还取决于所使用的可视化类型（图 9.10）。

在复杂的鼻气流的情况下，人们已证实很难区分典型特征和随机现象。因此，需要独特的理论性方法和具体的工作假设来进行目标导向分析。

其中一个例子是新近出现的鼻呼吸内平衡的概念。这个鼻呼吸跨物种通用模型的提议指出壁面切应

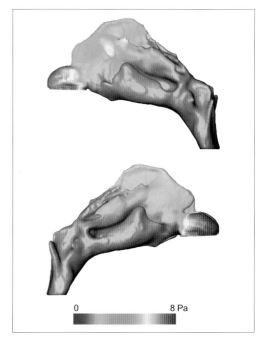

0　　　　　　　8 Pa

图 9.9　计算流体力学：在吸气相（呼吸周期中的平均流量）时可视化鼻腔内压降。侧鼻壁视图。图片由列奥尼德·古贝格利茨（Leonid Goubergrits）博士友情提供。软件：Amira Fluent

力为主要考虑因素，特别是从比较动物生理学的角度来看。

壁面切应力是一种要素参数，表示鼻黏膜与流动空气之间有关功能性的相互作用的程度。因此，其在鼻腔中的量化分布模式可能承载了重要的信息。

即使忽略了鼻阀的作用，吸气相和呼气相之间的壁面切应力或相关值模式也会出现显著差异。相对于独立气流，与特斯拉阀装置的特征相似，仅以其几何构造为基础促进气流通往各个方向的不同流动路径。这种现象的原因尚不清楚。可能会对鼻内热和水平衡产生影响。对某些哺乳动物而言，鼻呼吸甚至会在调节体温或脑温中起到重要作用。

图 9.11 显示了左鼻腔内不同吸气相和呼气相的壁面切应力模式。吸气过程中的壁面切应力峰值集中在从峡部开始的中鼻道带，而呼气期间的壁面切应力模式在较低水平下显示出更均匀地分布。在吸气期间，图示下鼻甲的部分排除不符合其对吸入空气加温和加湿的常见归因作用。然而，有几位作者也已报道了这项特征。因此，应该尽可能地讨论和明确这一点。

数值模拟提供了一种在鼻腔内复杂几何结构的狭窄范围中生成气流数据的无创手段。实际的结果需要精确的几何结构重建、一个适当的计算表格、一致的边界条件以及充分的物理和数学建模。目前，在计算模型中纳入鼻腔壁部分的弹性特性仍然非常困难。然而，在同一测试对象中，即使在不考虑流体—结构相互作用的情况下，计算和测量的气流压力值的良好一致性仍然支持这些鼻气流计算的有效性。

流动数值模拟可对鼻呼吸进行差异分析。这个过程仍然涉及巨大的技术障碍，只有通过和工程师进行跨学科合作才能克服。但是，多组研究者的经验证明，数值模拟是一种极为有望改善鼻气道疾病的诊断和治疗的方法。实验性气流研究的一个优点是其对求美者有个性化的应用潜力。

一个特殊优点是能通过壁面切应力分析的方法提供沿鼻壁或黏膜气流作用的空间和时间定量（图9.11）。这一应用本身可为鼻呼吸生理学的科学研究创造新的动力。

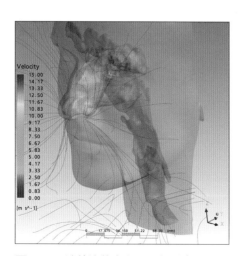

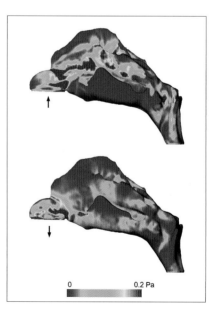

图 9.10　计算流体力学：吸气时鼻和咽喉中具有颜色编码速度的流线。图片由斯蒂芬·扎乔（Stefan Zachow）和亚历山大·施泰因曼（Alexander Steinmann）博士友情提供。软件：CFX

图 9.11　计算流体力学：吸气和呼气相（呼吸周期中的峰值流量）左侧鼻腔中的壁面切应力模式。侧鼻壁视图。图片由 列奥尼德·古贝格利茨（Leonid Goubergrits）博士友情提供。软件：Amira Fluent

参考文献

[1] Behrbohm H，Kaschke O，Nawka T. Erfassen und Bewerten von visuellen Organbefunden on der Otorhinolaryngologie[M]. Tuttlingen，Germany: Endopress, 2005.

[2] Constantian MB. The two essential elements for planning tip surgery in primary and secondary rhinoplasty: observations based on review of 100 consecutive patients[J]. Plast Reconstr Surg，2004, 114（6）:1571–1581，discussion 1582–1585.

[3] Tardy ME. Rhinoplasty，The Art and the Science，Vol. I and Vol. II[M]. Philadelphia，PA: Saunders，1997:69–81.

[4] Messerklinger W. Endoscopy of the nose [in German][J]. Monatsschr Ohrenheilkd Laryngorhinol, 1970, 104（10）:451–456.

[5] Messerklinger W. Die Rolle der lateralen Nasenwand in der Pathogenese，Diagnose und Therapie der rezidivierenden und chronischen Rhinosinusitis[J]. Laryngol Rhinol Otol（Stuttg），1987, 66（6）:293–299.

[6] Behrbohm H，Tardy ME. Essentials of Septorhinoplasty. Philosophy—Approaches—Techniques[M]. New York: Thieme, 2003.

[7] Bachmann W. Differential diagnosis in patients with nasal obstruction:rhinomanometric indications for surgery[J]. Facial Plast Surg, 1990, 7:274.

[8] Behrbohm H，Kaschke O，Nawka T. Endoskopische Diagnostik und Therapie in der HNO[M]. Jena，Germany: Gustav Fischer, 1997.

[9] Behrbohm H，Kaschke O，Nawka T. Kurzlehrbuch HNO[M]. 2rd ed. Stuttgart，Germany: Thieme, 2012.

[10] Pallanch JF. Objective measures of nasal function[M]//: Kennedy DW，Hwang PH. Rhinology. Diseases of the Nose，Sinuses and Skull Base. New York: Thieme，2012.

[11] Vogt K，Jalowayski AA. Four-phase rhinomanometry，basics and practice[J]. Rhinology, 2010: Suppl. 21.

[12] Cakmak O，Tarhan E，Coskun M，et al. Acoustic rhinometry:accuracy and ability to detect changes in passage area at different locations in the nasal cavity[J]. Ann Otol Rhinol Laryngol, 2005, 114（12）:949–957.

[13] Mlynski G，Beule A. Diagnostik der respiratorischen Funktion der Nase[J]. HNO, 2008, 56（1）:81–99.

[14] Hildebrandt T. Das Konzept der Rhinorespiratorischen Homöostase—ein neuer theoretischer Ansatz für die Diskussion physiologischer und physikalischer Zusammenhänge bei der Nasenatmung [dissertation][M]. Freiburg，Germany: Albert-Ludwig-Universität，2011.

[15] Hildebrandt T，Heppt WJ，Kertz scher U，et al. The concept of rhinorespiratory homeostasis—a new approach to nasal breathing[J]. Facial Plast Surg, 2013, 29（2）:85–92.

[16] Hildebrandt T，Goubergrits L，Heppt WJ，et al. Evaluation of the intranasal flow field through computational fluid dynamics[J]. Facial Plast Surg, 2013, 29（2）:93–98.

[17] Mlynski G. Physiologie und Pathophysiologie der Nase: In: Behrbohm H，Tardy ME，eds. Funktionell- ästhetische Chirurgie der Nase: Septorhinoplastik[M]. Stuttgart，Germany: Thieme，2004:73–84.

[18] Tan J，Han D，Wang J，et al. Numerical simulation of normal nasal cavity airflow in Chinese adult: a computational flow dynamics model[J]. Eur Arch Otorhinolaryngol, 2012, 269（3）:881–889.

[19] Fischer R. Die Physik der Atemströmung in der Nase [dissertation][J]. West Berlin，West Germany: Freie Universität, 1969.

[20] Wexler DB，Davidson TM. The nasal valve: a review of the anatomy, imaging，and physiology[J]. Am J Rhinol, 2004, 18(3):143–150.

[21] Bridger GP，Proctor DF. Maximum nasal inspiratory flow and nasal resistance[J]. Ann Otol Rhinol Laryngol，1970, 79(3):481–488.

[22] Huizing EH，De Groot JAM. Functional Reconstructive Nasal Surgery[M]. Stuttgart，Germany，Thieme, 2003.

[23] Drettner B. Physiologie und Pathphysiologie der Nase[M]// Naumann HH，Helms J，Herberhold C，et al. Oto-Rhino-Laryngologie in Klinik und Praxis. Vol 2: Nase，Nasennebenhöhlen，Gesicht，Mundhöhle und Pharynx，Kopfspeicheldrüsen. Stuttgart，Germany: Thieme, 1992:40–48.

[24] Bermüller C，Kirsche H，Rettinger G，et al. Diagnostic accuracy of peak nasal inspiratory flow and rhinomanometry in functional

rhinosurgery[J]. Laryngoscope, 2008, 118（4）:605-610.

[25] Bailie N，Hanna B，Watterson J，et al. A model of airflow in the nasal cavities: Implications for nasal air conditioning and epistaxis[J]. Am J Rhinol Allergy, 2009, 23（3）:244-249.

[26] Hahn I，Scherer PW，Mozell MM. Velocity profiles measured for airflow through a large-scale model of the human nasal cavity[J]. J Appl Physiol（1985）, 1993, 75（5）:2273-2287.

[27] Proctor DF. The upper airway[M]//Proctor DF，Anderson IB. The Nose，Upper Airway Physiology and the Atmospheric Environment. New York: Elsevier Urban & Fischer, 1982:23-43.

[28] Wen J，Inthavong K，Tian ZF，et al. Airnow patterns in both sides of a realistic human nasal cavity for laminar and turbulent conditions.16th Australasian Fluid Mechanics Conference[G]. Australia: Gold Coast, 2007.

[29] Tesla N，inventor. US patent 1，329，559[P]. February 3，1920.

[30] Schmidt-Nielsen K，Bretz WL，Taylor CR. Panting in dogs: unidirectional air flow over evaporative surfaces[J]. Science, 1970, 169（3950）:1102-1104.

[31] Schmidt-Nielsen K. Physiologie der Tiere[M]. Heidelberg，Germany:Spektrum，1999.

[32] Zachow S，Muigg P，Hildebrandt T，et al. Visual exploration of nasal airflow[J]. IEEE Trans Vis Comput Graph, 2009, 15（6）:1407-1414.

[33] Doorly DJ，Taylor DJ，Gambaruto AM，et al. Nasal architecture:form and flow[J]. Philos Trans A Math Phys Eng Sci, 2008, 366（1879）:3225-3246.

[34] Doorly DJ，Taylor DJ，Schroter RC. Mechanics of airflow in the human nasal airways[J]. Respir Physiol Neurobiol, 2008, 163（1-3）:100-110.

[35] Elad D，Naftali S，Rosenfeld M，et al. Physical stresses at the air-wall interface of the human nasal cavity during breathing[J]. J Appl Physiol（1985），2006, 100（3）:1003-1010.

[36] Hildebrandt T，Zachow S，Steinmann A，et al. Innovation in der funktionell- ästhetischen Nasenchirurgie: Rhino-CFD[J]. Face Int Mag of Orofacial Esthetics, 2007, 2:20-23.

[37] Keck T，Lindemann J. Strömungssimulation und Klimatisierung in der Nase[J]. Laryngorhinootologie, 2010, 89:1-14.

[38] Zachow S，Steinmann A，Hildebrandt T，et al. CFD simulations of nasal airflow: Towards treatment planning for functional rhinosurgery[J]. Int J CARS，2006, 1（1）:165-167.

[39] Zachow S，Steinmann A，Hildebrandt T，et al. Understanding nasal airflow via CFD simulation and visualization[J]. Proc Computer Aided Surgery, 2007:173-176.

第 10 章　鼻整形中的可替代材料

鼻整形手术过程中主要用到 3 种类型的移植材料：自体移植材料、同种异体移植材料和异体植入材料。其中自体移植材料为首选。这些材料在鼻整形手术中以不同的方式起到结构构建或塑形作用。

10.1　自体移植材料

10.1.1　鼻中隔软骨（首选）

鼻中隔软骨具有良好的稳定性和弹性。利用 Rubin 软骨挤压器，我们可以调节压力，小心挤压软骨，从而在不损伤软骨组织的情况下改进软骨的弯曲性能。软骨可在轻压下保持耐压性，并且在不磨损的情况下改变其弯曲性能（图 10.1）。一般而言，软骨性能的改变应尽可能地小。软骨则可通过单侧贯穿切入手术或经鼻内窥镜手术获取。

10.1.2　鼻翼软骨

鼻翼软骨片通常取自鼻翼外侧脚头侧，可用于填充鼻背或鼻尖。由于鼻翼软骨很薄，所以它对于浅表的整形手术是一类非常好用的材料。

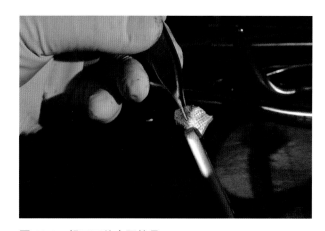

图 10.1　轻压下的中隔软骨

10.1.3　耳郭软骨（次选）

正如塔迪所言，"外耳的存在，犹如一个专为鼻子所准备的异常优异的软骨备件仓库。"耳郭软骨在鼻整形的应用方面，具有尺寸适合、弹性契合及机械性能优异的特点。而且耳郭软骨的获取也非常简单快速（图 10.2）。

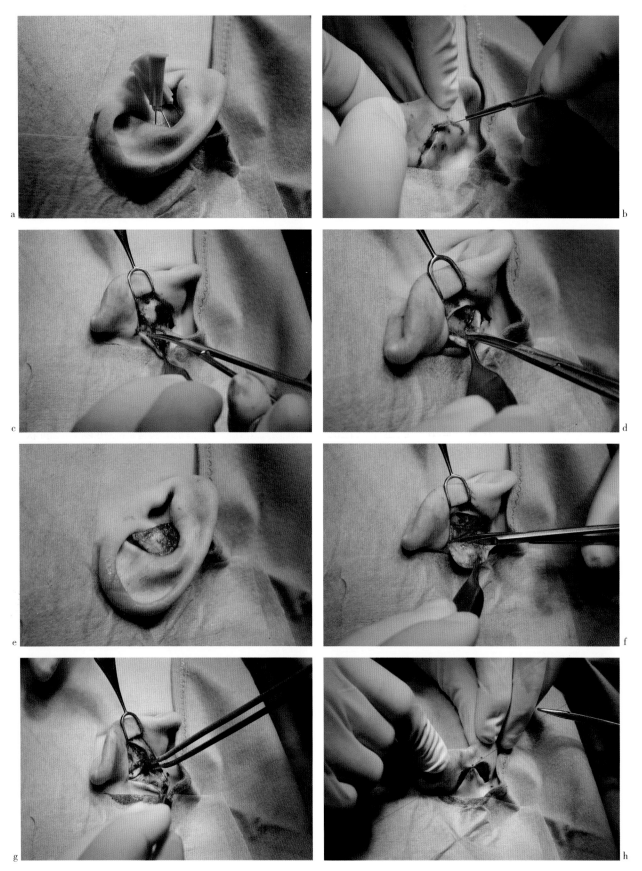

图 10.2   获取耳甲软骨的步骤：（a）在后耳郭槽下方标记切除线路。（b）沿线切入皮肤。获取耳甲软骨的步骤：（c、d）在外耳的前侧（d）和后侧（c）剖开软骨。（e）获取相对较大的软骨移植体。（f）分离软骨。（g）应小心止血，防止术后形成血肿。（h）缝合

耳甲软骨有个好处在于，它表面凹凸各异，因此可满足鼻内特定移植部位的需求。耳甲软骨可以代替中隔软骨、上外侧软骨以及鼻翼软骨。它也可以作为盾状软骨移植材料、鼻尖材料、鼻翼底部材料以及鼻小柱支撑材料（图 10.3）。在获取移植材料时，我们通常推荐留下软骨上的结缔组织，因为这样可以帮助修补鼻背部一些较大的缺陷处。用手术刀就可以很方便地切开耳甲软骨。但是，由于再小的压力都会导致耳甲软骨出现磨损，该类移植体需要在理想条件下愈合，同时应具有极强的耐吸收性。

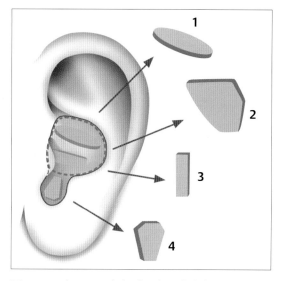

图 10.3　外耳可以为鼻科手术提供丰富的软骨植入材料。不同厚度以及曲率的软骨都有其适用性：1. 盖板移植；2. 鼻中隔移植；3. 鼻小柱支撑移植；4. 盾状或鼻尖移植

10.1.4　耳屏软骨

在耳前缘背面对准耳道，用 15 号手术刀片切开皮肤，即可取得耳屏软骨。可以沿着两片小的软骨膜瓣切开获得，这样快速简单。该软骨厚而硬。同时软骨膜手术的术后肿胀程度低于筋膜手术。

10.1.5　肋软骨

在极其缺乏结构性支持时，可以用肋软骨来稳定重塑过程。在第 6 肋骨或第 7 肋骨处切开一个 4 ~5cm 的皮肤切口就可获得肋软骨，此处一般位于女性的乳下皱襞处（图 10.4）。切开软骨膜，可以看见肋软骨就在软骨膜套中。肋软骨是"平衡"的，即只有中间部位的软骨才可以作为移植材料，这种材料的缺点之一在于，它无法和鼻背部自然兼容。举个例子，它会让鼻子看起来很僵硬，即使移植体已经完美愈合，也会让人感觉有异物感。

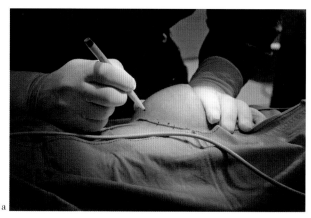

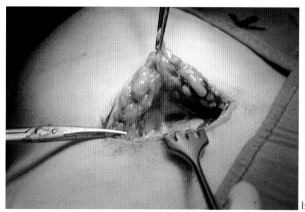

a　　　　　　　　　　　　　　　　　　　　　　　　b

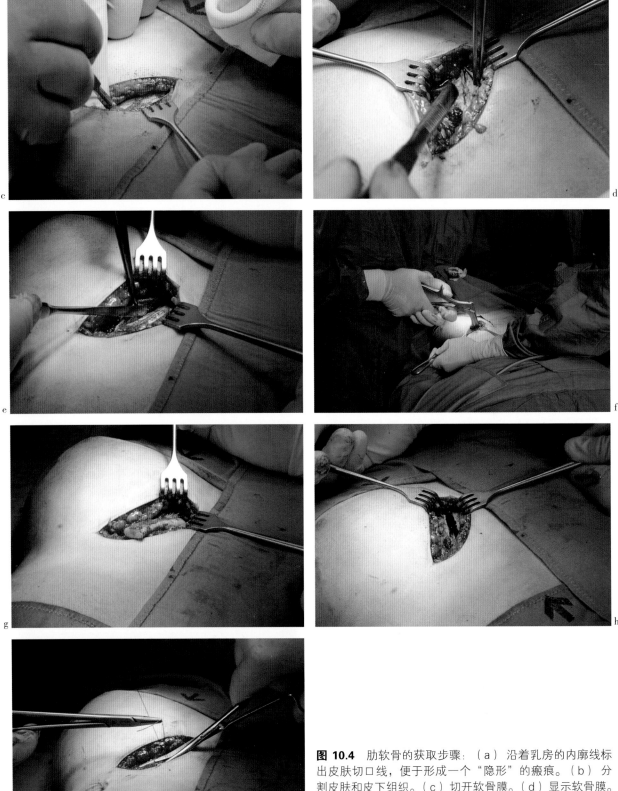

图 10.4 肋软骨的获取步骤：（a）沿着乳房的内廓线标出皮肤切口线，便于形成一个"隐形"的瘢痕。（b）分割皮肤和皮下组织。（c）切开软骨膜。（d）显示软骨膜。肋软骨的获取步骤：（e）从软骨膜套中剥离肋软骨。（f）切割部分肋骨。（g）取出肋软骨。（h、i）缝合软骨膜和伤口

10.1.6　筋膜

在有毛发的头皮处和大腿外侧处切口即可快速获得充足的自体颞筋膜或者阔筋膜。人体中最硬的筋膜便是阔筋膜。它是一个约 5 cm 宽的长条状膜，可以分别延至大转子骨和外上踝股骨（图 10.5）。在获取筋膜移植材料的手术过程中，需要考虑阔筋膜在体内的分布路线。如果已经移走了筋膜，则需缝合伤口处，避免肌肉组织形成疝。

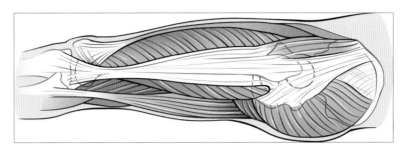

图 10.5　人体中最硬的筋膜便是阔筋膜。它可以从髂嵴外唇连至股骨踝外侧，或连至大腿外侧的髌骨支持带

10.1.7　骨骼

数十年来，鞍鼻畸形矫正最常用的组织便是骨骼。但骨骼的获取过程是非常痛苦的。骨移植术需要受植床稳固且血供良好，否则移植骨就会被再吸收。依我们的研究所见，由于目前有很多其他适合的植入材料，骨植入术已经不再适用于鼻整形手术了。

10.2　异体材料

近些年，以新型合成材料作为人体组织的替代材料的研究已取得了一些进展。但仍存在一个问题：以往并不存在"理想的"假体材料，尤其在以往的鼻整形手术中更是如此。只要条件允许，在修复手术过程中应避免使用异体材料，还是要尽可能地使用自体组织材料。由于在多个自体部位都能得到充足的自体材料，所以我们实在想不出还有什么理由需要使用异体材料。然而，异体材料作为可供选择的材料还是有一定的发展：

金和银是最先应用的植入材料（1828），其次是石蜡、象牙、软木、大理石以及丙烯酸。直到数年前，有一名曾通过雅克·约瑟夫医生治疗的整形求美者找到了我们，告知他的象牙植入物在经过数年的安全使用后还是出现了问题。这个象牙材料是约瑟夫医生从一个来自柏林的贝克斯坦钢琴生产商那里得到的，这家厂商以前一直是生产钢琴键的（有人认为这是一种音乐鼻骨植入材料）。

异体材料必须要同时满足多个苛刻的要求。它们必须要具有化学稳定性以及热稳定性，可经受高温、高压消毒，同时尺寸稳定。还需要让人体的异物反应降至最低，并且不能有细胞毒性、抗原性以及致癌性。

10.2.1　黏固剂

黏固剂类材料（如生物黏固剂、离聚黏固剂、氧化铝陶瓷、羟基磷灰石黏固剂）无法用于鼻修补手术，因为它们的脆性高。但已证明它们在骨替代领域非常有效，如前额以及眉间的骨修复（图 10.6）。

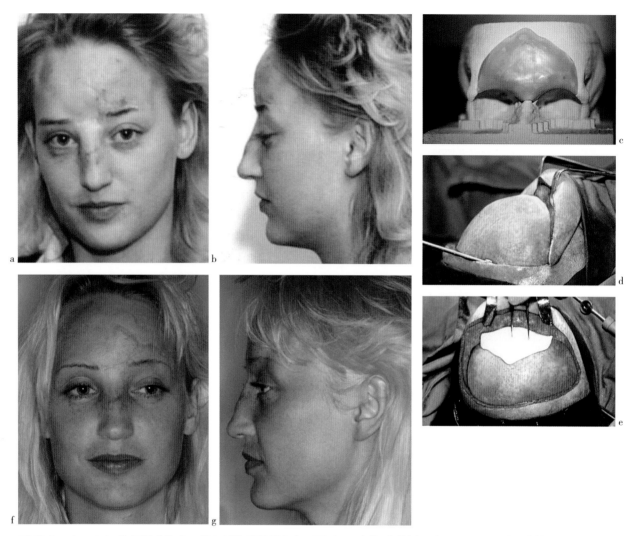

图 10.6 （a、b）某年轻求美者，伴有创伤后鼻背宽大，同时无双侧额窦外板。（c～e）通过电脑辅助设计并制备的生物陶瓷，经冠状切口植入，对求美者额叶外廓进行了修补。（f、g）某求美者因闭合开放性创伤接受额叶外廓修补和鼻中隔成形术后 10 年的状态

10.2.2　硅胶

硅胶可用于加高鼻背部，这在亚洲特别流行。但在早晚期外露过程中都存在重大隐患。这是因为在硅胶植入物的四周会形成一层纤维组织层，而该组织层与四周组织的连接并不稳固。微创术，特别是与鼻软骨相关的微创术，可能会在植入物四周引发出血、水肿或炎症反应，同时伴有感染和外露的风险。由此硅胶也并不适用于鼻软骨的相关应用。

10.2.3　PTFE（铁氟龙公司）、ePTFE（戈尔特斯公司）、多孔聚乙烯（宝利事公司）

如聚四氟乙烯（PTFE）（铁氟龙，四氟乙烯均聚物）、膨体聚四氟乙烯（ePTFE）（戈尔特斯公司），以及多孔聚乙烯（宝利事公司）的材料可作为补片植入材料，能够接受纤维组织内部生长引起的渗透，这种内部生长取决于材料的多孔性能，只要孔径大小的范围在 $100 \sim 150 \mu m$ 即可适用。

由于 PTFE 存在稳定性和组织相容性的问题，已经不适用于鼻整形手术。FDA 在 1990 年取消了四氟乙烯均聚物植入产品的注册批准。该材料极易成型。

戈尔特斯公司的 ePTFE 主要用于充填治疗，但不大适用于做结构支撑。它有优异的生物相容性，但有报道称，有 10.6% 的概率可引发感染和外露。

多孔聚乙烯（宝利事公司）是一种多孔塑料，用于替换起物理支撑作用的软骨。它可变形、裁剪并形成多孔。它的组织相容性优异。材料本身能接受组织的内部生长，所以在鼻相关手术中已逐渐开始流行。

10.2.4 "橡皮糖"和 DCF 移植

"橡皮糖"是软骨碎块混合血液和抗生素后混合于甲基纤维素中（氧化纤维素）形成的一种材料。这种移植材料即使在术后的几天乃至数周内都可压塑成型。而氧化纤维素则在约 2 周内被重新吸收。筋膜也可替换氧化纤维素。筋膜植入材料加入软骨碎块（DCF 植入材料）可用于修复鼻背部的大面积缺陷。

10.3 同种异体移植材料

10.3.1 阔筋膜和硬脑膜

阔筋膜和硬脑膜是经冻干或脱水处理后形成的可存储材料。材料在植入前重新吸水，植入后被吸收破坏，并被结缔组织取代。该过程取决于材料的大小以及受植床的性能（瘢痕形成、机械应力、供血情况）。

10.3.2 软骨

鼻中隔、外耳以及肋骨的软骨组织可以经不同方式 [如邻乙汞硫基本酸钠（硫柳汞）、Cialit 溶液、乙醇、冷冻冻干、脱水、辐照等] 进行处理保存。该材料的生物学性能和自体材料相似。软骨通过硫柳汞处理后犹如失活的组织，在体内时其边缘处可被部分吸收，也可被结缔组织所取代和包裹。

10.3.3 人工真皮

人工真皮是人体皮肤除去其中的表皮和细胞成分后，留下的蛋白质基质经冻干处理得到的可存储材料。这种材料可用于垫厚鼻背部，或者进行修饰美容。

10.3.4 纤维蛋白胶

生理性双成分纤维蛋白胶的原理是基于血凝固形成的最后一步过程。纤维蛋白原经凝血酶作用发生聚合，产生纤维蛋白。后者与生长因子 XIII 交联形成稳定的纤维蛋白凝块。该生物胶含有少量的抑肽酶，以防止纤维蛋白凝块在体内过早分解。纤维蛋白胶极易黏附于移植材料上，用于"封闭"创面并拉合切口。

参考文献

[1] Behrbohm H. Autologous grafts & allografts. In Behrbohm H，Tardy ME.Essentials of Septorhinoplasty. Approaches−Techniques−Philosophy[M]. New York: Thieme, 2003:214−217.

[2] Tardy ME. Rhinoplasty，the Art and the Science. Vol II，Cartilage Autograft Reconstruction of the Nose[M]. Philadelphia，PA: Saunders, 1997:649−723.

[3] Gassner HG. Structural grafts and suture techniques in functional and aesthetic rhinoplasty[J]. GMS Curr Top Otorhinolaryngol Head Neck Surg, 2010:9.

[4] Jovanovic S, Berghaus A. Autogenous auricular concha cartilage transplant in corrective rhinoplasty. Practical hints and critical remarks[J]. Rhinology, 1991, 29 (4) :273-279.

[5] Neumann A, Kevenhoester K. Biomaterials for craniofacial reconstruction, technology for quality of life. Implants and biomaterials in otorhinolaryngology[J].GMS Curr Top Otorhinolaryngol Head Neck Surg, 2009, 8:Doc07.

[6] Berghaus A. Implants for reconstructive surgery of the nose and ear [in German][J]. Laryngorhinootologie, 2007, 86(Suppl 1):S67-767.

[7] Berghaus A. An update on functional and aesthetic surgery of the nose and ear[J]. GMS Curr Top Otorhinolaryngol Head Neck Surg, 2007, 6:Doc07.

[8] Berghaus A. Implants for reconstructive surgery of the nose and ear[J].GMS Curr Top Otorhinolaryngol Head Neck Surg, 2007, 6:Doc06.

[9] Berghaus A, Stelter K. Alloplastic materials in rhinoplasty[J]. Curr Opin Otolaryngol Head Neck Surg, 2006, 14 (4) :270-277.

[10] Romo T Ⅲ, Sclafani AP, Sabini P. Use of porous high-density polyethylene in revision rhinoplasty and in the platyrrhine nose[J]. Aesthetic Plast Surg, 1998, 22 (3) :211-221.

[11] Daniel RK, Calvert JW. Diced cartilage grafts in rhinoplasty surgery[J]. Plast Reconstr Surg, 2004, 113 (7) :2156-2171.

[12] Gammert C, Masing H. Long term experience of using preserved cartilage in reconstructive surgery of the nose [in German][J]. Laryng Rhinol Otol (Stuttg) , 1977, 56:650-656.

[13] Hellmich S. Fehler und Gefahren bei der freien Knorpeltransplantation im Gesichtsbereich[J]. HNO, 1982, 30:140-144.

[14] Strauch B, Wallach SG. Reconstruction with irradiated homograft costal cartilage[J]. Plast Reconstr Surg, 2003, 111(7):2405-2411, discussion 2412-2413.

[15] Sclafani AP, Romo T Ⅲ, Jacono AA, et al. Evaluation of acellular dermal graft (AlloDerm) sheet for soft tissue augmentation:a 1-year follow-up of clinical observations and histological findings[J]. Arch Facial Plast Surg, 2001, 3 (2) :101-103.

[16] Winter, M. Verwendung von Alloderm in der Rhinoplastik[J]. HNO Aktuell, 2004, 12:383-388.

第 11 章　鼻移植学的原则

自体或同种异体软骨组织移植成功的主要影响因素如下：

■ 软骨组织的类型。

■ 其耐受保存的性能。

■ 移植物的面积和体积。

■ 移植物的获取方式和制备方法。

■ 受植床的生物学特性。

■ 受植床的位置（鼻部的刚性部位还是可活动部位，深层还是浅表）。

■ 手术区状况，结缔组织的类型。

■ 手术的技术手段以及术后作用于移植物的机械应力大小。

鼻部软骨移植最主要的并发症是移植物的再吸收、软骨弯曲引发的变形、感染以及外露。为尽量避免并发症，鼻整形手术的首选移植物通常是有活性的自体组织，次选同种异体组织材料。

11.1　获取移植物

若想成功移植，关键在于取得未受损伤的组织。应在软骨膜下面切开获取鼻中隔软骨；应在耳软骨膜上方处切开获取耳甲软骨。取出时应避免破坏组织。

软骨上的软骨膜无法阻止移植物的再吸收，因此可以进行剔除。但在儿童的移植手术中还需要保留移植物上的软骨膜，以提供软骨形成的功能。在取出移植物后应仔细地确认止血，防止骨膜和耳朵内形成血肿。在少数情况下，出血是术后护理的主要问题。术后耳洞内应塞满浸油膏的棉塞，以促进皮肤表层的黏附。获取的材料应置于毫米规格的刻度工作台内备用(图 11.1)。

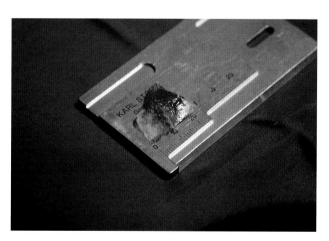

图 11.1　在刻度工作台上制备软骨移植物

先以塑料手术卡尺（Karl Storz, Tuttlingen, Germany）测量受植缺陷点的大小，再用钝性 Adson 镊子夹住移植物，用彩色标记工具精确标记其大小和形状。可以用上述器械或 Rubin 软骨压榨器械处理软骨。可以采用十字形交叉或凹面切开的方法消除张力，以防止移植物在受植部位发生变形。

11.2 受植床

受植床的质量对移植物的顺利移植至关重要，也决定着鼻整形手术的效果能否长期维持。原则上来说，为了容纳移植物，受植床应尽量大以防止后期出现移位情形。在鼻翼边缘和鼻阀部位，受植床需紧密甚至轻微小于正常尺寸，这可以帮助保持材料的张力，从而达到稳固的效果。如果植入材料置入鼻背部，则可以起到支撑作用，同时也为软骨或骨缺损部位提供组织替代功能（图11.2）。

移植物应置于软骨膜和血管丰富的SMAS层（表浅肌肉腱膜系统）之间，此处为移植物血液供应的源头。SMAS层（表浅肌肉腱膜系统）受损会引起出血，血肿则有产生移植感染的风险，也会导致严重的瘢痕形成，危及移植物的愈合。浅表移植可用于调整鼻外部轮廓，但这种方法需要对植入材料进行直接皮下植入。应根据具体情况确定是采用植入材料还是采用纤维蛋白胶进行闭合。我们一般使用可吸收的缝合材料——聚二氧六环酮（PDS），偶尔会用聚丙烯缝线（Prolene）。在鼻整形手术中，应尽量小心解剖原组织，以尽可能减少在移植物上产生瘢痕。

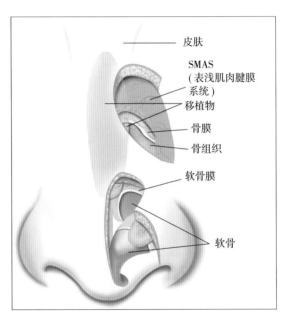

图11.2 深部与浅表鼻移植物，以及它们放置的部位与鼻部的结构和层次之间的对应关系

参考文献

[1] Adams JS. Grafts and implants in nasal and chin augmentation. A rational approach to material selection[J]. Otolaryngol Clin North Am, 1987, 20（4）:913-930.

[2] Behrbohm H，Tardy ME. Essentials of Septorhinoplasty. Approaches—Techniques—Philosophy[M]. New York: Thieme, 2003.

[3] Tardy ME. Rhinoplasty，the Art and the Science. Vol. II[M]. Philadelphia，PA:Saunders, 1997.

[4] Behrbohm H. Caliper for plastic surgery[J]. Endoworld, 2004，ORL58-2-E/12.

第 12 章　外侧截骨

1898 年，贾可约瑟夫介绍了自己采用锯子进行外侧截骨的方法。随后，在 20 世纪 20 年代，凿刀和骨刀成为外侧截骨的首选工具。随后几十年的趋势逐渐走向低到高截骨。韦伯斯特和法里奥尔介绍了一种可以防止鼻腔通气功能受阻的低到高截骨术。塔迪推出的微骨刀，可以在外侧截骨术中保护骨膜和鼻黏膜，极大程度地降低了组织创伤。现在，还可以使用电动工具进行操作。

选择性分割和重塑鼻骨形态，是鼻整形手术中关键的一步。每一次截骨都应小心计划并执行，因为截骨若有技术失误，则很难去纠正（图 12.1）。因此，骨刀的选择和技术的纯熟度会极大地影响鼻整形手术的成功。

人们常说，鼻部整形绝不应以牺牲功能为代价来换取容貌的改善。然而，截骨确实会影响鼻子的呼吸，并且可能极大地改变鼻腔瓣区域的宽度。

格伊隆证明了外侧截骨几乎总会导致鼻腔气道变窄。鼻骨的长度、截骨区移向中间的程度、下鼻甲的位置以及截骨术的类型，都是影响功能的关键要素。从这方面讲，低到低截骨相对于低到高截骨，在通气功能方面的效果要更好。

外侧截骨的主要风险是游离的鼻骨在手术后不对称、不稳定，鼻腔阀门区变窄，鼻腔外侧壁向内部移位。这些会促使外科医生尽可能多地保留骨膜，从而为移动的骨块提供支撑。而为了更好地实现这个目的，是采用连续性的鼻内微骨刀还是经皮穿刺截骨，仍有待于进一步地讨论，并且依赖于外科医生的技术熟练度。

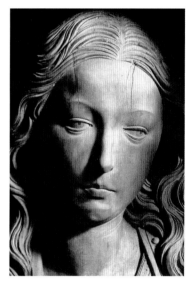

图 12.1　德国哥特式末期大师里门施奈德的《圣母升天》的细节。雕塑家的凿刀与外科医生的骨刀存在相同之处。每个操作都是不可逆的：每一步造成的都是不可逆的变化

12.1　截骨技术失误

图 12.2 ~ 图 12.5 的案例展示了截骨术后的典型问题。

12.2　修正截骨术

12.2.1　病例报告

求美者为进行鼻中隔鼻成形术 2 年后的年轻女子。我们看到，在不完全外侧截骨后，从鼻锥体移去

右侧较高处的软骨，两个截骨区块坡度陡峭，呈人字坡形（图 12.6a ～ e）。

12.2.2   手术步骤

截骨术和鼻部整形的方法应因人而异。非常重要的一点是，要考虑到鼻骨的长度、鼻骨的厚度、求美者的年龄以及鼻骨的预估脆度。综合考虑这些因素，外科医生就能够为截骨术选择最适用的骨刀。

原则上，可以使用凿刀或骨刀来切割骨头。凿刀只有一侧是斜面，并且朝向斜面一侧会有偏离。骨刀两侧均是斜面。若两侧斜面相同，则骨刀切线会倾向于直线。

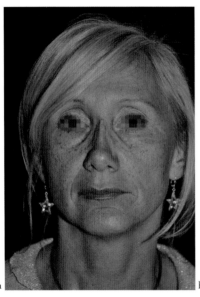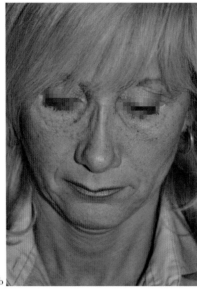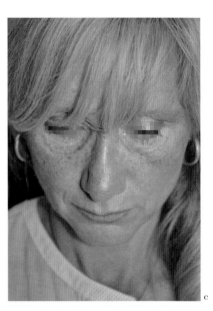

图 12.2　（a）鼻整形手术 10 年后的求美者，正面照显示该求美者几乎完全失去鼻锥骨。（b）从上方观察求美者的鼻背。（c）使用耳甲软骨和结缔组织再造鼻椎骨后 1 年的状况

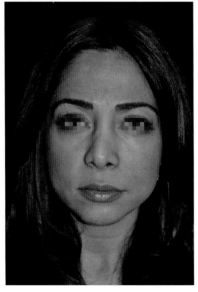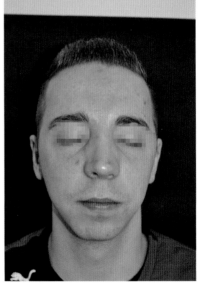

图 12.3　鼻整形手术数年后的年轻女子。右侧鼻椎骨高度上的凹槽是由于截骨不完整的侧面区块引起的。开放式屋顶呈现倒 V 形畸形

图 12.4　年轻男子，鼻整形手术中截骨线过高。这种情况下，进行低低截骨术会有所改善

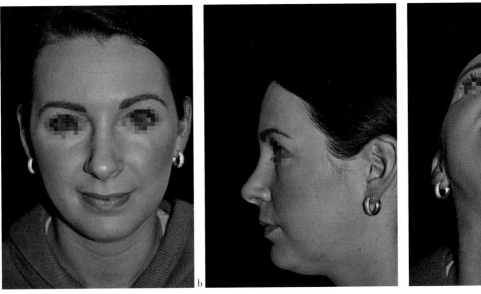
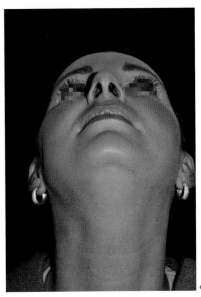

图 12.5　（a～c）进行鼻整形手术 2 年后的年轻女子。截骨术术后右侧鼻锥体仍然肿胀。问题是，新组织形成过程中经常伴随持续的骨膜反应且骨膜反应难以完全得到解决。医生的选择是有限的：包括外部胶带固定、注射少量 10% 的曲安西龙或者进行修正截骨术

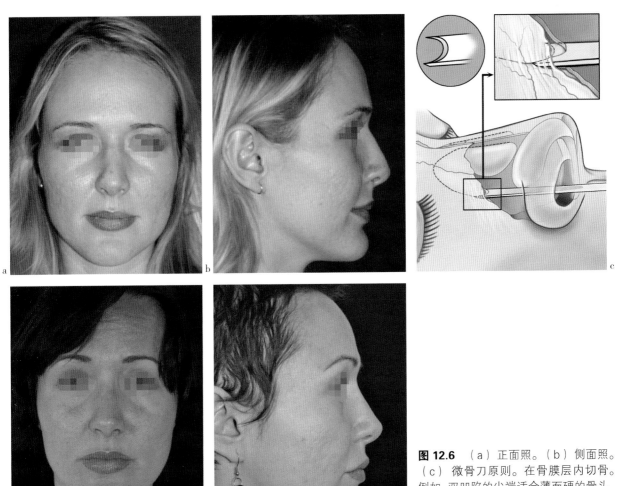

图 12.6　（a）正面照。（b）侧面照。（c）微骨刀原则。在骨膜层内切骨。例如，双凹陷的尖端适合薄而硬的骨头，因为它会使骨刀在鼻骨边缘着力牢靠，从而实现精准切割。（d）正面照。（e）侧面照

骨刀的斜面角度应确保骨刀在骨头内产生最佳切割，而不会刮住或切碎骨头。

同等斜面使骨刀能够进行直线切割。通过可变更或微调两个切刃的长度，可以在骨刀刀片中设计一种可变的"曲线轨迹"。

我们是从速滑中借用了这个概念。速滑冰鞋的刀片不是直的，而是有一定的曲率半径。例如相对于花样滑冰鞋，速滑冰鞋的刀片拥有不同的曲率。在定向斜面骨刀的制作中，我们采取并改良了这个概念（图 12.7、图 12.8）。

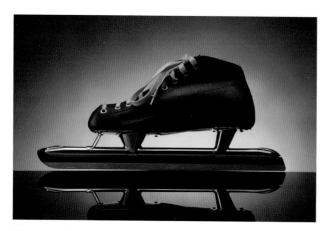

图 12.7 速滑冰鞋的刀片。刀片的磨制有一定的曲率半径

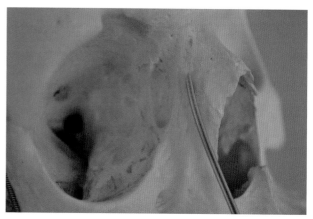

图 12.8 定向斜面骨刀的制作原则，拥有两个不同的斜面和一个曲柄

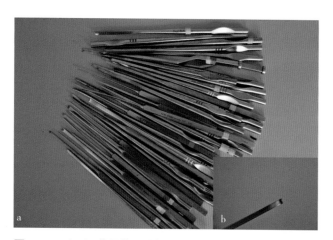

图 12.9 （a）截骨棒。我们制造了形状、斜面、硬度、钢合金构成各不相同的大量骨刀，直到发现最佳性能的骨刀。（b）在模型上测试（插入）后的弯曲切刃

我们位于柏林的任务小组，多年来与卡尔·史托斯（Karl Storz）内镜公司合作，以开发出更好的创新性骨刀。追求理想的骨刀是让人着迷的挑战（图 12.9 a、b），进行平滑、无创伤的截骨操作才能取得理想的手术效果。大多鼻整形手术后的"补救手术"和鼻整形手术的痕迹，都是由于鼻骨或鼻背的不规则性、不对称性以及缺陷畸形。

不应"撬出"移动不完全的区块，否则会撕碎骨膜，导致长时间肿胀以及鼻锥体上的瘀斑。骨膜和软组织反应越强烈，越可能结疤并造成持续硬化或结痂，因此应尽可能准确地确定并移动指定的区块。

骨刀的切割效果取决于钢的构造和硬度。钢材应坚硬但不易碎，能够"有弹性地"滑过骨头——这种感觉难以用图片去表示。易碎的钢材刀刃会产生缺口或凹痕。钢材的硬度取决于合金的材料构成，可以使用洛氏硬度值来进行衡量。合金炼制过程和具体的生产步骤是"造梦的素材"，就像可口可乐的配方一样，是绝密的资料。

12.3　截骨术的类型

12.3.1　低低截骨术

低低截骨术，是使用 2mm 的骨刀以邮票法从内眦开始经由皮肤切出垂直线。接下来，在尾部进行切

割，从梨状孔的鼻突一直切到内眦的高度（图 12.10）。

12.3.2 低高截骨术

低高截骨术，从梨状孔的上颌骨鼻突开始，以正切角度切到鼻额缝，部分切入鼻骨。该切割形成骨桥，随后通过拇指压力如旁弯骨折一般使其发生不完全性骨折。

12.3.3 高低高截骨术

高低高截骨术的切割线从梨状孔起向上弯曲。这样做的目的是减少下鼻甲、下侧区块和软组织移向中间所导致的功能性后遗症。

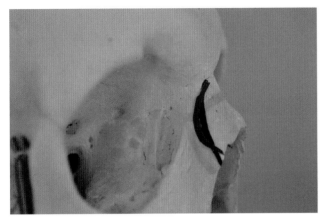

图 12.10 黑色，高低截骨术。红色，高低高截骨术。黄色，低低截骨术

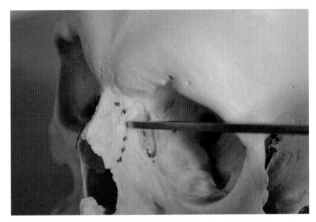

图 12.11 左侧邮票法截骨术。医生必须以非常平的位置把持骨刀。同时，也可能实现经由皮肤的连续法截骨术

12.3.4 连续法和邮票法截骨术

当今，大多数的经鼻截骨术是以连续的直线或曲线来完成切割的。理想的工具是 3 ~ 4 mm 宽的微骨刀。但是微骨刀应该在内外骨膜层间形成完美切割线，而不损伤到内外骨膜层。在截骨过程中骨刀的感知是不明显的。医生在截骨术中应形成"第七感"，因为这个过程他无法看到或感到刀刃（图 12.11）。

12.3.5 船首式骨刀

为弥补骨刀位置不可控的问题，同时防止骨刀对骨膜层造成损伤，我们在刀刃上添加了突起，这样医生就可以通过感知来确定刀刃的位置。这个突起的形状好像船的"球鼻船首"，"球鼻船首"能够使水流到球体的上方，从而优化船体的水流。骨头和骨膜间也会发生类似的效果，因为球状物能够抬升骨膜并防止其受到损伤。"球鼻船首"可在完好无损的骨膜下滑动（图 12.12a、b）。

12.3.6 双击法

双击法用于进行经鼻截骨术。它需要医生与助理间有熟练的团队协作。第 1 次操作是试验性的，助理轻敲骨刀的头部，以测试骨头的阻力和硬度。第 2 次操作是有效操作，以审慎的力度将骨刀切入骨头。医生确定骨刀的方向，同时使用自己的手指保护眼部（图 12.13a、b）。

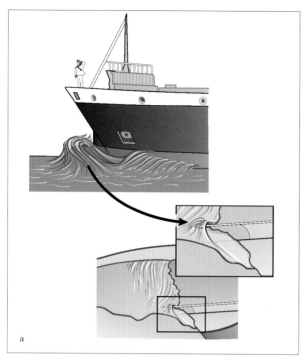

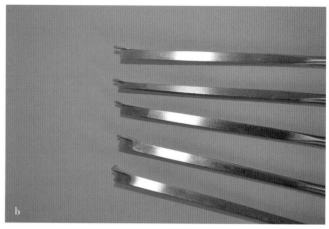

12.12 （a）带"球鼻船首"的船首式骨刀原理。（b）各种"球鼻船首"骨刀

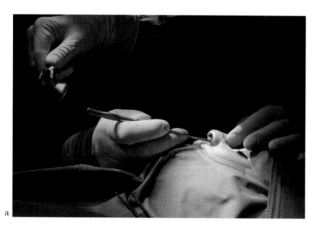

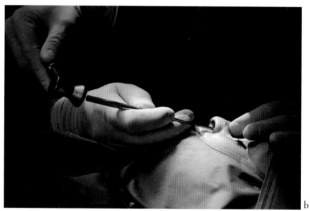

图 12.13 （a、b）双击截骨法，第 1 次敲击是测试，可以了解需要使用多大的力度将骨刀切入骨头。随后，使用审慎的力度进行第 2 次敲击，做出决定性的切割

12.3.7　使用邮票法的经皮截骨术

经皮截骨术是以从外向内的方向进行操作的。骨刀应尽可能靠近面部平面，在几乎水平的位置进行操作。在尖端穿透皮肤后，用骨刀精准地推开细小的血管。通过每侧的两次穿透，可以完成 3~4 次截骨。这样做的目的是完全移动确定的区块。立即用冰水冷却该区域会极大程度地减少肿胀和瘀斑。

伯恩等描述了一种由内至外的外侧截骨术，这种方法需要将区块移向中间制造击出性骨折。这种截骨术是通过使用邮票法穿透鼻内黏膜来实现的，极大程度地保留了外部骨膜（图 12.14）。

12.4　$E = mc^2$

质量会影响传输到骨刀刀刃的动力。因此，卡尔·史托斯公司也提供了各种质量的骨刀槌（有或无减震器）。多年来，我们测试了各种骨刀槌和骨刀的重量及体积，并计划在不久的未来提供一种"最佳尺寸"的骨刀以供医师们使用（图 12.15a、b）。

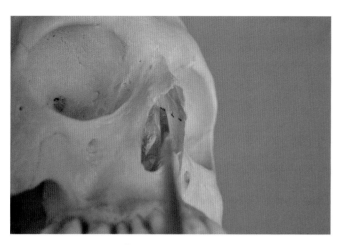

图 12.14　由内至外和邮票法截骨术

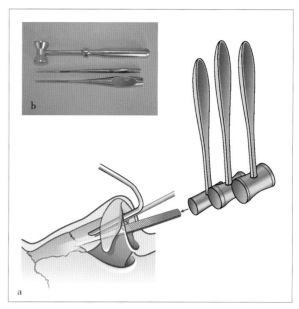

图 12.15　（a）各种质量的骨刀槌（有或无减震器）。
（b）各种质量和体积的骨刀

12.5　抓持和操作

微骨刀在纤薄和坚硬的骨头上非常容易打滑。可使用双凹陷尖端的骨刀，这种骨刀的尖端设计使骨刀能够牢固地抓持住坚硬骨头的边缘，能够实现稳固、不打滑地切割（图 12.16）。

图 12.17 中的简化图展示了外侧截骨术的基本变体。方法是靠近中央的间接截骨术，从旁边以大约 30° 角进行切割，同时进行一次侧向弯曲的截骨。两次截骨的切割几乎在同一点交叉。切割后形成大约 1mm 的残留骨桥，这有助于将区块固定在一个点。

12.6　创新和基本要素

锋利的骨刀是精准切割的基本。每个手术台都应配备一个小型阿肯色磨石，用于磨砺和修整骨刀。刀刃应平放在石头上以保持斜面的角度，然后以适当的力度向后移动，将刀刃磨得锋利。这样做的目的是磨去每次切割时形成的芒刺（图 12.17a、b，图 12.18）。

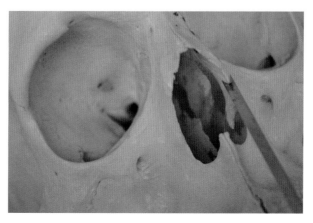

图 12.16　双凹陷尖端骨刀能够牢固抓持纤薄坚硬的骨头

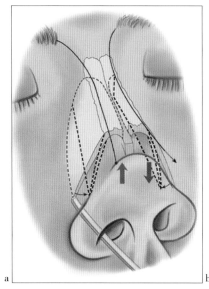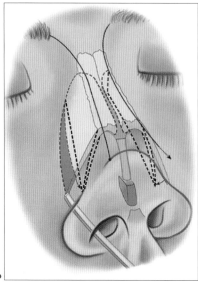

图 12.17 （a）靠近中央的间接截骨术以及侧向弯曲截骨术。在击出性骨折法中，区块被移动到侧面。在这种情况下，使用定向型的斜面骨刀（斜面不对称）进行居中向上的曲线切割。在不完全性骨折法中，区块被移动到中间。可结合使用不完全性骨折法和击出性骨折法。绿箭头，上推截骨；蓝箭头，下放截骨。（b）截骨术切割得越精确，多次截骨或楔形切除的效果就越好，显现这些手术可以矫正鼻骨/软骨歪斜的求美者的非对称鼻锥体

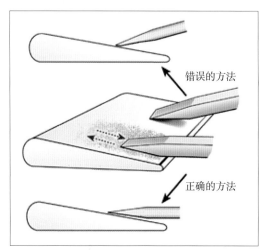

错误的方法

正确的方法

图 12.18　人工磨砺骨刀

参考文献

[1] Webster RC，Davidson TM，Smith RC. Curved lateral osteotomy for airway protection in rhinoplasty[J]. Arch Otolaryngol, 1977, 103（8）:454-458.

[2] Farrior RT. The osteotomy in rhinoplasty[J]. Laryngoscope, 1978, 88（9 Pt 1）:1449-1459.

[3] Tardy ME，Denney JC. Micro-osteotomies in rhinoplasty[J]. Facial Plast Surg, 1984, 3:137-145.

[4] Guyuron B. Nasal osteotomy and airway changes[J]. Plast Reconstr Surg, 1998, 102（3）:856-860, discussion 861-863.

[5] Byrne PJ，Walsh WE，Hilger PA, et al. The use of "inside-out" lateral osteotomies to improve outcome in rhinoplasty[J]. Arch Facial Plast Surg, 2003, 5（3）:251-255.

[6] Murakami CS，Larrabee WF. Comparison of osteotomy techniques in the treatment of nasal fractures[J]. Facial Plast Surg, 1992, 8（4）:209-219.

[7] Behrbohm H. Essentials of Septorhinoplasty，Philosophy-Approaches-Techniques[M]. Stuttgart，Germany: Thieme, 2003.

[8] Behrbohm H. Aesthetic and Reconstructive Facial Plastic Surgery Selected Aspects and Novel Instruments[M]. Tuttlingen，Germany: Endo-press, 2005.

[9] Behrbohm H. Ästhetische-funktionelle Rhinoplastik: Laterale Osteotomie—ein Update，Face[J]. inderdisziplinäres Magazin für Ästhetik, 2014, 3/2004，9:26-30.

[10] Diamond HP. Rhinoplasty technique[J]. Surg Clin North Am, 1971, 51（2）:317-331.

延展阅读

Joseph J. Nasenplastik und sonstige Gesichtsplastik nebst einem Anhang über Mammaplastik und weitere Operationen auf dem Gebiet der äusseren Körperplastik[M]. Leipzig，Germany: Kabitzsch, 1931.

第13章　二次鼻尖手术中的缝合和结构移植

鼻尖的整形是鼻整形手术中要求最高的手术。文献中描述过大量的技巧和方法。而且，对各种方法和移植使用的名称也不统一。这已经表明，在大多情况下，统一的方法不一定能成功。相反，有经验的鼻整形医生始终都应能够使用各种方法，这样就可以通过详细分析个体解剖结构来确定最佳的治疗方法。除了整体的整形美学分析外，鼻尖解剖结构的功能性同样重要。

如果鼻尖支撑结构因之前的手术而有所削弱，加上手术后有瘢痕增生，除了产生功能性问题之外，还可能会导致鼻尖的医源性缺陷畸形。

13.1　分析

手术成功的第一个必要条件是分析问题：

■ 背侧美容线条的对称性。

■ 鼻子的凸起或凹陷。

■ 鼻唇和鼻额的角度。

■ 鼻尖宽度。

■ 鼻下侧软骨的形状和特性。鼻下侧软骨纤薄柔软，则无法承受重大的结构损伤。这样的软骨极易失去稳定性。在这种情况下，只有进行额外的移植、使用额外的支撑和采取适当的缝合方法，才能够达到稳定的长期效果。

■ 鼻子相对于面部的比例，鼻长度与面部的比例关系。

■ 下巴、额头突度相对于鼻尖的突度（侧面观）。

■ 面部的不对称性（在规划鼻部轴线时应予以考虑）。

■ 鼻小柱的长度和宽度。

■ 评估鼻中隔降肌。

■ 皮肤的特性和厚度。

■ 鼻中隔。如果未发现鼻中隔的偏离或扭曲，则会影响鼻尖的整体效果，并可能导致功能性问题。同时要注意鼻中隔的长度，因为这可能会影响鼻尖旋转和小柱的构造。

■ 鼻前棘的大小和位置。

■ 对鼻底的评估（包括鼻孔的形状）。

■ 任何内外鼻腔瓣的功能紊乱都必须在手术前得以诊断。

13.2　方法

在二次鼻整形手术中，最好使用开放式方法对鼻尖进行整形，因为这可更直观地观察鼻尖的软骨构架。这对在精确评估之前手术之后的软骨状态是必须的。

若鼻尖不对称，特别是在之前的封闭式鼻整形手术后，我们经常发现，两侧软骨的作用力不对称（医源性不对称）。某些情况下，我们还发现鼻翼软骨或鼻下侧尾部软骨被削除过度或完全切除。其次，鼻翼软骨存在先天畸形，尤其是在内侧和中间部分，之前的手术没有发现，因此也没有纠正这种畸形（残留不对称）。

通过外入路手术，也能清楚地呈现之前移植物的构造。在开放式方法中，建议使用倒 V 字形切口。当切线在小柱的最狭窄部分时，会留下不明显的瘢痕。然而，在二次鼻整形手术中，之前已有的瘢痕可能并未处在最佳位置。大多数情况下，我们选择旧瘢痕做切口来避免造成不同层次的切割损伤及影响小柱的血液供应。并且，我们也可以借机进行瘢痕修复（图 13.1）。

经历之前的手术后，鼻尖经常会出现大量瘢痕，所以再次手术必须避免损伤皮肤或脆弱的软骨结构。瘢痕增生的另一个缺点是，它会加剧手术剥离时的弥散性出血。

13.3　穹隆内缝合、穹隆间缝合、跨穹隆缝合

穹隆内缝合能够精确地使单个穹隆变窄（图 13.2）。穹隆间缝合可使穹隆大致相隔理想的距离（图 13.3）。有时，之前的手术可能并未充分纠正鼻尖凸起不足的情况。为了加固凸起，可以通过跨穹隆缝合来重新定义和缝合穹隆。跨穹隆缝合可同时使穹隆变窄并使其靠得更近（图 13.4）。因此，可避免矫枉过正。否则，由于减少了小柱和鼻孔间的角度，会造成功能受限。即使缝合的位置合理，也会在侧软骨中造成一定程度的缩紧。这种情况下，可以使用铺板移植、下铺板移植或外侧脚支撑移植等纤薄的软骨移植物来加固外侧鼻翼软骨。

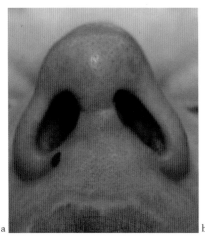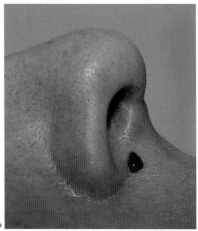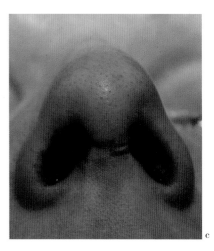

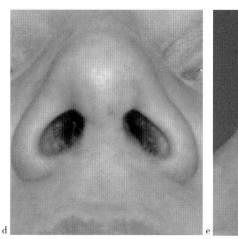
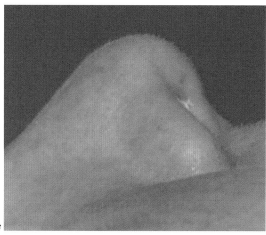

图 13.1　（a）之前的瘢痕水平方向不够完美。（b）产生的瘢痕挛缩在侧面图中最明显。（c）阶梯式切割移去旧的瘢痕组织，使瘢痕随时间修复。（d、e）在二次鼻整形手术和修正旧挛缩的 9 个月后，瘢痕不明显

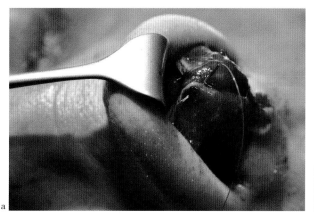
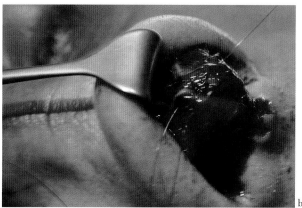

图 13.2　（a、b）如何进行穹隆内缝合

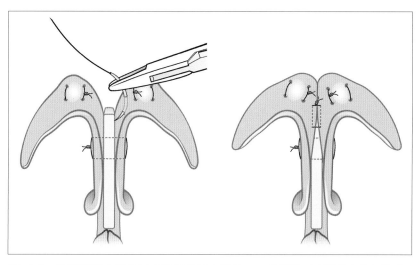

图 13.3　穹隆间缝合是位于穹隆间的垂直缝线，目的是达到理想的穹隆间距离

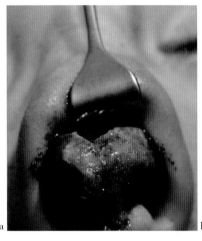
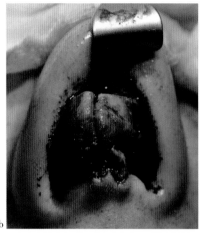
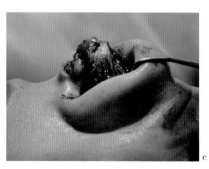

图 13.4 （a）之前手术后穹隆间的距离仍然很宽。同时还有鼻下侧软骨的头部切除不对称。（b）在调整鼻下侧软骨后，可以进行穹隆内缝合和跨穹隆缝合，使穹隆距离更近并改善鼻尖形状。（c）由于左边外侧脚过长，鼻尖仍然向右偏离，所以在左侧使用侧滑法来恢复对称性

13.4　穹隆平衡缝合

穹隆平衡缝合穿过穹隆头部部分，使穹隆靠得更近（图 13.5）。这种缝合能确保鼻尖平衡，使得穹隆头侧部分低于鼻尖表现点。

13.5　跨越缝合

可以使用 5-0 材料在外侧脚进行跨越缝合来有效纠正外侧凸面或鼻翼软骨的"外张"（图 13.6）。

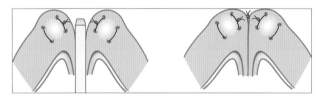

图 13.5 穹隆平衡缝合使两个凸面鼻顶部分的头部边缘部分靠近，从而达到鼻尖对称

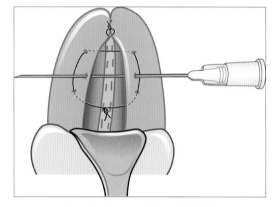

图 13.6 鼻翼软骨外张，可以使用跨越缝合加以控制，这种缝合是通过穿过鼻中隔背侧边缘软骨的鼻尖悬吊缝合来加固的。这种缝合使用的是 5.0 非吸收缝线

13.6　悬吊缝合

可以在背侧鼻中隔的边缘悬吊一针缝线来防止重塑的鼻尖下垂。这种方法可以防止鼻尖下垂。通过鼻尖悬吊缝合可以优化并固定好鼻尖的角度和位置。另一种改良式修正是使用向前的吊索进行悬吊缝合，一次缩短鼻子。缝针的穿插借助套管，从而使缝线可以到达内侧脚前端并固定在一起（图 13.7）。

13.7　水平褥式缝合法（格鲁伯）

根据缝合位置的方向，外侧脚中的非吸收褥式缝合能够平衡凹面和凸面的球状畸形。在缺陷区，小心分开软骨下面的前庭皮肤。纠正球形鼻翼软骨，将第 1 针以垂直于鼻翼软骨长度的方向缝入，然后第 2 针与第 1 针垂直，且相隔 6~8 mm。在外侧脚的后部打结。通过在外侧脚的下面同样使用褥式缝合，可以纠正凹面。在格鲁伯描述的纠正手术中（同时也可对凹面缺陷进行修正），使用钳子将软骨置于理想形状，并小心地控制线结的力量，在外侧脚的后部打结（图 13.8）。

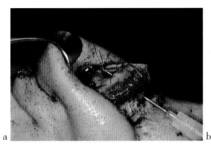 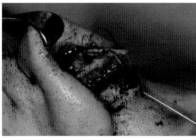 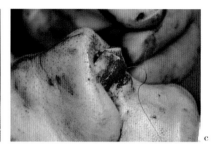

图 13.7　使用向前的吊索进行鼻尖悬吊缝合。（a、b）将缝合末端的套针移到内侧脚前端。（c）系住末端以缩短鼻子长度

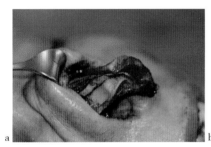 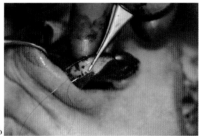 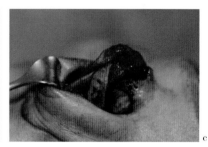

图 13.8　（a）外侧脚的凹面缺陷。（b、c）软骨底面小心抬高前庭皮肤，使用修正的水平褥式缝合法纠正凹面缺陷，同时用镊子将骨固定为理想的形状和张力

13.8　外侧脚逆转法，上下翻转法

鼻下侧软骨的凹面不仅会影响美观，还可能使凹面底部进入前庭而引起鼻子的功能性问题。从软骨分离前庭皮肤后，鼻下侧软骨的缺陷部分就被移去，并且旋转了 180°。然后将它缝回原来的位置（图 13.9）。阿里沙建议在外侧脚边缘保留薄薄的软骨条，这样在反转操作后，外侧脚固定会更容易和牢固。

13.9　外侧脚上叠法

外侧脚上叠法同样可纠正鼻下侧软骨的凹面缺陷。外侧脚的头部边缘与前庭皮肤分离（图 13.10a），切开但不切除外侧脚头部（图 13.10b）。然后，将外侧脚头部切开的部分边缘上叠至外侧脚的剩余部分（图 13.10c），使用细小的缝线固定边缘。此时之前凹进去的软骨就是凸面了，并且功能稳定。

13.10　外侧脚下叠法

外侧脚下叠法可纠正外侧脚凹面缺陷。首先，从软骨上提起前庭皮肤。然后切开外侧脚头部，使切开的头部仍与下软骨膜连接，并从外侧脚剩余部分的下方穿过。使用细小的缝线固定位置（图 13.11）。也可以向内折叠，即保留下方前庭皮肤，简单切开外侧脚的头部边缘并向下折叠，然后使用跨越缝合进行加固。然而由于尾部折叠，求美者可能会反映鼻子内部有异常感觉，尤其是软骨宽度和厚度过量时。

13.11　修剪头部

切除适当的鼻下侧软骨头部，在缩小鼻尖区域宽度的同时也能产生一定的头部鼻尖角度。切除方向不应与整个软骨长轴平行，鼻外侧 1/3 应该比中部 1/3 更宽（图 13.12）。软骨应至少为 4～5 mm 宽，如此才能保持尾部软骨构架的功能稳定。从外侧 1/3 修剪过多的软骨，可能会导致鼻腔缩紧，由于鼻腔导气管缩窄也就导致鼻下侧软骨坍塌。随着时间的推移这种情况会加重。

通过开放式方法，可以精确分析鼻子并进行修正。修剪鼻下侧软骨的非对称性头部，方法是从过宽的外侧脚切除多余的软骨，或者使用铺板移植物再造切除多余的软骨。

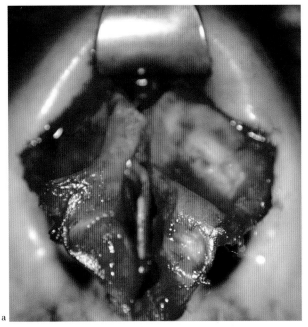

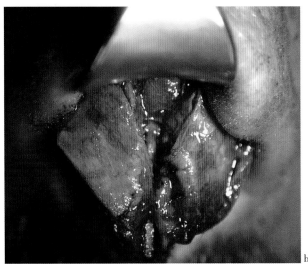

图 13.9　（a）外侧脚存在凹面缺陷。（b）将前庭皮肤从软骨上分离，鼻下侧软骨的缺陷凹面部分被移除并旋转 180°

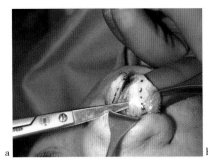
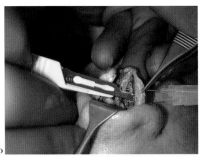
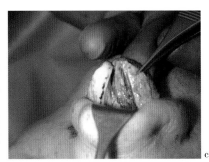

图 13.10　（a）将外侧脚的头部部分与底部前庭皮肤分离。（b）仅在软骨的下侧部分切开外侧脚的头部边缘。（c）头部部分上叠覆盖剩余的外侧脚，并使用细小的非吸收缝线进行缝合固定

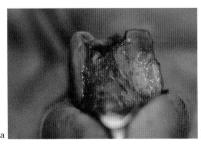
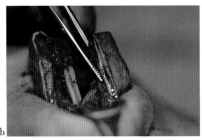
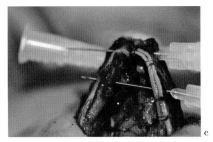

图 13.11　（a）右侧软骨显示出凹面缺陷。（b）当底层前庭皮肤与软骨分离后，标记并切开头部部分。该部分仍在下软骨膜上，并通过残余外侧脚的底端。（c）用细小的非吸收缝线进行缝合固定

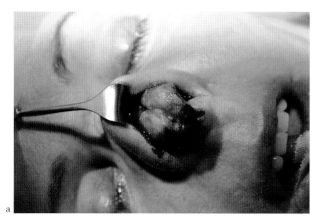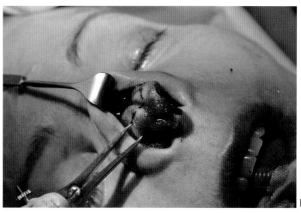

图 13.12　（a）鼻下侧软骨和鼻尖区域非常宽。（b）少量切除鼻下侧软骨的头部边缘，从而缩窄鼻尖区域

13.12　穹隆分割法

　　穹隆分割法最适合皮肤较厚的求美者。戈德曼首先介绍了穹隆分割法的概念，并将之作为一种鼻尖修正法应用于临床。穹隆分割会影响到鼻尖的突起和结构。最初，这种方法既要切割软骨也要切割穹隆上的前庭皮肤，但现在已不需如此。

　　尽管戈德曼展示的方法是从小叶穹隆的角度进行的垂直软骨分离切割法，但在当时"垂直穹隆分离法"却未被使用，直到 20 世纪 80 年代才出现在文献中。

　　通过垂直切割可以分离穹隆，通过缝合可以重新拉近软骨边缘的距离，因此使鼻尖突起（图13.13）。切除垂直软骨条会导致突起塌陷。然而医生无法预测鼻尖塌陷和反旋程度。因此，我们建议该

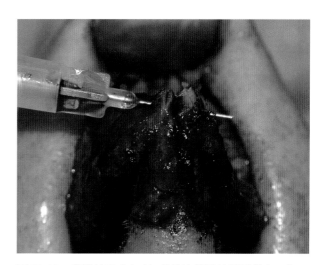

图 13.13　穹隆被垂直切割，软骨边缘用针暂时并在一起。然后边缘被缝合在一起，从而提高鼻尖突起

方法仅适用于非常厚的脂溢性皮肤中，并且仅在需要更高的鼻尖突起时使用。对皮肤较薄的求美者进行穹隆分割法可能会形成挺拔、狭窄的鼻尖，并可能导致鼻翼侧壁坍塌。

13.13　滑动法

　　熟悉"三脚架"的概念，对于完全理解鼻尖修正的原则是非常关键的。艾迪生在 20 世纪 60 年代引入了三脚架这个鼻尖手术概念。三脚架的前腿是由内侧脚和小柱构成，后腿是由外侧脚构成。更改三脚架的一个或多个腿会变动鼻尖的位置。缩短前腿会降低鼻尖突起和旋转，而缩短后腿会增加或支撑头部旋转并降低突起。根据三脚架理论，缩短内侧脚会导致突起降低以及轻微的尾部旋转。缩短鼻下侧软骨会引起突起降低和头侧旋转。

13.13.1　外侧滑动

　　在穹隆上做标记点，在距离第 1 个标记点 10 mm 的位置做第 2 个标记点（图 13.14a）。第 3 个标记点的位置取决于所需的滑动程度。从外侧脚切开前庭皮肤后，在第 2 个标记点处进行切割，软骨被下移到第 3 个标记点。暂时用小针固定前后部重合的边缘，并使用 6–0 非吸收尼龙线进行缝合（图 13.14b）。可

以通过添加小柱支撑来支持三脚架的前腿。外侧滑动可使头部旋转和降低鼻尖突起。通过传动滑动的轴线而不是使边缘平行，可以避免头部旋转。修剪多余的软骨（图 13.14c）。

由于外侧滑动可导致穹隆变宽，所以必须重新配置鼻尖。使用跨穹隆缝合可缩窄穹隆。跨越缝合会控制鼻下侧软骨的外张。

13.13.2 内侧滑动

重新标记穹隆，在距离第 1 个标记 5 ~ 6 mm 的地方做第 2 个标记点，此处也是切割软骨的位置。第 3 个标记点的位置取决于所需的滑动程度（图 13.15a）。剩下的步骤类似于外侧滑动法（图 13.15b）。内侧滑动会降低鼻尖突起并导致尾部内侧和中间脚部交合处轻微变形。从颅侧更改穹隆复合体的轴线，可以避免尾部旋转，从而不会使软骨彼此平行。应该切除软骨尾部边缘多余软骨。

在减少软骨构架后，有必要在小柱切口处切除过量的皮肤来调整皮肤的覆盖情况。

滑动法能够精确地缩小鼻尖的突起并产生长期稳定的效果。外侧滑动法能够缩短外侧脚的长度，而内侧滑动法则可以缩短内侧脚。也可以结合使用两种方法。滑动法不涉及移除软骨。在分开外侧脚或内侧脚后，使用 6-0 非吸收缝线交叉缝合并固定软骨边缘，从而提高鼻翼软骨构架的稳定性。

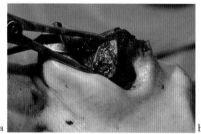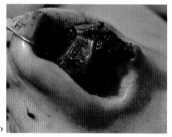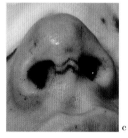

图 13.14 （a）在修剪鼻下侧软骨头部后，标记穹隆，在距离第 1 个标记点 10 mm 处做第 2 个标记点。第 3 个标记点的位置取决于所需要的滑动程度。（b）从外侧脚切开前庭皮肤后，在第 2 个标记点处进行切割，软骨被下移到第 3 个标记点。使用非吸收缝线进行缝合固定。（c）在减少软骨构架后仍保留皮肤覆盖。标记过量的皮肤并进行切除

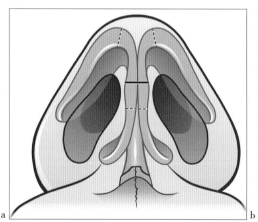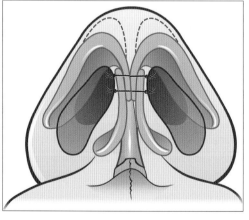

图 13.15 （a）已经标记穹隆（虚线），在距离第 1 个标记点 5 ~ 6 mm 的地方做第 2 个标记点，此处是切割软骨的位置（实线）。第 3 个标记点（虚线）的位置取决于所需的滑动程度。（b）从外侧脚切开前庭皮肤后，在第 2 个标记点处进行切割，软骨被下移到第 3 个标记点处。暂时用小针固定所需要的位置，最终用 6-0 非吸收尼龙缝线缝合固定

可以使用单侧滑动操作来调整穹隆高度不均的情况（图 13.4）。除了过度突起之外，外侧脚还存在凹面缺陷，通过重叠并稳定软骨就可以同时修正这两种情况。

13.14　外侧脚窃取法

当因穹隆过低导致鼻尖突起不足时，可以使用外侧脚窃取法进行纠正。外侧脚窃取法可以改善鼻尖突起和旋转，同时维持软骨结构的连续性（图 13.16）。它同时也能够改善扁塌鼻底的轮廓，并使鼻孔从水平的形状变成更自然的垂直方向。小心地从穹隆区域的软骨底面分开前庭皮肤，将外侧脚向头部缝合到原来的穹隆位置。然后使用穹隆间缝合或跨穹隆缝合来稳定重新修正的穹隆。分开前庭皮肤可防止发生永久性缩回。外侧脚窃取法能够缩短鼻下侧软骨，从而使鼻尖头部旋转。为了防止头部旋转，基德尔等人建议从梨状孔至前庭皮肤分开整个外侧脚，然后将外侧脚移到前部，使突起增高。建议使用小柱支撑，来加固鼻尖的支撑机制。对于鼻部皮肤较薄的求美者来说，这种方法并不具有优势，因为可以透过皮肤看到转移的软骨边缘。

13.15　榫卯接合法

对于有足够长鼻中隔的求美者，鼻中隔的前部边缘可以放置在内侧脚之间，并使用细缝线将两个结构彼此固定。榫卯接合法可以有效地防止手术后鼻尖突起降低。它不仅可以有效地控制鼻子的长度和鼻尖突起（下推法或上推法），而且可以调整内侧脚固定到隔膜的轴线，从而修正鼻尖的旋转（图 13.17）。头部旋转可以辅助缩短鼻子的长度。向头部移动内侧软骨，会稍加大鼻尖的旋转度。由于尾部隔膜过长而产生悬挂小柱的求美者，以及上唇稍短的求美者也适合采用这种方法，这是因为将内侧脚固定到尾部鼻中隔通常会使上唇略微加长。有些求美者认为鼻尖灵活度减弱（感觉僵硬）是一个缺点。

13.16　下推法

如果只需要轻微地使突起降低而仍保持鼻中隔足够长，则可以使用下推法。在下推法中，内侧脚被向下放置在鼻中隔的前端边缘，使用细小的非吸收缝线将其固定到鼻中隔的理想位置上。与榫卯接合法相同，改变内侧脚的位置会影响到旋转情况（图 13.17）。如果存在无法缩减的过量皮肤，则可以通过内部和外部垫鼻操作来支撑缩短的鼻子。

13.17　移植物

理想的移植物是鼻中隔软骨，前提条件是经过之前的手术后还留有足够的软骨。必须避免削弱隔膜鼻中隔构架的稳定性。也可以使用在修剪头部过程中被移除的鼻下侧软骨。也可以使用鼻甲耳夹腔软骨、耳屏软骨和肋软骨。另一种常用的材料是自体或同种异体的筋膜。在极少见的情况下可使用人工骨移植物（美国新泽西 Stryker、Mahwah）。我们不建议使用硅树脂移植物。

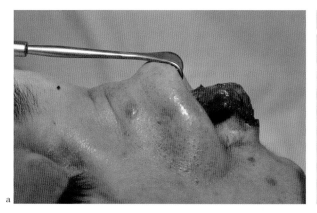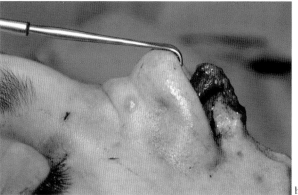

图 13.16　（a）最初的穹隆位置较低。（b）使用外侧脚窃取法将穹隆重新设定在最初的位置上方。这会导致鼻尖突起加大并使头部旋转

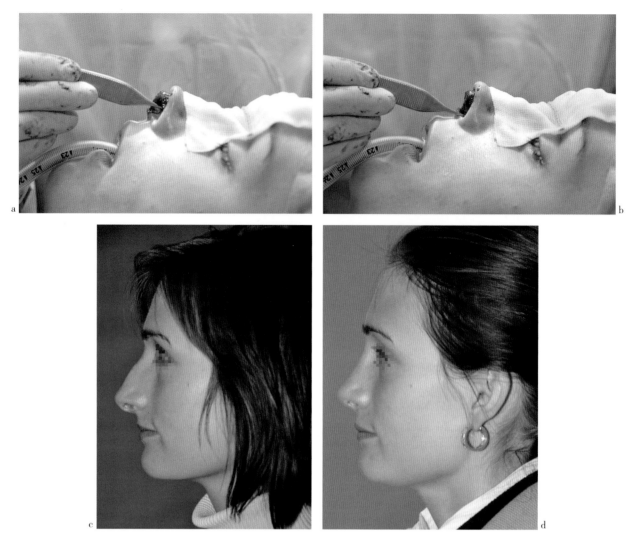

图 13.17　（a、b）向下推动两个内侧角并使用针将其暂时固定在前端隔膜边缘，最终使用 6–0 缝线固定。在这个案例中，隔膜足够长，所以可以结合使用下推法和榫卯接合法。以同样的方法改变内侧脚的位置，从而使鼻尖头部略微旋转。（c、d）鼻整形手术之前以及术后 3 个月后的侧面图。结合使用榫卯接合法和下推法，修正了悬挂小柱并旋转了鼻尖

13.18　小柱支撑

将内侧脚缝合到小柱支撑上，可以控制突起并加大保护（鼻尖支撑）。小柱支撑位于内侧角之间的囊中。使用细小的非吸收缝线将内侧脚固定到小柱支撑上。使用 1 条直线型鼻中隔软骨来制造支撑。如果剩下的鼻中隔软骨不够，或者鼻软骨不够直，或者需要再造前端鼻中隔，最好使用由耳甲腔软骨制成的三明治移植物（图 13.18）。如果小柱支撑是用肋软骨制成的，则小柱会非常僵硬，并且随后会非常容易变形。

13.19　鼻尖移植

鼻尖移植是用来勾画鼻尖轮廓、纠正突起不足并弥补不对称的情况。移植物是使用切除的头侧鼻翼软骨、鼻中隔软骨（图 13.19）或者肋软骨来制成的。为了避免在鼻子表面看到移植物，必须将移植物的边缘修整平。在极少数情况下，尤其是对于皮肤较薄的求美者，也可以使用一层或更多层的筋膜来进行鼻尖移植。

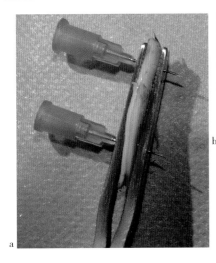

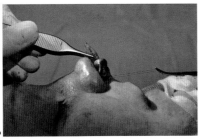

图 13.18　（a）使用 Aiach–Gubisch 夹钳有助于将合成移植物固定到理想位置，从而更方便通过缝合固定移植物。（b）将夹心移植物放在内侧脚之间，然后使用非吸收缝线将其缝合固定到剩余的隔膜和内侧脚之间

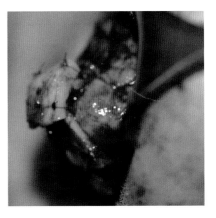

图 13.19　用鼻中隔软骨制成的鼻尖移植物来修正鼻尖突起不足的情况

13.19.1　盾形移植

盾形移植通常用于二次鼻整形手术中（图 13.20），可以修正皮肤较厚的求美者鼻尖突起不足的情况以及加长鼻子。如果需要，盾形移植也可以用来模拟鼻尖的双断裂效果（图 13.21）。丹尼尔对"一体化"和"突起"移植物进行了区分。第 2 种移植物从实际的穹隆上方突出，对于皮肤较厚的求美者的鼻尖整形尤为有用（图 13.22）。在上述情况下，始终都存在可以从皮肤下方看到移植物边缘的风险。为防止出现这种情况并且达到平稳过渡，可以使用少量柔软压碎的软骨或软组织对边缘进行修整。

13.19.2　CAP 移植

轮廓耳软骨鼻尖突度移植物（CAP）直接放在穹隆上方，从而弥补鼻尖的不规则，并加大鼻尖突起，CAP 移植也可用来填充穹隆上突起的盾形移植物后方的无效腔（图 13.23）。

13.19.3　铺板移植

铺板移植通常是在鼻整形手术中用于平衡非常柔软的外侧翼软骨并防止吸气鼻翼坍塌的移植物。铺板移植也可以用来修正残留的尾部缺陷，或者再造切除过度的鼻下侧软骨（图 13.24）。如果之前没有切除中间脚，而且中间脚仍然稳定，那么就可以使用压条移植物来充分地修复外侧脚（图 13.25）。移植物的制作材料可以是鼻中隔软骨。大面积切除软骨，尤其是柔软的软骨会导致鼻孔坍塌，从而在吸气期间无法维持鼻子的原状。鼻孔会沿着内部鼻腔瓣坍塌，导致鼻腔导气管阻塞。在吸气期间，软骨鼻腔外侧壁中也可能发生坍塌。因此，进行精确的术前评估是非常重要的。鼻翼铺板移植物或侧壁压条铺板移植物是用来加固削弱的区域的。在这种情况下，由于耳甲腔软骨具有天然的弯曲度，所以是一种非常出色的移植材料。

通常，我们也会看到鼻下侧软骨的一端或两端分割不当的情况，甚至还不是在同一水平面上。这时，需要使用软骨移植物来弥补这种缺陷，并修复侧脚的连续性。使用 6-0 非吸收线进行穹隆内缝合和跨穹隆缝合来重建穹隆。

加长铺板移植物适用于如下情况。例如，支撑发育不足的鼻下侧软骨，或者修正之前手术导致的损伤、留疤的鼻下侧软骨。理想情况下这些移植物位于梨状孔。

13.19.4　弯曲法

在很多修正手术中，我们看到，即使在皮肤较厚的求美者中，也出现了尾部软骨构架切除过量或者完全切除的情况。这样做的意图很可能是为了缩小并且美化鼻尖。但是由于厚重的皮肤无法完全收缩以匹配软骨构架的重大变化，由于缺乏软骨支撑以及覆盖的软骨组织的压迫，从长期角度来看，鼻尖可能会下垂。这会导致鹦鹉嘴缺陷，并使鼻尖突起不足。在较薄的皮肤中，切除过量会导致明显的不对称，同时可以明显地感知到软骨末端以及鼻孔缩紧或回收。在这些情况下，美容手术可能会出现鼻外阀门的功能问题。

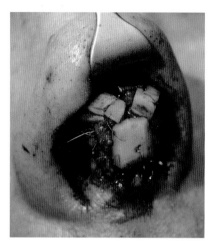

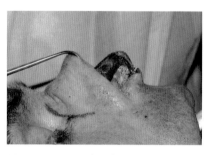

图13.21 盾形移植物被用于加大鼻尖突起、延长鼻子，并模拟鼻尖的双转折效果

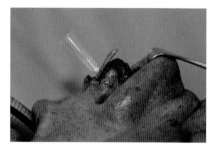

图13.22 突起的盾形移植物从实际的穹隆上探出，对于修整较厚的皮肤尤其有用

图13.20 隔膜鼻中隔软骨制成的盾形移植物，可用来在二次鼻整形手术中略微加长鼻子。修整平移植物的边缘，从而达到理想形状

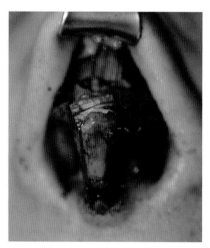

图13.23 与同种异体的筋膜共同制备而成的轮廓耳软骨鼻尖突度移植物（CAP），将其直接放在穹隆上方，用于填充突起的盾形移植物后方的无效腔

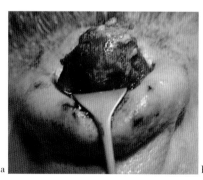

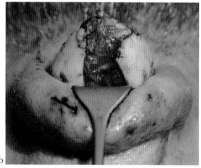

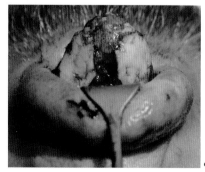

图13.24 （a）求美者在其他地方进行了8次手术后，两个鼻下侧软骨均被切除过量，存在大量的瘢痕组织，并且没有可辨认的正常解剖结构。（b）由于缺乏足够的鼻中隔软骨和耳甲腔软骨，所以使用自体耳屏软骨来再造两个鼻下侧软骨。（c）使用跨越缝合来避免再造的鼻下侧软骨过于外张

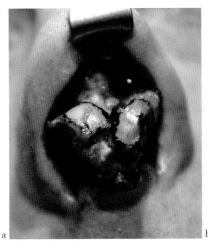
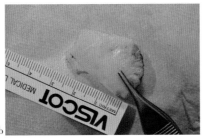
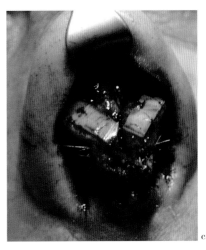

图 13.25 （a）求美者在之前的一次手术后，两个鼻下侧软骨均被切除过量，内侧脚完全变形。（b）获取一块鼻中隔软骨，用于撑开移植物再造鼻内阀门，并使用铺板移植物来再造鼻下侧软骨。（c）使用内侧滑动来修正内侧脚的缺陷、长度过量和不对称。将压条移植物（铺板移植物）固定到鼻下侧软骨边缘，并由内侧和外侧固定到前庭皮肤上

　　所有这些情况都需要对软骨构架进行结构再造。如果在之前的整形手术后，中间脚被切除或者中间脚不稳定，我们倾向于使用弯曲法（图 13.26）。

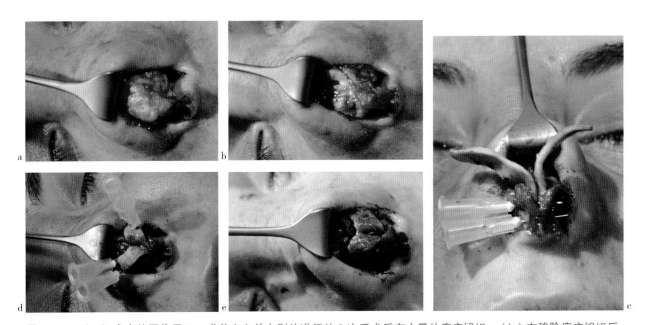

图 13.26 （a）术中的图像显示，求美者之前在别处进行的 2 次手术后有大量的瘢痕组织。（b）在移除瘢痕组织后，可以看到两侧切除的鼻下侧软骨。（c）将耳甲腔软骨条向内固定在内侧脚的残段之间。（d）将新的鼻下侧软骨临时固定在前庭皮肤上。（e）在进行跨越缝合和鼻尖悬吊缝合后，将软骨条最终固定在前庭皮肤上，并向内靠拢

　　从鼻中隔软骨获取 2 条长长的软骨条，前提是还剩有足够的鼻中隔软骨。第 3 个软骨条用来制作小柱支撑。缝合软骨后，在新的穹隆区形成所需的拱状。然后将这些软骨条向内缝合到内侧腿的残余部分，向外缝合到前庭黏膜上。再造的软骨构架也固定到小柱支撑上。使用缝合技术重新设定穹隆，主要是穹隆内缝合和跨穹隆缝合。使用跨越缝合来控制鼻翼外张，鼻尖悬吊缝合可将鼻尖固定到背侧鼻中隔边缘，从而防止鼻尖下垂。如果在之前的手术后，没有残留足够的鼻中隔软骨来维持稳定的鼻中隔构架，则可以使用耳甲腔软骨或肋软骨，并且处理方式基本相同。可以通过穹隆分割法或者软骨复位的方法来修正新穹隆过于僵硬的情况。

如果需要进一步增加鼻尖突出度，可以使用弯曲法，但是使用缝合法、穹隆分割法或者填补移植物的方法来加大突起会出现尾部构架不够长的情况。也可以直接通过弯曲法来延长尾部软骨构架。

13.19.5 下铺板移植

下铺板移植或者外侧脚支撑移植可以用来加固不稳定的鼻翼软骨或者平展隆起的外侧脚软骨。在外侧鼻翼软骨的下表面和前庭皮肤之间小心地分离出一个腔隙，然后将支撑的移植物放到腔隙中。移植物使用细小的可吸收缝线缝合固定（图 13.27）。

13.19.6 穹隆间移植

一些求美者反映穹隆间存在"凹槽"。可以通过在穹隆间使用穹隆间移植物来进行修正，并使用穹隆间缝合来进行固定（图 13.28）。这种方法可以确保穹隆间拥有充足的距离，对于间隔太近的穹隆，也可以用来添加穹隆间的距离。

13.19.7 穹隆下方移植

穹隆下方移植也可以用来加大穹隆间的距离。除此之外，穹窿下方移植也可以用来纠正狭窄的穹隆角度、不对称穹隆以及跨穹隆缝合导致的医源性鼻下侧软骨过于靠拢。为加大穹隆间的距离，将穹隆下方移植物（最好包含一个 8 ~ 10 mm 长、1.5 ~ 2 mm 厚的隔膜软骨条）放置在穹隆下方并使用细小的缝线缝合固定（图 13.29）。

插入移植物之后的潜在问题是，鼻下侧软骨末端头部旋转并加大了鼻尖的僵硬程度。

13.19.8 鼻翼缘移植

鼻翼缘移植可用来增加鼻翼缘凹面的体积，或者放松并填充分裂鼻子中的塌陷鼻孔。它们能为鼻孔提供更多的支撑并防止发生扭曲。鼻翼缘移植物是柔软纤薄的软骨条，为 12 ~ 15mm 长、2 ~ 3 mm 宽。将移植物插入沿鼻孔尾部边缘切割的囊体中（图 13.30）。通常使用鼻内法（鼻内入路）放置，但也可以通过外入路法从鼻翼缘刺开的小切口处植入。

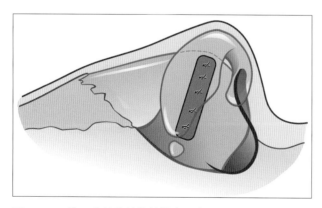

图 13.27 放置移植物并将其缝合到鼻翼软骨的底面

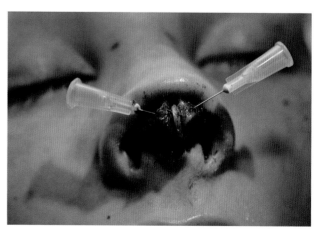

图 13.28 将穹隆间移植物固定在穹隆之间，用以填充穹隆之间明显的塌陷

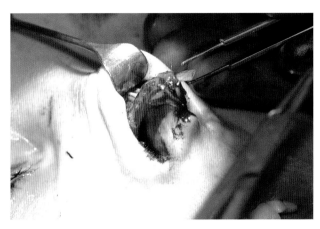

图 13.29　使用鼻中隔软骨制成的穹隆下方移植物，将移植物放置在穹隆下方，并用细小的缝线固定

13.19.9　鼻中隔尾侧扩展移植

前端鼻中隔边界或者鼻棘前端切除过量经常会导致鼻唇角度减少甚至小柱隐藏。失去鼻尖支撑会导致鼻尖向尾部旋转，从而使鼻子显得过长。鼻中隔尾侧扩展移植可以加长过短的鼻中隔。可以调整鼻中隔扩展移植物的形状和方向，从而使鼻唇角度、鼻尖旋转、鼻子长度以及鼻孔相对于小柱的关系发生需要的变化。比如说，可以将移植物的底端做得稍长，从而纠正鼻唇角过于尖锐的下垂鼻尖。内侧软骨被向上缝合到移植物的边缘，用以支撑头侧旋转。对于较短鼻子的旋转过度的鼻尖，在头端部分选用较长的移植物，可以加大鼻子的长度，因为鼻尖可以更多地向尾部移动。

移植物可以使用鼻中隔背侧部分的鼻中隔软骨制成，或者可以使用耳甲腔软骨制成的双层三明治移植物。可以通过旋转整个鼻中隔来实现塑形。

通过端对端相连或者重叠的方式，使用非吸收缝线将移植物固定到鼻中隔上。同时建议在前端鼻棘的钻孔内穿过一条缝线，进行额外的固定。也可以使用被叫作撑开移植物的纤薄软骨夹板，对于移植物和原位鼻中隔二者进行固定（图 13.31）。

13.20　移植

术中剥离获得的自体软组织可以放在穹隆区域，用于优化鼻尖形状并略微抬高鼻尖（图 13.32）。也可以使用自体或同种异体的筋膜。在手术结束时，自体软组织也可以用来排列偶尔退缩的软三角。乌海和凯科恩也建议使用来自耳甲腔软骨或肋软骨的软骨膜为盾形移植物区域提供伪装。

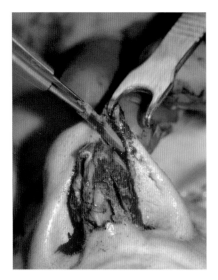

图 13.30 鼻中隔软骨制成的移植物，被置入之前分离好的腔隙中

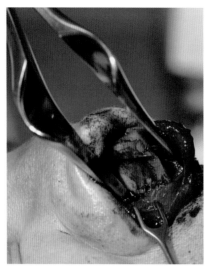

图 13.31 鼻中隔软骨制成的鼻中隔尾侧扩展移植物，与原位鼻中隔软骨重叠，使用非吸收缝线固定到原位鼻中隔以及前端鼻棘上。同时利用撑开移植物将二者连接并加固可以进一步修正移植物

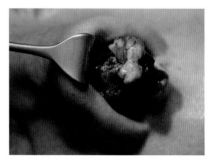

图 13.32 穹隆区域使用术中剥离时获得的瘢痕性软组织进行鼻尖伪装

参考文献

[1] Eichhorn-Sens J, Gubisch W. Ästhetische Chirurgie der Nasenspitze[M]// von Heimburg D, Lemperle G. Ästhetische Chirurgie. Heidelberg, Germany: ecomed Medizin, Verlagsgruppe H ü thig Jehle Rehm GmbH, 2010.

[2] Toriumi DM, Checcone MA. New concepts in nasal tip contouring[J]. Facial Plast Surg Clin North Am, 2009, 17 (1) :55-90.

[3] Daniel RK. Rhinoplasty. An Atlas of Surgical Techniques[M]. New York: Springer, 2004.

[4] Gubisch W. Personal communication [Z]. Publication in process, 2012.

[5] Gruber RP, Nahai F, Bogdan MA, et al. Changing the convexity and concavity of nasal cartilages and cartilage grafts with horizontal mattress sutures: part II. Clinical results[J]. Plast Reconstr Surg, 2005, 115 (2) :595-606, discussion 607-608.

[6] Kridel RW, Yoon PJ, Koch RJ. Prevention and correction of nasal tip bossae in rhinoplasty[J]. Arch Facial Plast Surg, 2003, 5 (5) :416-422.

[7] Papanastasiou S, Logan A. Management of the overprojecting nasal tip: a review[J]. Aesthetic Plast Surg, 2000, 24 (5) :353-356.

[8] Rees TD. Rhinoplasty[M]// Rees TD. Aesthetic Plastic Surgery. Philadelphia, PA: WB Saunders, 1980.

[9] Simons RL. Vertical dome division in rhinoplasty[J]. Otolaryngol Clin North Am, 1987, 20 (4) :785-796.

[10] Goldman IB. Surgical tips on the nasal tip[J]. Eye Ear Nose Throat Mon, 1954, 33 (10) :583-586.

[11] Goldman IB. The importance of the mesial crura in nasal-tip reconstruction[J]. AMA Arch Otolaryngol, 1957, 65 (2) :143-147.

[12] Davis AM, Simons RL, Rhee JS. Evaluation of the Goldman tip procedure in modern-day rhinoplasty[J]. Arch Facial Plast Surg, 2004, 6 (5) :301-307.

[13] Anderson JR. The dynamics of rhinoplasty[M]// Proceedings of the 9th International Congress of Otolaryngology, International Congress Series 206.Amsterdam, The Netherlands: Excerpta Medica, 1969.

[14] Eichhorn-Sens J, Gubisch W. The sliding technique : a precise method for treating the overprojected nasal tip[J]. HNO, 2009, 57 (12) :1262-1272.

[15] Foda HM, Kridel RW. Lateral crural steal and lateral crural overlay:an objective evaluation[J]. Arch Otolaryngol Head Neck Surg, 1999, 125 (12) : 1365-1370.

[16] Kridel RW, Konior RJ. Controlled nasal tip rotation via the lateral crural overlay technique[J]. Arch Otolaryngol Head Neck Surg, 1991, 117 (4) :411-415.

[17] Kridel RW, Konior RJ, Shumrick KA, et al. Advances in nasal tip surgery. The lateral crural steal[J]. Arch Otolaryngol Head Neck Surg, 1989, 115 (10) :1206-1212.

[18] Foda HM. Management of the droopy tip: a comparison of three alar cartilage-modifying techniques[J]. Plast Reconstr Surg, 2003, 112 (5) :1408-1417, discussion 1418-1421.

[19] Porter JP, Tardy ME Jr, Cheng J. The contoured auricular projection graft for nasal tip projection[J]. Arch Facial Plast Surg, 1999,1 (4) :312-315.

[20] Gubisch W, Eichhorn-Sens J. Overresection of the lower lateral cartilages:a common conceptual mistake with functional and aesthetic consequences[J].Aesthetic Plast Surg, 2009, 33 (1) :6-13.

[21] Guyuron B, Poggi JT, Michelow BJ. The subdomal graft[J]. Plast Reconstr Surg, 2004, 113 (3) :1037-1040, discussion 1041-1043.

[22] Gubisch W. Septumplastik durch extrakorporale Septumkorrektur[M]. Stuttgart, Germany: Thieme, 1995.

第二部分

第 14 章　鼻尖和鼻背的处理

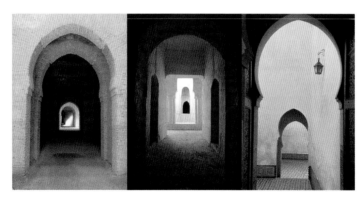

图 14.1　为打开隐蔽的腔隙需要打开多大的空间

14.1　闭合入路或开放入路

第 1 例基于美学范畴的鼻整形手术是由乔治·奥兰多完成的。

1887 年罗埃使用鼻孔内入路的方法。

（1）1898 年，雅克·约瑟芬首次通过外入路方法进行鼻部缩小术。1904 年，约瑟芬首次报道了在鼻孔内入路同期矫正鼻中隔前角和驼峰鼻。

（2）尽管面临着来自同时期的其他整形外科领军人物的阻挠和压力，比如埃里希·莱克赛尔，约瑟芬仍然继续使用并深入研究鼻孔内入路的方法。

（3）他将他的经验传授给了后来的很多鼻整形领域的开拓者，比如萨菲安、奥夫里希特和马利尼亚克，从而在鼻孔内入路技术领域奠定了全球性的基础。而开放入路的支持者，如瑞丝和帕多万，对此持观望态度很多年。

几十年来，这种闭合入路的方法主要用于切除鼻翼软骨或释放软骨的张力。

这些技术依赖于"鼻整形的力学原理"，或多次手术改变的累积效应。

例如，缩小鼻翼软骨头侧端，缩短和削减鼻中隔背侧端，会产生鼻尖向头侧旋转的效果。鼻尖缝合技术仅在最近几十年才被引入。闭合入路方法的支持者很早就已经证明了可以通过鼻孔内入路来进行操作，尤其是在 20 世纪 80 年代的美国，正是面部整形手术的繁荣时期，为了获得最大限度的视野，人们对这种简单的方法产生了越来越强烈的愿望。结果表明，开放入路的方法可以缩短许多外科医生在鼻整形手术中的学习曲线。最大限度的视野暴露可以快速提高外科医生的手术经验。

最大的接触面积可以快速地积累外科手术经验。开放入路在过去的 30 年里得到迅速发展，并促进了新的技术的发展，产生了许多新的缝合技术和新的意想不到的软骨移植物的应用和修复方法。目前，美国有 88% 的鼻整形手术是通过开放入路方式进行的。

与此同时，开放入路的缺点已经变得很明显，并引发了对开放入路和闭合入路相对优缺点的批判性讨论（图 14.1）。例如，有争议的事实是，最初的开放入路鼻整形手术会破坏一些结构，而这些结构后来必须通过移植物和缝合技术进行修复。

通常，外科医生必须通过接触、解剖、修复和重建鼻部的基础结构。手术时间越长，伤口越大，伤口愈合越迟缓，并发症的发生风险也越大。由于鼻头水肿、鼻尖感觉受损以及鼻小柱愈合等问题，开放入路的方法本身会引起鼻部的不对称，也会产生不自然的鼻头僵硬的风险。

由于这些原因，一个新版本的闭合入路鼻整形手术正在复兴。这一趋势得益于开放入路的技术，它也可以应用和细化闭合入路方法。

14.2　内窥镜的方法

为了解决在闭合入路方法中获取有限和可视性的问题，人们研制了一种用于鼻背和鼻中隔解剖的小型化内镜光纤仪器。这种技术可在光学控制下进行手术操作，而以前是在盲视状态下或由听觉反馈来控制手术操作的。本原理由骨膜内镜解剖专用仪器说明。

这种先进的闭合入路技术满足了当今许多求美者的愿望，要求更有效率，更有目标，讲究微创，讲究更短的手术时间，以及消除可视的瘢痕。鼻整形手术在整形外科领域里由一个全面的手术回归到一个专业领域内，这有着积极的效果。选择一种方法和操作技巧的一个很好规则就是：保护鼻子的天然结构和功能。因为你可以通过移植物重建亚单位，却不能重建鼻子的天然弹性功能。

14.3　闭合入路

14.3.1　软骨分离法

鼻整形修复手术的入路选择取决于求美者的意愿优先顺序，瘢痕组织的形成是在一些特定区域，此外选择还与求美者的皮肤和结缔组织的类型有关。该方法应尽可能地具有侵入性和尽可能的低损伤性。创伤面积越小，效果越好。

案例 1~5 说明了如何选择的具体方法。

软骨分离法对于缩小盒形鼻尖求美者的鼻翼软骨容积有很好的效果。它不太适合矫正鼻子的不对称，也不能改变鼻尖表现点的间距，但可以用来协调眉头—鼻尖的美学曲线，修复盒形鼻尖，可以使中鼻拱到鼻尖的过渡流畅。头侧旋转要遵循鼻整形动力学原理。瘢痕挛缩会发生在上外侧软骨的尾侧缘和完整的鼻翼软骨之间。切除的级别取决于是否应该重新定位或保留鼻尖表现点。

案例 1

简介

案例 1 为一名 24 岁的妇女，在鼻中隔手术后 2 年的时间里，鼻尖下垂，显现出来驼峰（图 14.2）。她还抱怨在呼吸时鼻腔内发出断断续续的口哨声。除了修复鼻中隔穿孔，她还想要使鼻尖到鼻背的轮廓线流畅。

检查所见

正面观（图 14.2a）显示了一个宽的球形鼻尖，中鼻拱至鼻尖过渡不流畅。

侧面观（图 14.2b）鼻尖保护的缺失，显露软骨性驼峰。

底面观（图 14.2c）显示了对称的、稍微宽一点的鼻尖。鼻孔内检查显示有 1 cm 的鼻中隔穿孔和右偏。

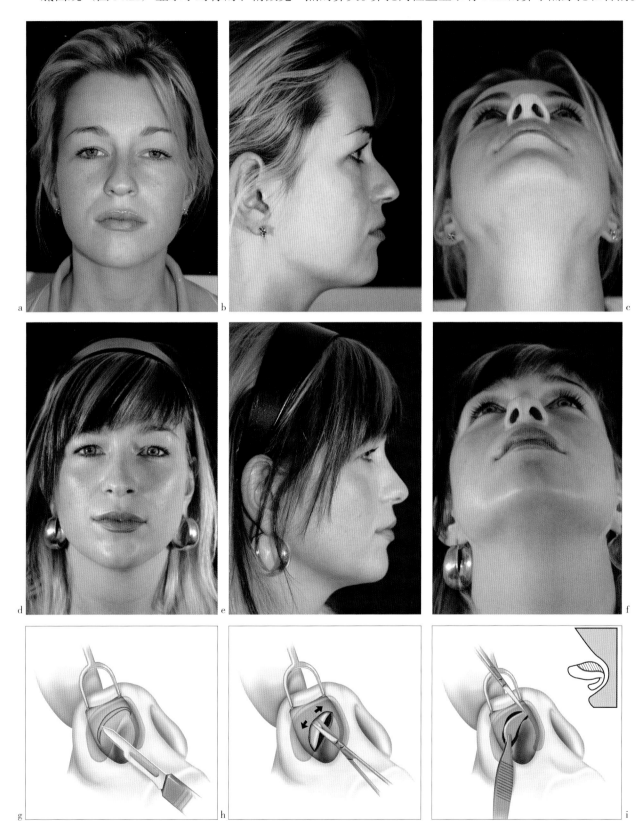

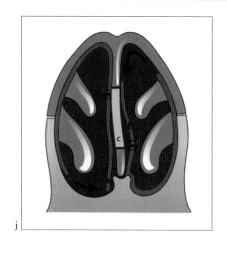

图14.2　(a~c)鼻整形修复手术前的外观。(d~f)鼻整形修复手术后2年。(g)进行鼻尖软骨切开术,切开鼻前庭皮肤。(h)暴露鼻翼软骨外侧脚头侧端。(i)缩小鼻头,已切除鼻翼软骨头侧端。(j)鼻中隔穿孔修补术与桥瓣技术:a.下极的黏膜瓣;b.上极的黏膜瓣;c.软骨

手术过程

采用Schulz-Coulon桥瓣技术(图14.2)和自体耳屏软骨对鼻中隔穿孔进行修复。

为了缩小鼻翼软骨头侧端的大小,暴露头侧端,用一个宽的、钝的爱迪生镊子削弱头侧端的特定区域,接着是截除骨性和软骨性驼峰和外侧弧形截骨。

心理、动机、个人背景

这位求美者是柏林的一名美发师,为鼻中隔穿孔而烦恼。她为这个问题寻求咨询,同时也希望她的鼻尖和侧面有一种美学上的矫正。她的手术动机清晰易懂。

讨论

对求美者进行术前计算机模拟,检查可能调整的轮廓线,有无鼻尖上的转折,并讨论如何通过缝合技术来缩小鼻头。求美者选择了通过鼻尖软骨切开术的方法来协调鼻背和鼻尖的关系。另一种方法是采用鼻翼软骨牵出入路的缝合技术。鼻尖软骨切开术的方法可有效地缩小鼻头,但不能用来确定鼻尖表现点或缩小鼻唇角(图14.3h ~ j)。最终的选择取决于求美者的意愿,只要是医学上、美学上、技术上是可行的就可以。

14.3.2　传递入路

传递入路是一种简练的鼻孔内入路技术,它给操作熟练的外科医生提供了多种方法来纠正和调整鼻尖。软骨皮瓣来自鼻翼软骨和鼻前庭的皮肤。同时使用两个切口,首先在上外侧软骨和鼻翼软骨之间的转折处进行软骨间切口,然后在鼻翼软骨尾侧缘切开皮肤,从鼻翼软骨切口小心地分离到软骨间切口,严格沿着软骨层次进行解剖。现在鼻翼软骨可以在直视下通过切口进行剥离,同时将该侧软骨与另一侧进行比较。可能包括鼻翼软骨侧缘切除、楔形或带状切除,通过穹隆缝合、穹隆间缝合调整软骨之间的张力,增强鼻翼软骨的支撑力。这种方法对于纠正鼻尖不对称和盒形鼻尖,可以产生鼻尖向头侧旋转的效果。穹隆缝合技术在盒形鼻尖、鼻尖皮肤薄、缺乏皮下脂肪和纤维结缔组织的人群中很有效。鼻翼软骨本身应该是稳定的和有弹性的。穹隆间缝合是用来缩小穹隆部的。通常切除鼻头多余的脂肪和纤维结缔组织后,穹隆缝合能有效地接近鼻尖的表现点。在我们的经验中,可以使用5-0PDS线和5-0尼龙线(未染色)进行缝合。术后待这些线吸收后,纤维组织的增生会维持一个稳定的鼻头。这些结应该打在皮肤软组织下,而不应该打在软骨表面。

案例 2

简介

案例 2 为一名年轻的女性，鼻尖宽大、鼻骨窄，想缩窄鼻尖、调整鼻骨宽度。2 年前曾行鼻中隔手术，缓解了鼻腔通气障碍的症状。

检查所见

术前检查显示，继上次鼻中隔手术后，鼻中隔发育较直，基本对称。

正面观（图 14.3a）显示中鼻拱较窄，眉头到鼻尖的美学曲线不流畅，使求美者的鼻子呈倒 V 形畸形和鼻头肥大。

侧面观（图 14.3b）显示出骨性驼峰。仰位观（图 14.3c）显示鼻头盒形鼻尖。

手术过程

采用软骨间切口切除 3mm × 10mm 的鼻中隔软骨（图 14.3 g ~ k），通过跨穹隆缝合使鼻尖产生内收效果。使用 5 – 0 PDS 线进行褥式缝合。切除鼻背驼峰，用鼻中隔软骨搭建鼻中隔延伸移植物。

心理、动机、个人背景

这位求美者是名摄影师，有着良好的美学观念，想要获得较好的审美变化。她对这一过程有着明确的动机。在术前计算机模拟中，求美者对手术的可能性、风险和期望有了明确的认识。

讨论

开放切口对正常的、有着对称解剖结构的求美者是非常必要的。这种开放切口能够让外科医生更好地矫正鼻翼软骨。可用软骨镊或不完全离段来缩小鼻头，最大的挑战是实现缝合的对称性（图 14.3 k）。通过收紧缝线，外科医生可以立即评估缝合产生的效果，如果不对称的话，可以更换缝线。对于应该使用可吸收线还是不可吸收线，人们存在着不同的意见。PDS 缝合线（5 – 0，未染色）是常用的。它的吸收时间超过 100d。然后软组织形成包裹，鼻头瘢痕组织稳定。开放入路的方法如图 14.3 d ~ f 所示。

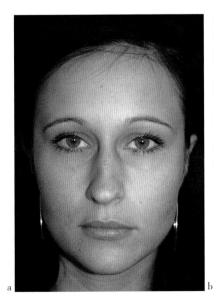
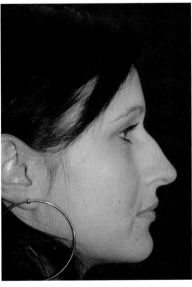
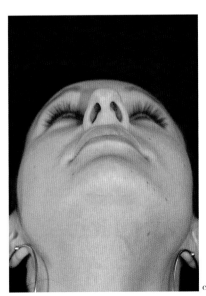

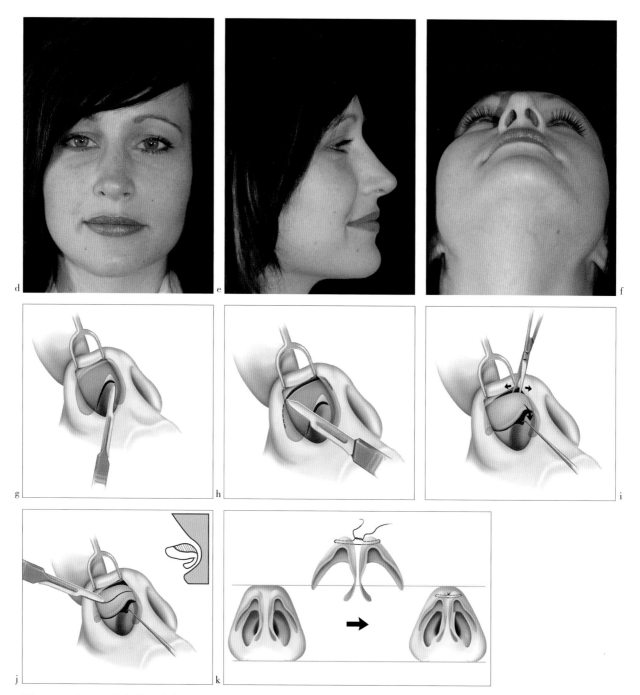

图 14.3 （a～c）鼻整形修复手术前的外观。（d～f）鼻整形修复手术后 2 年。（g～j）采用双侧软骨间切口和软骨边缘切口，从鼻翼软骨表面进行分离。（g）软骨间切口。（h）软骨边缘切口。（i、j）鼻翼软骨的暴露和剥离，以减少鼻头的大小。（k）通过跨穹隆缝合改变穹隆分散角和表现点来缩小鼻头

14.4　开放入路

　　开放入路的主要适应证是鼻尖的不对称和畸形，鼻尖突出度明显不足，或有明显的解剖上的缺陷，这是修复手术的常见问题。通过精细的缝合技术可以使鼻小柱切口痕迹很不明显，这也是选择开放入路的原因之一。开放入路提供了良好的可视性，并为外科医生提供了诊断依据，而这些依据在闭合入路中是得不到的。在鼻整形修复手术中，是否需要采用开放入路的手术视野来矫正鼻部形态学的问题上，完全取决于一个外科医生的技能和经验。在任何情况下，都应将开放入路和闭合入路的优缺点进行比较，这一点前文已经介绍过了。

常见适应证：

■ 鼻尖明显不对称。

■ 鼻尖过高或过低。

■ 鼻背畸形。

■ 修复手术（通常是经过多次手术的求美者）。

■ 鼻中隔穿孔大于 8mm。

■ 唇裂鼻或宾得综合征（颌鼻发育不良）。

■ 明显的鞍鼻畸形。

■ 鼻腔肿瘤（取决于位置）。

开放入路涉及的步骤如图 14.4 所示。

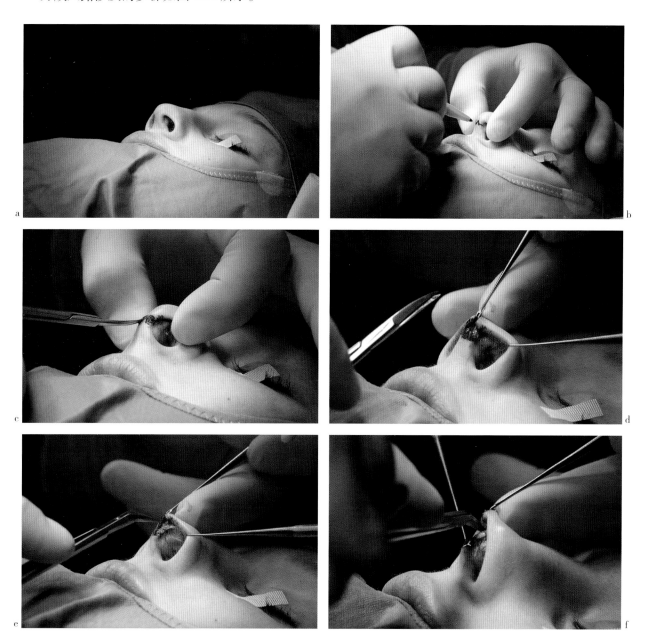

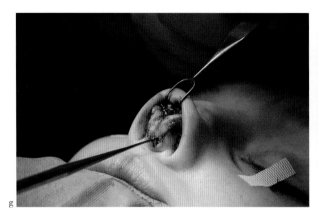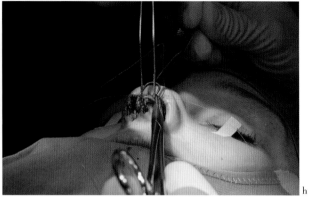

图 14.4 开放入路的手术方法。（a）求美者的体位。（b）鼻小柱倒 V 形切口线。（c）用 11 号刀和精细剪刀进行精确的剥离。（d、e）沿鼻翼软骨中间脚进行剥离。（f）剥离鼻头软组织罩。（g）暴露鼻翼软骨。（h）鼻翼软骨的大小、形状和位置可以通过缝线进行调整

案例 3

介绍

案例 3 为一名 62 岁的女性，曾经历过两次鼻部手术，其中一次包括鼻中隔手术，由于鼻中隔软骨的过度去除，鼻尖明显下垂。

检查所见

鼻孔检查见鼻小柱后缩，缺少鼻中隔软骨膜。

正面观（图 14.5a）显示了前两次手术后出现的倒 V 形畸形、软三角薄弱、瘢痕明显。

侧面观（图 14.5b）显示鼻尖下垂。

底位观（图 14.5c）显示鼻尖宽、偏斜。

手术过程

在之前手术的鼻小柱瘢痕处做切口，暴露出鼻中隔，植入鼻小柱支撑移植物，由瘢痕和结缔组织包裹鼻头帽子移植物来保护鼻尖。

心理、动机、个人背景

求美者对手术的美学期望很高，也对第 3 次鼻部手术的难点和具体过程有着很好的理解。

讨论

开放入路为鼻尖的修复和保护提供了良好的途径和视野，也能很好地重建鼻中隔。

结果如图 14.5d ~ f 所示。

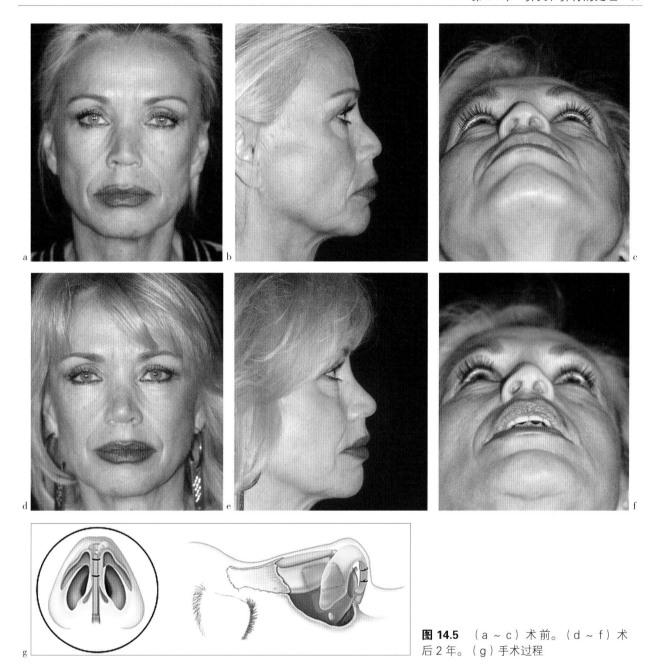

图 14.5 （a ~ c）术前。（d ~ f）术后 2 年。（g）手术过程

案例 4

介绍

案例 4 为一名 17 岁的女孩，为修复唇腭裂接受了多次手术。她现在试图再调整完善一下鼻子的外观（图 14.6）。

检查所见

正面观（图 14.6a）鼻头宽大，中鼻拱到鼻尖呈倒 V 形畸形，鼻小柱基底歪斜。

侧面观（图 14.6b）鼻背低平，鼻唇角成锐角。

底面观（图 14.6c）鼻孔不对称。

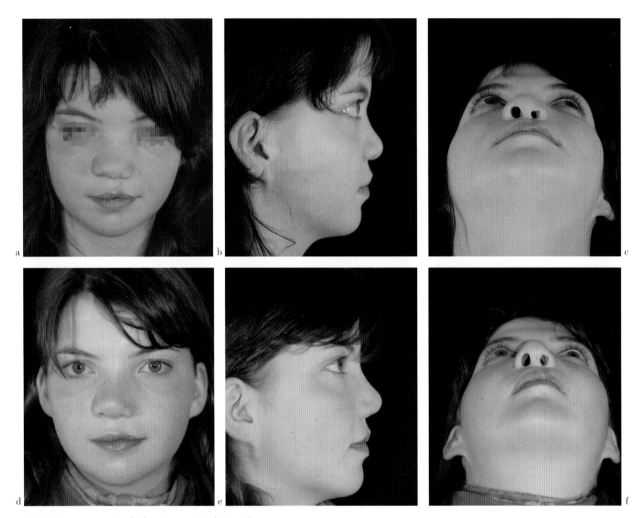

图 14.6 （a ~ c）术前。（d ~ f）术后 2 年

手术过程

切开肋软骨切口处的皮肤（图 14.6g）。在肋软骨表面取出肋软骨膜（图 14.6h），取出肋软骨（图 14.6i）。雕刻出肋软骨移植物（图 14.6j）。只有切取肋软骨中心部分的移植物，才能保持稳定的外形（图 14.6k）。由 Behrbohm 手术卡尺精确测量移植物的大小（Karl Storz）（图 14.6l），剥离出鼻尖和鼻背软骨（图 14.6m）。制备鼻小柱移植物腔隙（图 14.6n）。缝合鼻小柱移植物（图 14.6o ~ q）。鼻小柱移植物和鼻背移植物进行"舌槽"结构吻合（图 14.6r），缝合鼻尖移植物（图 14.6s），缝合皮肤（图 14.6t）。调整右侧鼻翼到较低的位置（图 14.6u）。切除多余的皮肤，形成左侧鼻孔拱（图 14.6v）。

心理、动机、个人背景

求美者有一个明确的改善鼻子外观的动机。

讨论

开放入路结合肋软骨的使用通常是矫正鼻部畸形的首选方法（详见第 52 章、第 33 章）。与术前相比术后有了明显的变化（图 14.6d ~ f）。

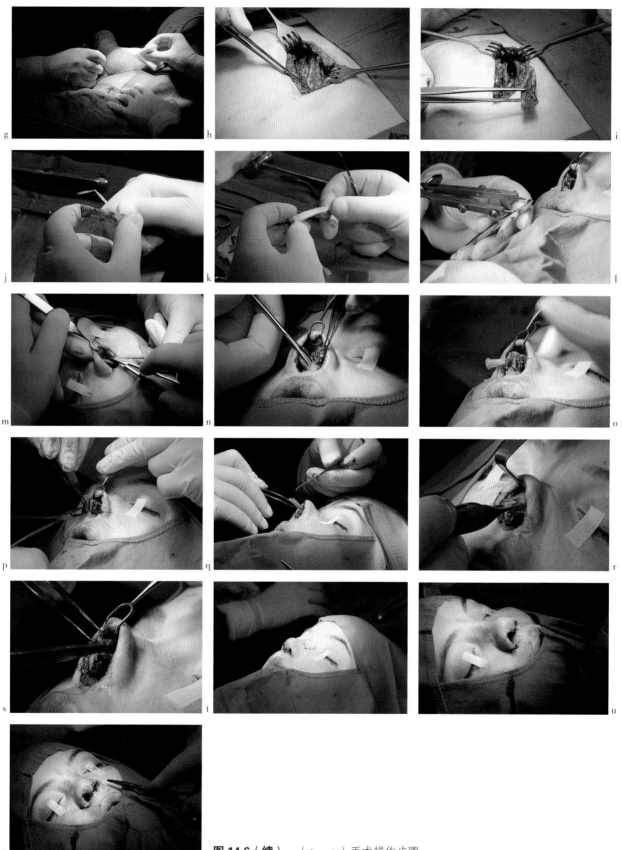

图 14.6（续） （g ~ v）手术操作步骤

案例 5

介绍

案例 5 显示了在儿童时期鼻中隔手术后随着鼻子的生长所产生的后续损伤。

简介

这位 24 岁的妇女在童年时曾遭受过鼻外伤，并在其他地方接受了鼻中隔成形术。她现在表现出严重的鼻气道阻塞和鼻部发育的障碍。

检查所见

检查发现该求美者存在鼻翼畸形、鞍鼻、歪鼻（图 14.7 a ～ c）、倒 V 形畸形，美学曲线不流畅，鼻尖下垂，鼻小柱后缩，鼻孔内检查鼻中隔偏斜、下鼻甲肥大。

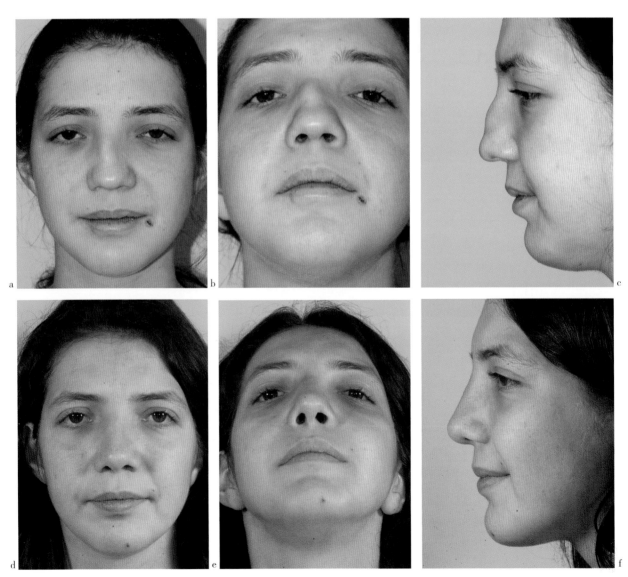

图 14.7　术前、术后照片。（a）术前正面观显示有鼻骨偏斜，鼻中隔偏斜，鼻尖表现点不清晰。　（b）底位观显示不规则的歪鼻，鼻尖表现点模糊。（c）侧面图显示鞍鼻畸形。鼻唇角太小，鼻尖下旋。（d～f）术后 1 年，鼻子挺拔，呼吸正常。（d）鼻骨居中，鼻尖表现点清晰。（e）底位观显示鼻孔对称，鼻尖、鼻小柱居中。（f）侧视图显示了背侧和鼻唇角效果稳定

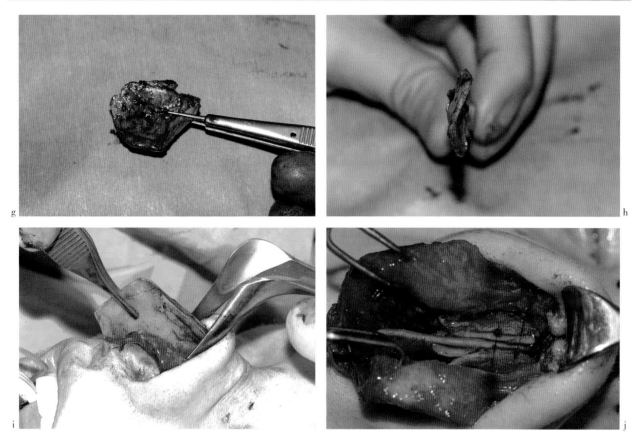

图 14.7（续） （g ~ j）术中照片。（g、h）严重偏斜的鼻中隔。（i）将鼻中隔矫正直。使用鼻中隔延伸移植物。（j）将鼻中隔缝合在上外侧软骨上

手术过程

采用标准的鼻小柱倒 V 形切口的开放式术式。分析显示有严重的鼻中隔偏曲，伴随严重的鼻中隔缺失（图 14.7 g、h）。鼻前棘和鼻中隔尾侧端交界处的鼻中隔在上次手术中已切除。采用体外鼻中隔重建，包括制备双侧延伸移植物，还有下鼻甲切除术（图 14.7 i、j）。在鼻中隔两侧放置板条状移植物，类似三明治结构，鼻小柱中再插入鼻小柱移植物。

通过双侧外侧截骨、内侧截骨、横行截骨、旁正中截骨来矫正鼻骨歪斜。鼻尖通过鼻翼软骨部分切除、穹隆缝合技术、跨穹隆缝合技术、使用一层帽子移植物来防止术后出现鼻尖显形的问题。

心理、动机、个人背景

求美者有童年时期鼻外伤的病史和在其他地方进行的鼻中隔成形术的手术史。随后的生长发育导致了典型的马鞍鼻畸形和逐渐加重的鼻气道阻塞。功能上的问题和外观的畸形对求美者来说都是痛苦的。在鼻整形修复手术后 1 年，这位年轻女性的鼻部功能和美学效果都得到了极大的改善（图 14.7d ~ f）。

讨论临床证据显示鼻部手术，尤其是鼻中隔手术对儿童的影响仍然是不确切的。维尔沃尔德和维尔沃尔德 – 沃厚夫通过儿童三维重建的软骨组织，指出软骨增长主要增加了鼻子的长度和高度，在基底部矢状面以增厚为主。儿童鼻整形手术的失败率在全世界范围内为 20%，青春期的失败率为 30%。在我们的实践中，我们经常看到在儿童时期接受鼻中隔手术的求美者会出现短鼻和鞍鼻畸形。

参考文献

[1] Roe JO. The deformity termed "pug nose" and its correction by a simple operation[J]. Med Rec, 1887, 621 (reprinted in Aesth Plast

Surg, 1986；10：89-91）.

[2] Joseph J. Intranasale Höckerabtragung[J]. Berl Klin Wochenschr, 1904, 41：650.

[3] Behrbohm H，Tardy ME. Essentials of Septorhinoplasty. Approaches—Techniques—Philosophy[M]. New York：Thieme, 2003.

[4] Joseph J. Nasenplastik und sonstige Gesichtsplastik nebst einem Anhang über Mammaplastik[M]. Leipzig，Germany：C Kabitzsch, 1931.

[5] Natvig P. Jacques Joseph-Surgical Sculptor[M]. Philadelphia，PA：WB Saunders, 1982.

[6] Rethi A. Über die korrektiven Operationen der Nasendeformitäten[J]. Chirurg, 1929, 1：1103.

[7] Padovan IF. External approach to rhinoplasty（decortication）[J]. Symp Otol Rhinol Laryngol Jug, 1966, 4：345-360.

[8] Tardy ME. Rhinoplasty：The Art and the Science[M]. Philadelphia，PA：WB Saunders, 1997.

[9] Simons RL. A personal report：emphasizing the endonasal approach[J]. Facial Plast Surg Clin North Am, 2004, 12（1）：15-34.

[10] Gruber RP，Friedman GD. Suture algorithm for the broad or bulbous nasal tip[J]. Plast Reconstr Surg, 2002, 110（7）：1752-1764, discussion 1765-1768.

[11] Johnson CM，Toriumi DM. Open Structure Rhinoplasty[M]. Philadelphia，PA：WB Saunders, 1990.

[12] Dayan S，Kanodia R. Has the pendulum swung too far?：trends in the teaching of endonasal rhinoplasty[J]. Arch Facial Plast Surg, 2009, 11（6）：414-416.

[13] Adamson PA，Galli SK. Rhinoplasty approaches：current state of the art[J]. Arch Facial Plast Surg, 2005, 7（1）：32-37.

[14] Berghaus A. Rhinoplastik：Offene oder geschlossene Technik[J]. HNO, 2010, 58（9）：878-881.

[15] Foda HM. External rhinoplasty：a critical analysis of 500 cases[J]. J Laryngol Otol, 2003, 117（6）：473-477.

[16] Fritz K. "Open approach"—der "Fortschritt" zurück an den Beginn der Septorhinoplastik[J]. HNO, 2000, 48（8）：562-567.

[17] Rohrich RJ，Muzaffar A. A Plastic Surgeon's Perspective. Course Manual Rhinoplasty[J]. Chicago，2001, 491-524.

[18] Schultz-Coulon HJ. Three-layer repair of nasoseptal defects[J]. Otolaryngol Head Neck Surg, 2005, 132（2）：213-218.

[19] Verwoerd CDA，Verwoerd-Verhoef HL. Rhinosurgery in children：basic concepts[J]. Facial Plast Surg, 2007, 23（4）：219-230.

[20] Pirsig W. Rhinoplasty and the airway in children[J]. Facial Plast Surg, 1986. 3, 225-241.

第15章　鼻中隔修复术

鼻中隔是鼻侧壁的一部分，它是由各种骨骼和软骨结构组成的解剖结构：包括筛骨垂直板、梨骨、鼻棘、颚骨、上颌骨、梨骨以及四边形的鼻中隔软骨。在颅骨的发育过程中，这些结构的移位和转化是很常见的。在内侧壁的弯曲变化中，鼻中隔软骨起着缓冲带的作用（图 15.1）。

在颅内生长（如青春期）的特殊"构造转化"期间，可能会出现鼻中隔偏曲，这也可能是由鼻中隔或鼻骨创伤所致。术后鼻中隔偏曲可能是由于上次的鼻中隔手术的过程中医生造成的疏忽，或者不恰当的缝合固定、瘢痕牵拉、软骨张力的不平衡也可能使鼻中隔发育过长、过高，导致鼻中隔在腔隙中因张力而出现半脱位。鼻中隔软骨附着在鼻骨的键石区，同时牢固地附着在上外侧软骨和鼻翼软骨上。鼻中隔软骨和上外侧软骨共同构成一个解剖单元。软骨隔膜和上外侧软骨形成一个解剖单元。鼻中隔软骨膜与上外侧软骨边缘相连形成"内鼻阀"，是鼻腔通气最窄的部分。

鼻中隔在鼻修复手术中很重要，原因如下：
- 鼻通气功能的重要性。
- 作为柱子支撑鼻背。
- 塑造鼻尖（提供鼻尖支撑）。
- 维持鼻尖的位置。
- 鼻中隔软骨键石区附着的重点区域。
- 参与歪鼻的构建。

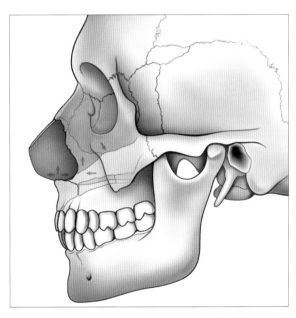

图 15.1　鼻子的内侧壁解剖图。蓝色、浅蓝色：鼻中隔软骨；黄色：梨骨；紫色：筛骨垂直板。箭头表示最常见的"构造变化"的向量

15.1 鼻中隔功能的重要性

15.1.1 鼻整形修复手术中鼻腔通气功能的重要性

由于 20%～30% 的求美者在功能性鼻整形手术后存在鼻部通气障碍或因鼻黏膜受损而出现干燥现象，应不断研究鼻中隔手术的理念。功能性手术应该是什么样的？弯曲的鼻中隔本身不一定会导致通气问题。鼻中隔手术的目标应该是将鼻前庭和鼻腔分隔成两个大气道的中央位置。

15.1.2 支持功能

轻度的弯曲，特别是在鼻中隔发育薄且软弱的情况下，可能会产生内在的应力，这对鼻中隔的整体支撑功能有显著的贡献。如果软骨在一侧的力量被削弱或平缓的曲线变直，可能会导致软骨产生背侧塌陷。鼻中隔软骨的强度在术前可以通过内部和外部的触诊来评估，但通常它的支持力的强弱只有在手术过程中才能得到充分的展现。

15.1.3 鼻尖的形状和位置

鼻尖支撑原理严重影响鼻尖的形状和位置。例如，内侧脚踏板与鼻中隔尾侧缘的连接显著影响鼻尖和三脚架支撑结构。鼻整形医生应该了解鼻尖的投影、形状、位置和旋转的不同方式，可以通过鼻中隔手术来改变鼻尖的形状。塔迪所描述的成年人和未成年人的鼻尖支撑机制对手术操作仍然是至关重要的，概述如下。

成年人的鼻尖支撑：

- 大小、形状、厚度和鼻翼软骨的弹性。
- 上外侧软骨尾侧缘与鼻翼软骨头侧端的附着。
- 内侧脚踏板与鼻中隔尾侧端的附着。

未成年人的鼻尖支撑（可能在某些解剖变异中提供主要支持）：

- 鼻中隔前角。
- 鼻尖皮肤。
- 膜性鼻中隔。
- 鼻中隔尾侧端。
- 鼻棘。
- 鼻翼软骨间的韧带连接。
- 梨状孔周围的籽骨软骨复合体。

鼻缝点又称键石区，就像哥特式拱门的建筑基石，它支撑着整个鼻拱，并连接到梨状孔。如果该鼻缝点被破坏且没有修复，将会出现起始于梨状孔的倒 V 形畸形。

15.1.4 歪鼻

古斯塔夫·奥弗里希特总结了鼻中隔的作用，并指出"鼻中隔在哪，鼻型就在哪"。虽然鼻中隔成形术不能矫正所有的畸形，但没有它，什么也不能完成。这同样适用于挛缩鼻、鞍鼻以及歪鼻的矫正。在所有情况下，选择性释放张力或稳定的鼻中隔重建是手术成功的关键。

15.1.5　犁鼻器——第七感觉

"信息素"这个词是由布特南特发明的，它是由一个物种产生的，在动物身上可引起某些反应。犁鼻器（雅各布森的器官）对于所有哺乳动物的社交和交配行为都是必不可少的。许多观察和研究表明，信息素也能在人体内传递信号。

犁鼻器已经被确认是一对微小的、盲感的器官，位于鼻中隔前角。

形态学结果显示，犁鼻器的功能是感觉上皮细胞（图 15.2）。目前，还需要进一步的研究来确定其对下丘脑的中心预测，并确定其功能的重要性。

15.2　鼻中隔的简史

1867 年，莱因哈特第一个介绍了黏膜下切除鼻中隔软骨的方法。

哈特曼和彼得森将该方法进行延伸，也将其应用于歪鼻的矫正。古斯塔夫 - 基里安（1860—1920）在两个黏膜层下注射了一种可卡因 - 肾上腺素溶液，将黏膜从两侧的鼻中隔软骨中分离出来，并形成了黏膜隔层切除术的技术。健康软骨的过度切除会导致晚期并发症，如鼻背软骨的塌陷和鼻小柱后缩、鞍鼻畸形等功能和美学问题。黏膜损伤与瘢痕形成，造成血供障碍，会导致鼻中隔穿孔。因此，作为基里安术的替代方案，毛里斯（1896—1981）介绍了他的软骨保护技术，它能更好地保持鼻中隔软骨的支撑功能。在现代的说法中，鼻中隔成形术是保留软骨的鼻中隔手术的同义词。如今，经典的"上颌骨手术"已经不再具有这个含义，不再以经典的方式进行。一些学者提倡采用保守的方法，而另一些学者是在进行体外的鼻中隔成形术中，将鼻中隔取出，在体外进行重建，然后再植入鼻部。

15.3　术前和术中分析

功能和形态学分析为制订单独的手术计划提供了重要的基础。特殊规则适用于小儿鼻中隔手术（见第 6 章第 6.1 节）。在修复手术中，评估软骨缺损的程度、残余软骨的偏斜，以及黏膜瘢痕化和黏膜水化是很重要的。由于其形态学和相关性的差异很大，应采取不同的手术技巧，而没有标准的鼻中隔手术。手术的创伤越小，伤口愈合的问题就越少。由于这个原因，在进行一个外部的鼻中隔成形术之前，调整偏斜的部分应该是首要的选择。

15.4　摇摆门技术和双摆门技术

沿水平方向和垂直方向切除鼻中隔软骨后，将鼻中隔像一扇门一样缝合固定在鼻中隔尾侧端，这是矫正歪鼻的标准方法。分离黏膜隧道，暴露鼻前棘，然后，将四边形的鼻中隔软骨从梨骨、筛骨垂直板、鼻前棘处取出（图 15.3）。

在这种操作中，通过划痕处理的办法来释放软骨的张力使鼻中隔变直。应该注意的是，在偏斜的凹面侧进行划痕处理，很少能保证稳定的矫正效果。现有的和原来的瘢痕挛缩会将软骨牵拉偏移到一侧。经鼻中隔褥式缝合可以在术后愈合过程中抵消这种偏斜的趋势。划痕处理也会损害软骨的生物学特性和物理学特性。

图 15.4 展示了半贯穿切口鼻中隔矫正术中的手术细节，这也许是常规鼻科手术中最常见的手术入路。

在偏斜的软骨顶端进行垂直方向的划痕处理可以产生稳定的效果，可以保持软骨在无张力的情况下处在居中位置，摇摆门技术就是应用这一原理。

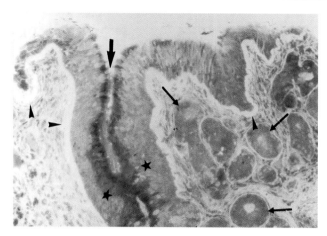

图 15.2 人类鼻部的显微照片。孔口（大箭头）指出管道内衬有增厚的上皮细胞（*）。表层上皮由基底膜（箭头状）支撑，在更深的层次上变薄。小箭头：错综复杂的腺体碎片（图由柏林博士杨克教授提供）

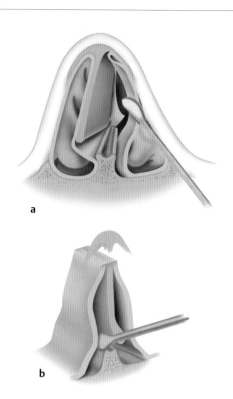

图 15.3 （a）摇摆门技术是在黏膜下进行的鼻中隔成形术。右侧黏软骨膜仍然附着于鼻中隔软骨上。（b）在鼻中隔修复术中，通过鼻中隔将两侧黏软骨膜分隔开。这些图片显示双摆门的前半部分

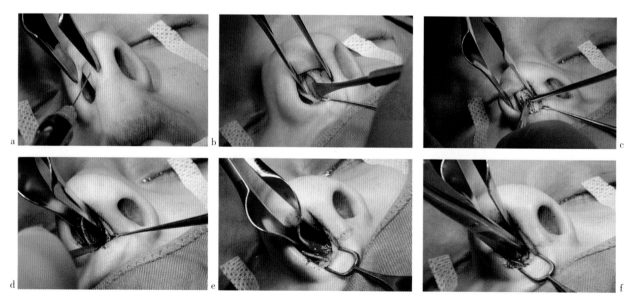

图 15.4 鼻中隔切除的详细过程。（a）在黏软骨膜下进行水分离，这项操作占据了手术过程的一半。水分离将黏软骨膜从鼻中隔软骨上分离下来。（b）鼻中隔软骨显示为灰蓝色，可以将鼻中隔软骨与黏软骨膜区分开来。（c）分离开基底部的纤维结缔组织连接。（d）暴露鼻中隔前角。（e）剥离出一条隧道。（f）膜性鼻中隔缩短

15.5 鼻中隔成形术的动力学

塔迪的循序渐进的鼻整形手术的原理同样适用于鼻中隔成形术。

在每一步操作之后，外科医生需评估该步骤所产生的效果及其对下一步的影响。在修复歪鼻畸形时，

提示和技巧

■ 上入路：这条入路适用于之前修复过的鼻中隔底部的偏斜。在偏斜的基底部上方，可以抬高黏软骨膜，最好是在偏斜的凹侧面将瘢痕和粘连分离开。

■ 后入路：通过上入路，外科医生可以更容易地突破由后方向前方的黏软骨膜。

■ 自由落体测试："自由落体"在鼻中隔前端的鼻咽部进入，证实了其可以成功消除所有的形态障碍（图 15.5）。

可能有必要从鼻中隔软骨上分离出上外侧软骨，如果需要的话，将其一侧缩短，并将其重新附着在黏膜或鼻中隔上，放与不放置鼻中隔延伸移植物均可。外科医生也可以判断鼻子外观的对称性是否可以通过对鼻中隔和上外侧软骨的矫正来实现，或者是否应该增加软骨膜或筋膜，以掩饰轻微的、残留的不对称。鼻中隔延伸移植物非常适合矫正鼻中隔的偏斜。它们与鼻中隔的背侧缘平行放置于一侧或两侧。

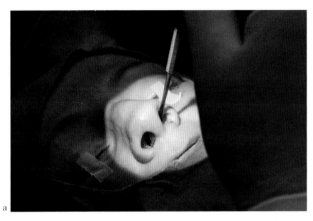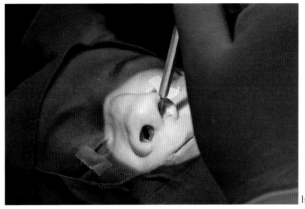

图 15.5 （a、b）鼻中隔成形术结束时进行的"自由测试"，能够确认是否所有形态障碍物都被成功清除了

15.6 软骨移植

鼻中隔软骨缺损的替代在鼻整形修复手术中具有重要意义。

不同的软骨组织的机械稳定性和弹性有明显的不同。耳软骨更容易磨损。鼻中隔软骨不应该被压碎，因为这可造成一种碎屑状的材料，在伤口愈合过程中具有不可预测的特性，而且通常会进行完全或部分的吸收。用挤压器（卡尔·斯托兹）控制软骨的压迫可以选择性地改变软骨的排列。这种技术在鼻中隔软骨上尤其有效。软骨移植的质量可按下列顺序排列：鼻中隔软骨（第一选择）、耳软骨（第二选择）、肋软骨（第三选择）。

15.7 软骨移植

软骨移植适用于严重的鼻中隔畸形、软骨缺损、鼻尖支撑缺失，或有外伤、之前有手术史或鼻炎的求美者。通过半贯穿切口入路进入。通过上入路、后入路暴露出鼻中隔软骨、梨骨和筛骨垂直板。理想情况下，前端的软骨被后面的软骨取代，如果没有足够的软骨，可以用耳甲腔或耳屏软骨，也可以用肋软骨。

15.8 鼻中隔夹板

伯尼施介绍了一种类似于马赛克的鼻中隔重建术，通过缝合 PDS 板（Mentor World wide LLC，Santa Barbara，CA），将单个碎片对准并稳定下来。这项技术已经取得了良好的效果。在鼻中隔成形术中，使用薄板可以避免将太多的可吸收材料放到鼻子里。

15.9　体外鼻中隔重建术

二次鼻整形手术中的一个关键问题在于鼻中隔是否还存在畸形。是否至少存在一个挺直的 L 形骨架，还是说外部骨架就是畸形的？鼻中隔前端是否偏位或不存在？

要想拥有挺直的鼻子和生理性鼻腔呼吸的前提是有一个挺直的鼻中隔骨架。对于一些严重偏位的鼻中隔软骨来说，很难成功完成标准的鼻中隔成形术，在这种情况下，只能通过体外鼻中隔重建来得到挺直的鼻中隔骨架（图 15.6）。

如果已经切除了鼻中隔前端边缘处，可能出现的后果是鼻尖下垂、隆起假体畸形、有尖锐的鼻唇角（图 15.7）。可以将整个鼻中隔切掉，重构一个挺直的骨架，并将其重新植入更前面的位置，这样就能够修复鼻中隔前端了，这种方案可作为替代方案。

沃尔夫冈·古比什（Wolfgang Gubisch）所介绍的体外鼻中隔成形术或体外鼻中隔重建为纠正这些疑难病例提供了一个可能的选择。要想重建一个挺直的鼻中隔，需要整块移除整个鼻中隔，软骨和骨头部分都要切除。

操作技术

在体外鼻中隔重建中，我们一般会采用开放式手术方法，在鼻小柱中部进行标准的倒 V 形切口。在将侧上部软骨与鼻中隔分开之前，我们会在鼻中隔背侧边缘和侧上部软骨交汇处做一个黏膜外切口，这样就能够完好地保存黏膜壁。

在到达软骨膜平面下方时，两个上鼻道都要切开直至前颌骨和梨骨沟之间的交会处。然后切开下鼻道。当上下鼻道都切开之后，切削它们之间的黏性纤维使上下鼻道连通起来。

之后，将整块软骨和骨性鼻中隔都切除。

测量所需的鼻中隔背部和前部边缘的长度。下一步是重建一个挺直的鼻中隔板（图 15.6e、f），或者至少重建一个挺直的、大小合适的 L 形支柱。首先，要将所有不规则的地方进行平滑化处理，尤其要解决骨性和软骨鼻中隔的增厚交会处。骨性部分的不规则处最好用一个圆柱形钻头将其打薄。所有刺状部分和畸形部分都要去掉。

可通过刻记号的方法来拉直偏位的鼻中隔软骨。为了防止复发，应该将另外一个挺直的软骨带或者一块打薄并穿孔的骨性鼻中隔固定到刻有记号的软骨上，使其永远保持挺直状态（图 15.8）。有时，拉直的部分也可以通过绗缝缝合来稳定住。还有一个方法就是将弯曲的软骨植入体缝合到剩余鼻中隔的凸面，使弯曲处充当"减震弹簧"，防止再次偏位。

在某些情况下，鼻中隔的挺直部分可以旋转，得到本身挺直的剩余鼻中隔部分，为成功重建提供必要的维度。

当存在多发性骨折和软骨破碎时，重建就变得更加困难，因为这些骨折点和破碎软骨会在脱位点愈合。可以切下一些较小的挺直软骨片，将它们像拼图一样组装起来，然后缝合到打薄的垂直板或 PDS 柔性板上，形成一个能够缝合和稳定软骨碎片的模板，这样就能够制作一个鼻中隔出来。可在垂直板上钻孔来帮助实现固定的目的（图 15.7）。之后，放置数个穿过鼻中隔黏膜的褥式缝合线，让它们随机穿过钻孔，这样也能固定住鼻中隔。钻孔还能为结缔组织向内生长提供地点，这些结缔组织的向内生长能够进一步加强稳定性。

如果用一块 PDS 板来进行鼻中隔重建，要避免撕裂黏膜，这一点很重要。否则，很有可能造成鼻中隔坏死和穿孔。

建议在每个鼻中隔重建中都使用撑开型植入体或扩展的撑开型植入体。它们能够固定到重建鼻中隔的背部，修复内部鼻瓣膜的完整性，重新恢复背侧的优美线条，增加鼻中隔骨架的稳定性。

一旦形成必要大小的挺直鼻中隔，稳固住重新植入的鼻中隔对于实现审美和功能效果是至关重要的。需要有 2 个固定点，防止植入体滑动，因此鼻中隔应该固定到鼻前棘和侧上端软骨上。如果侧上端软骨太短，可以将重建的鼻中隔固定到鼻骨上。

对于鼻骨短而侧上端软骨长的求美者，鼻中隔就可以利用数次往复缝合来附着在侧上端软骨上。否则，如果鼻骨长而侧上端软骨短的话，应该在鼻骨上钻孔将重新植入的鼻中隔固定到骨头上，稳定地连接关键区域。也可以利用穿过林德曼（Lindermann）钻头所形成的钻孔，进行多重缝合，将鼻中隔固定到鼻前棘上，防止发生滑动。如果只固定到骨膜上的话，就不够牢固。

在将鼻中隔固定到鼻前棘上之前，要先检查确定鼻棘精准地位于中线上。如果鼻棘非常宽，而且只是最低程度上从中线上脱位，那么可以从鼻棘一边移除骨头，来确立总体上位于中心的位置。接着钻出一个穿过鼻前棘的孔，鼻中隔前端长度要按需定制，让鼻中隔前端靠近并固定到骨头上。

如果鼻前棘从中线上脱位超过 3 ~ 4mm，必须让鼻棘断裂，重新定位到中心处。

鼻前棘可以利用林德曼（Lindermann）钻头来分离开来，用该钻头切开鼻棘和前颌骨。然后将整个结构重新放回到中线上，并用微型板块和微型螺丝将其固定在那。

如果剩余的鼻中隔软骨不够，尤其是对于之前手术中已经切除了大面积软骨的求美者，可沿着甲软骨或肋软骨的鼻中隔骨性部分，来重建一个挺直的中柱和 / 或挺直的 L 形鼻中隔。在一些罕见的病例中，也可以使用薄的人工骨板。

如果必须使用鼻中隔的骨头部分，要用一个圆柱钻头将骨头研磨到非常薄的状态。出于上述原因，要用多个钻孔来实现骨头的穿孔。在前端，放置一个耳朵状夹心植入体作为中柱，这样就不用构建一个坚硬的小柱来提供支撑了（图 15.7）。

在很多修复病例中，经常没有留下足够的挺直软骨或骨性材料来构建一个 L 形骨架。对于这些病例，首先考虑的就是切割下甲软骨（通常来自耳朵），用它来构建一个双层 L 形夹心植入体，来形成挺直的鼻中隔前缘。夹心植入体将固定到鼻前棘上，而且植入体还要额外固定到鼻中隔的背部骨架上，这样达到更稳固的结构。

在鼻中隔重建后，放入经鼻中隔的褥式缝合和鼻内中隔硅胶夹板，保护手术成果。夹板要放置 2 周的时间。运用鼻石膏模型，持续总计 2 周的时间。

体外鼻中隔成形术的功能性和美学性效果是永久的，而且能够精确预测。有一项回顾性研究涉及 2301 例求美者，这些求美者在 1981—2004 年之间接受过体外鼻中隔成形术，404 个求美者接受了 1 ~ 6 年的随访，古比什（Gubisch）通过该研究发现 92% 的求美者鼻中隔保持挺直和中位，96% 的求美者表示自己的鼻腔呼吸比较好或非常好。

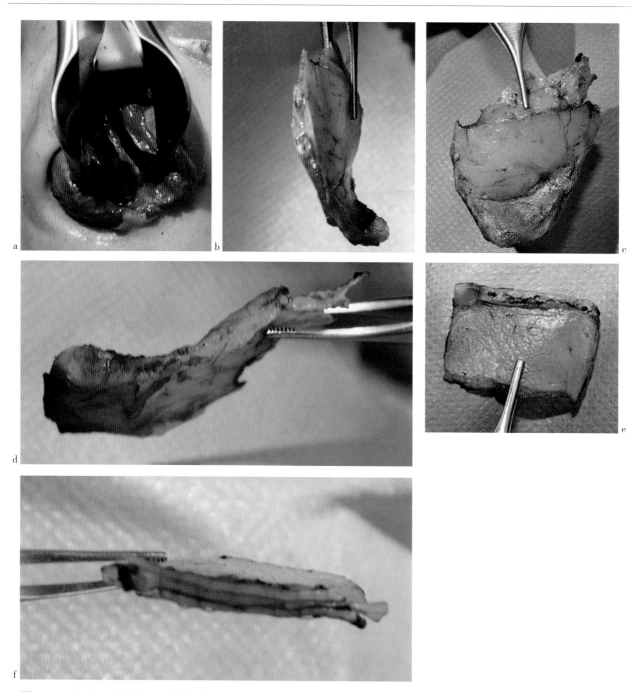

图 15.6 （a）一个原地严重偏位的鼻中隔体术中照片。（b～d）将整块鼻中隔从鼻子上取下来。该鼻中隔在各个方面看都严重偏位，因此不可能将它在鼻内复位。（e、f）已经重建好了一个适当大小的挺直新鼻中隔。已经放置了撑开型植入体

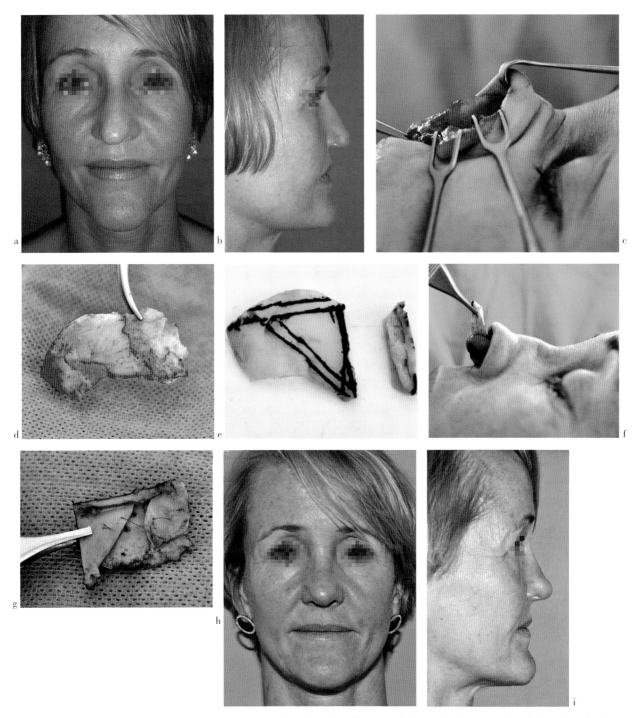

图 15.7 （a、b）求美者之前在其他地方接受过一次手术，该求美者仍然存在功能性问题。剩余的鼻中隔仍然存在严重偏位，导致了鼻扭曲。此外，之前的手术已经去除了鼻中隔前缘，造成鼻小柱后缩、鼻尖下垂、鼻子过长。（c）术中影像显示因为之前手术切除过度导致鼻中隔前缘消失。（d）剩余的鼻中隔被整块切除。它还是存在偏位问题，而且上面有很多瘢痕。（e）植入体规划：切下甲软骨，形成一个挺直的双层夹心植入体。（f）双层甲植入体用于重建鼻中隔前缘。（g）利用不可吸收缝线，将鼻中隔软骨的剩余挺直部分固定到一个打薄的垂直板上。（h、i）8 个月以后，求美者不再抱怨存在功能问题。鼻轴线挺直，鼻唇角、鼻长、鼻尖突出和保护程度都有所改善

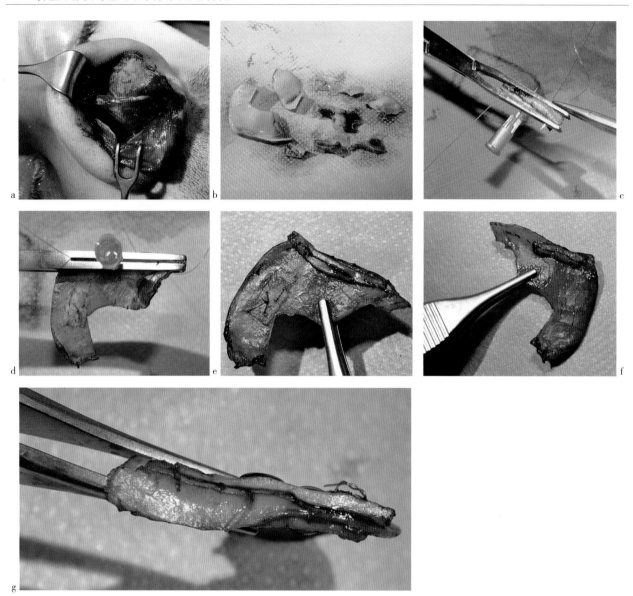

图 15.8 （a）术中影像显示，因为创伤和之前手术的原因，导致鼻中隔严重变形。（b）这是鼻中隔所有的剩余部分。（c、d）Aiach–Gubisch 夹子有助于将撑开型植入体固定到新鼻中隔的背部。（e、f）软骨严重变形，因此这部分不得不进行额外拉直处理，将鼻中隔骨头的一块打薄挺直部分固定到软骨上。新的鼻中隔被重建成为一个稳固、挺直的 L 形骨架，大小适中。（g）剩下的鼻中隔软骨不足以形成第 2 块完整的撑开型植入体，但是缺失的部分可以被新鼻中隔的"天然"扭曲部分替代

　　如果接受过手术后，依然发现剩余骨架部分存在偏位和 / 或大部分鼻中隔被切下，这种情况下，体外鼻中隔成形术是修复疑难鼻中隔的一项重要技术。因此，所有鼻外科医生都要精于该技术。

15.10　鼻中壁的内镜手术

　　以前内镜下鼻中隔成形术仅作为鼻旁窦内镜手术的一个辅助部分存在（图 15.9）。

　　内镜下鼻中隔成形术的主要指征包括：

　　■因为鼻中隔高度偏位导致中鼻道受阻。

　　■鼻中隔后软骨以及垂直板部分的黏膜下暴露和切除。通过交叉影线、仔细颗粒化或软骨标记法来进行外部拉直。

　　■软骨再植入。

■通过挤压中鼻道来拉直鼻中隔。

内镜有助于在术中看到和分析发现体和切除体，优点非常明显，使其成为一项高科技的外科技术。视频技术的应用为个人病例量身制定显微手术创造了崭新的视角（图 14.6）。

图 15.11 中所示的方法可以单独使用，也可以与常见的半贯穿切口联合使用（图 15.10a ~ d）。

15.10.1　后部内窥镜半贯穿切口和软骨间的切口

用特殊的解剖器（如 Behrbohm）或 Freer 提升器，提升软骨两边的黏膜软骨膜以及梨骨。鼻中隔后部的黏膜比前面更容易被破坏。注意：这个阶段的穿孔要谨慎修补好。此时非常有可能出现后部穿孔，但是可以通过仔细水分离术之前的精细手术来避免。用鼻中隔剪刀从底部和背部切除鼻中隔的软

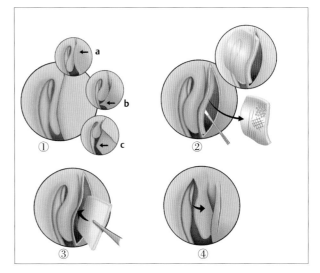

图 15.9　①鼻中隔后部的辅助内镜纠正技术。（a）后部偏位。（b）梨骨突出。（c）梨骨脊。②取下偏位的鼻中隔后部，利用交叉影线、颗粒化、不完全软骨切除来实现外部拉直。③软骨再植入。④挤压中鼻甲，拉直鼻中隔

骨和骨头偏位部分。切下的组织要进行去除毛刺处理，用软骨压碎器将其拉直，然后再植入。黏膜必须精准评估。如果有中隔结节的话，应该从前面将鼻中隔靠近该结节。在切口上部通常能够看到 1 个小血管，它可能在手术后几天内引起显著鼻出血。应该利用电烙来控制出血。软骨间切口可暴露整个鼻中隔软骨。

15.10.2　半贯穿切口和内镜下切开

通过半贯穿切口的内镜下切开有很多优点：
■ 对偏位的发病机制和形态进行精准分析。
■ 在手术的每个阶段，利用光学引导切割可更好地观察后黏膜道中的情况。
■ 手术创伤最小化。
■ 具有恒定焦深的放大效果。
■ 内镜切割技术。

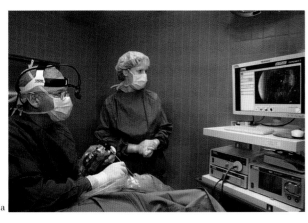

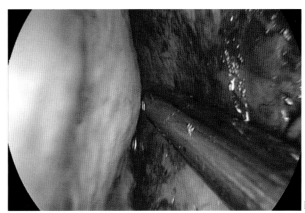

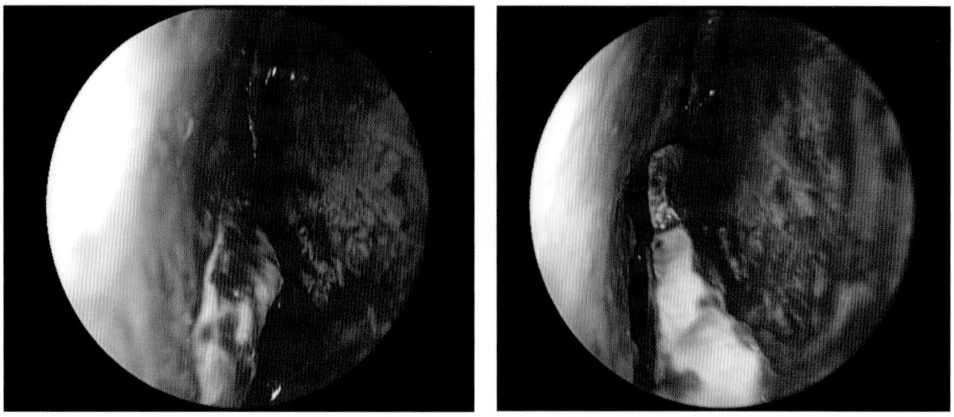

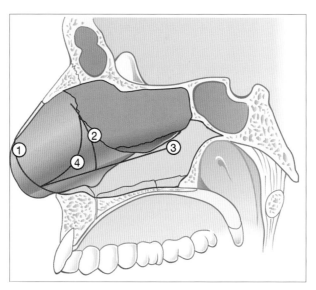

图 15.10 内镜下鼻中隔成形术。（a）装备视频系统的手术间。（b）上鼻道的内镜下切开。（c、d）基脊的切除

图 15.11 内镜下鼻中隔手术方法。①半贯穿切口；②后部半贯穿切口；③水平切口；④软骨间切口

参考文献

[1] Behrbohm H. Septal surgery with functional and aesthetic goals[M]// Behrbohm H，Tardy ME. Essentials of Septorhinoplasty. New York：Thieme, 2003：9-11.

[2] Mlynski G. Impaired function of the upper respiratory tract. Restorative procedures for upper airway dysfunction，nasal breathing [in German][J]. Laryngorhinootologie, 2005, 84（Suppl 1）：S101-S117.

[3] Hildebrandt T. Principles of modern septoplasty[M]// Behrbohm H，Tardy ME. Essentials of Septorhinoplasty. New York：Thieme, 2003：108-115.

[4] Heppt W，Gubisch W. Septal surgery in rhinoplasty[J]. Facial Plast Surg, 2011, 27（2）：167-178.

[5] Hildebrandt T，Behrbohm H. The influence of the septum on the aesthetics of the nasal tip[CD]. Mediaservice, 2000. Interactive CD，KS 533.

[6] Mattias C. Surgery of the nasal septum and turbinates[J]. GMS Curr Top Otorhinolaryngol Head Neck Surg, 2007, 6：Doc10. Epub 2008 Mar 14.

[7] Tardy ME. Rhinoplasty. The Art and the Science. 2 vols[M]. Philadelphia，PA：WB Saunders, 1997.

[8] Behrbohm H，Kaschke O. Pathophysiologie，Differentialdiagnostik und Therapie von Störungen des Geruchsinns[J]. 5 Weissensee HNO Fortbildung. HNO aktuell, 1999, 7：21-27.

[9] Hartmann A. Partielle Resektion der Nasenscheidewand bei hochgradiger Verkrümmung derselben[J]. Dtsch Med Wochenschr, 1882, 8：691-692.

[10] Petersen F. Über subperichondrale Resektion der knorpeligen Nasenscheidewand[J]. Berl Klin Wschr, 1883, 20：329-330.

[11] Killian G. Die submuköse Fensterresektion der Nasenscheidewand[J]. Arch Laryngo Rhinol（Berl），1904, 16：362-387.

[12] Cottle MH，Loring RM，Fischer GG，et al. The maxilla-premaxilla approach to extensive nasal septum surgery[J]. AMA Arch Otolaryngol, 1958, 68（3）：301-313.

[13] Baumann I. Septoplasty update[J]. Laryngorhinootologie, 2010, 89（6）：373-384.

[14] Keefe MA，Cupp CL. The septum in rhinoplasty[J]. Otolaryngol Clin North Am, 1999, 32（1）：15-36.

[15] Schultz-Coulon H-J. Die Korrektur ausgeprägter Deformitäten des ventro-kaudalen Septumabschnitts beim Kind[J]. HNO, 1983, 31（1）：6-9.

[16] Bönisch M，Mink A. Heilungsprozess des Knorpels in Verbindung mit PDS-Folie[J]. HNO, 2000, 48（10）：743-746.

[17] Gubisch W. Twenty-five years experience with extracorporeal septoplasty[J]. Facial Plast Surg, 2006, 22（4）：230-239.

[18] Gorney M. The septum in rhinoplasty："form follows function"[M]// Gruber RP, Peck GC. Rhinoplasty. State of the Art. St. Louis, MO：Mosby-Year Book, 1993：301-313.

[19] Fuchshuber GF. Komplikationen bei der Nasenseptumrekonstruktion mit Polydioxanfolie [inaugural dissertation][M]. Heidelberg, Germany：Ruprecht-Karls-Universität：2003.

[20] Eichhorn-Sens J，Gubisch W. Sekundäre Rhinoplastik[M]// von Heimburg D, Lemperle G, eds.　Ästhetische Chirurgie. Heidelberg, Germany：ecomed Medizin, 2010.

[21] Wormald P-J. Endoscopic Sinus Surgery. Anatomy，Three-Dimensional Reconstruction，and Surgical Technique. Endoscopic Septoplasty[M]. New York：Thieme, 2007：23-26.

[22] Behrbohm H，Birke H，Dalchow C. Von der Septumplastik zur "swinging-double-door" -Technik[J]. HNO-Nachrichten, 2009, 2：32-37.

第16章　鼻部的复杂性

鼻子是由多个解剖结构组成的复合体，外覆纤维腱鞘（浅表肌腱膜系统，SMAS），将各个结构结合起来，并维持一定的张力，这个张力对于功能和美学而言十分重要。我们的初次鼻部手术和修正性鼻中隔成形术的病例报告说明了分开鼻尖结构之间的纤维连接而不改变鼻尖形状的鼻腔手术会造成复杂的结果。缩短前鼻中隔有可能导致鼻尖不突出和鼻翼软骨向外侧张开。削弱或分开鼻翼软骨穹隆之间的纤维连接会导致鼻尖和鼻尖上区的张力消失。有组织学研究显示，假设的穹隆间韧带并不是真实存在的。鼻尖的框架是由包裹结缔组织的软组织、皮下组织和皮肤来维持张力，可能会因为不可预料的原因而变形。其结果是导致鼻翼软骨向外侧张开、鼻尖上区塌陷以及鼻尖下垂兼头侧或尾侧旋转。

下面的病例报告还阐明了半贯穿切口、制作较大的鼻小柱腔隙、鼻尖入路手术等造成该结构不稳定时所需的重建步骤。

病例

简介

求美者为一名40岁的女性，做鼻中隔成形术后数周发现鼻部外观有明显的复杂改变。她希望立即恢复原来的形状，尤其是矫直和缩小鼻尖，以及矫正鞍鼻。

检查所见

正面图（图16.1a）显示鼻软骨宽大，鼻尖不对称，鼻子向右侧弯曲。侧面图（图16.1b）显示鼻尖上区塌陷。底面图（图16.1c）显示鼻尖上塌陷不影响鼻尖从下往上看的形状。图16.1（d～f）是在修复鼻中隔成形术后6个月拍摄的，此时可以看出鼻尖上区有点儿矫正过度，但在之后几个月内会逐渐恢复。

手术过程

从耳甲腔获取植入物。通过内侧软骨间入路直接暴露鼻尖上区。制作一个狭窄的小腔隙，将植入物放入后闭合（图16.1g）。

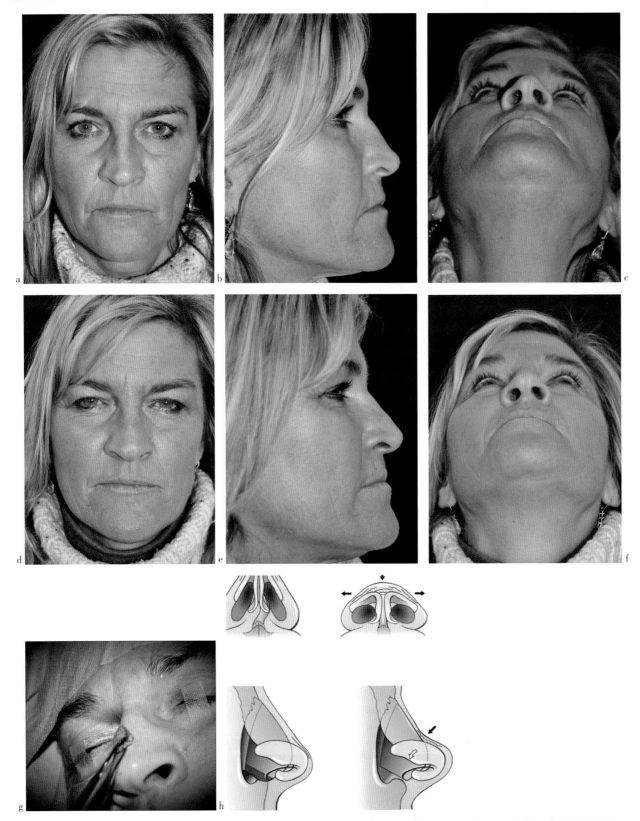

图16.1 （a～c）术前检查所见。（d～f）术后检查所见。（g）术中图：鼻尖上区凸起。（h）鼻翼和鼻中隔软骨、浅表肌腱膜系统、皮肤、皮下和结缔组织共同支撑和维持鼻尖的形状。尾侧鼻中隔下沉或穹隆之间的结缔组织纤维断裂都有可能导致鼻尖变宽（Ret-tinger，2007）

心理学、动机和个人背景

初次鼻中隔成形术后，求美者感觉鼻部的变化太大，想要立即恢复"原来的形状"。由于这些变化不可能随时间而有所改善，医生认为她要求立即做修复手术是合理的，并为她安排了修复鼻中隔成形术。

讨论

为了恢复鼻尖上区结缔组织系统的永久张力，植入物应该比小腔隙稍大，这样能够紧紧地装入小腔隙。植入物可以成为鼻尖上区的"楔石"。再吸收过程可以使植入物融入鼻部轮廓中，同时保留它的功能。

参考文献

[1] Hildebrandt T, Behrbohm H. Functional and Aesthetic Surgery of the Nose. The Influence of the Septum on the Aesthetic Lines of the Nasal Tip[M]. Tuttlingen, Germany: Endo-Press, 2004.

[2] Rettinger G. Risks and complications in rhinoplasty. An update on functional and aesthetic surgery of the nose and ear[J]. GMS Curr Top in Otorhinolaryngol Head Neck Surg, 2007, 6: 73-88.

第17章 鹦鹉嘴畸形

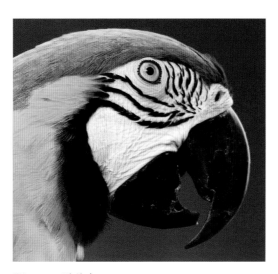

图 17.1 鹦鹉喙

"Polly"源自"Molly"这个名字。在船员和海盗曾经使用过的押韵俚语中,"pretty Polly"是指金钱。用"Polly"表示"鹦鹉",暗指出售从远方带回来的鹦鹉所得的利润。如今,用"Polly"给鹦鹉命名的现象仍然十分普遍,而"Polly 想要一块饼干"也常是主人教给鹦鹉的第一句话。

当鼻尖上区凸出、高于鼻尖表现点时被称为鹦鹉嘴畸形(图 17.1)。鹦鹉嘴畸形的特点是鼻背软骨到鼻尖凸出,从侧面看像鹦鹉的喙一样。术后导致鹦鹉嘴畸形的风险因素包括鼻根深、鼻背软骨高以及鼻尖低。鹦鹉嘴畸形可能由多种机制造成,需要采取不同的矫正措施。因此,在开始修正手术之前必须先确定导致鹦鹉嘴畸形的具体原因。图 17.2 显示了鹦鹉嘴畸形的病理机制以及可能的预防方法。

17.1 软组织鹦鹉嘴畸形

手术操作粗暴、手术部位边缘粗糙或留有软骨碎屑可能会引起严重的结缔组织反应和鼻尖上区结疤。这种情况在皮肤较厚的求美者中尤为多见。术后肿胀可能与软组织鹦鹉嘴畸形相似,因此等到肿胀完全消退后再做处理可以避免不必要的修复手术。

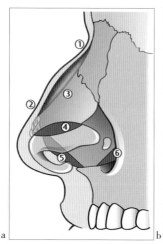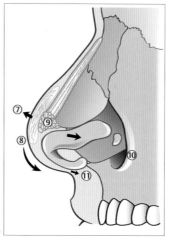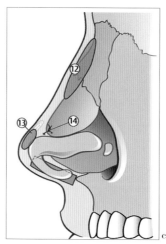

图 17.2　鹦鹉嘴畸形的发病机制及可能的预防方法。（a）鼻额角深①、鼻背软骨高、鼻尖不够突出会增加鹦鹉嘴畸形的风险。鼻尖上区皮肤厚②也是引起鹦鹉嘴畸形的一个因素风险。驼峰鼻矫正手术中常用的步骤是：切除骨和软骨隆起③、缩小鼻翼软骨头侧体积④、通过松解内侧脚踏板到鼻中隔前缘的连接缩小鼻中隔前缘⑤并缩短鼻中隔软骨基底，以达到所需的轮廓改变⑥。（b）引起鹦鹉嘴畸形的主要原因：鼻尖上区肉芽组织增生性炎症⑦，通常由粗糙的软骨边缘所致⑨，皮下肿胀和瘢痕形成，穹隆和内侧脚塌陷导致鼻子不突出⑧、失去保护⑪，以及鼻中隔缩短⑩。（c）预防鹦鹉嘴畸形的方法：抬高鼻背并增大鼻额角⑫、环状削薄厚的皮下组织⑬、用缝合线进行较松的固定⑭、用鼻尖植入物垫高鼻尖⑮或用鼻小柱支撑物保护和提高突出度⑯

病例 1

简介

求美者为一名 34 岁的女性，分别于 4 年前和 6 年前在其他地方做过两次鼻中隔鼻成形术。慢跑时，她仍然感觉用鼻子呼吸有困难，同时她还想改善鼻子的外形。两次手术都没能达到她的期望。而且，她的职业是在柏林的酒店做调酒师，时常公开露面，因此更加希望自己拥有漂亮的鼻子。

检查所见

正面图（图 17.3a）显示鼻子弯曲，左侧稍微呈现倒 V 形畸形、右侧鼻中隔半脱位以及鼻尖下呈长三角。侧面图（图 17.3b）显示鼻尖皮肤偏厚、过于突出，没有转折点、鼻尖表现点不明显以及呈现鹦鹉嘴畸形。底面图（图 17.3c）显示中隔半脱位和鼻孔不对称。图 17.3d ~ f 显示了修复手术 2 年后的情况。

手术过程

通过半贯穿切口暴露鼻中隔前部，然后缩短底部中隔。其他术中操作细节：鼻棘缝合、软骨间切口、抬高软组织包膜、去除鼻中隔前角水平的背侧中隔粗糙边缘上的厚瘢痕、双侧截骨以及在左侧放置撑开移植物（图 17.3g、h）。

心理、动机和个人背景

求美者认为之前的手术完全失败。她做出再次接受鼻成形术的决定并不容易，但她对手术结果期望很高。在术前来访中，她对手术的期望变得切合实际，并且了解了自身皮肤类型的相关问题。

讨论

本病例是一个典型的软组织鹦鹉嘴畸形。求美者的皮肤类型导致她容易发生这种并发症（图 17.2b）。

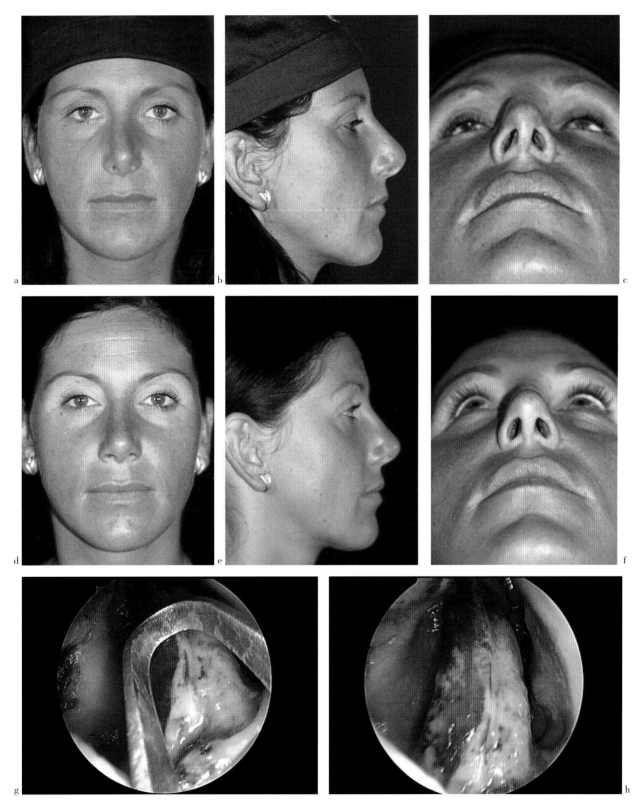

图 17.3 （a～c）修复手术前的外观。（d～f）修复手术 2 年后的外观。（g、h）术中图。用微型刮匙在鼻尖上区进行切除和磨平（Behrbohm、Karl Storz、Tuttlingen）（图 18.4）

病例 2

简介

求美者为一名 72 岁的女性，年轻时做过一次鼻成形术。笔者让她把鼻整形手术的过程写下来。下面是她写的内容："我做过两次鼻整形手术，实际上我的长相没什么问题（图 17.4a、b），直到我的男朋友（他是一名专门从事整形美容手术的医生）说我的鼻子太宽，看起来像'东普鲁士人'。20 世纪 70 年代的时尚模特大多鼻子小巧，一般都做过整形美容手术。因为我想让自己更加上相（尽管我的工作属于自然科学领域），所以就同意做鼻成形术。我的新鼻形在社交圈里很受欢迎，没有人对手术结果不满。然而，随着时间的推移，我的鼻子开始出现中度的'鹦鹉嘴畸形'，当时还反复出现鼻窦感染，我不得不在种牙之前先做鼻窦手术。我花了几年时间才下定决心。同时，我还做了修正性鼻部手术。现在我明白了我的第 1 次手术结果并不理想。回想起来，我还是更喜欢我原本和现在的鼻子。30 多年来，我的鼻子和我的脸部比例不太协调。如果我还保留着原本的鼻子，会怎么样呢？人不可能符合每个流行时期的审美。"

检查所见

正面图（图 17.4c）显示鼻背纤细、鼻尖瘦小、吸气时鼻翼萎陷。侧面图（图 17.4d）显示鼻背骨矫正过度导致的鹦鹉嘴畸形。底面图（图 17.4e）显示鼻孔轻微不对称。图 17.4f～h 显示修复手术 2 年后的图像。

手术过程

施行内镜鼻窦手术以改善鼻窦引流情况。在右侧做一个半贯穿切口、两个黏膜隧道和一个摇门，然后缩短中隔软骨，做一个切口将前中隔矫直。提起鼻背上的软组织包膜，去除鼻尖上区的增生性瘢痕。用磨碎的中隔软骨加高鼻背。

讨论

修正手术的目的是消除鹦鹉嘴软骨畸形，抬高鼻背上部。通过隆鼻使骨—软骨连接处变得平滑。

17.2　鹦鹉嘴软骨畸形

鼻尖不挺翘、失去保护是导致术后鹦鹉嘴畸形的主要原因。塔迪将鹦鹉嘴软骨畸形分成 3 类：损害鼻尖支撑和鼻尖突出度的、导致鼻尖假性突出的以及容易突出或掩盖鼻背软骨的。还有可能出现过度形态。因此，根据我们的经验可理解鼻尖支撑机制是预防鹦鹉嘴的关键所在。如果担心术后出现鼻尖下垂，手术时就应当考虑这种风险，并采取措施加以预防。术后鹦鹉嘴畸形还可能是因为背侧中隔和上外侧软骨缩短不充分，以及鼻背过度矫正所致。对于鼻根深的求美者，切除鼻背骨时要谨慎，同时考虑增大鼻额角。

鼻尖支撑机制在鹦鹉嘴畸形矫正手术中具有重要作用。

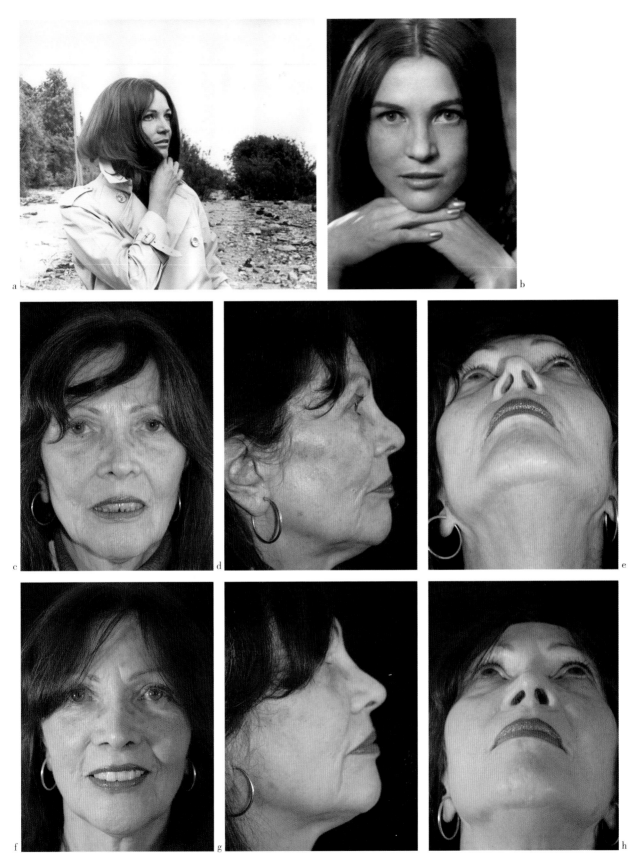

图 17.4 （a、b）年轻女性求美者首次鼻成形术前的图片。（c~e）修复手术前的图片。（f~h）修复手术 2 年后的图片

病例 3

简介

求美者为一名 25 岁的女性，她 2 年前在家乡做过一次鼻成形术，手术内容包括切除鼻背驼峰。她对鼻背的畸形很不满意，来医院寻求改善。

检查所见

正面图（图 17.5a）显示鼻背、鼻尖上区和鼻尖畸形。侧面图（图 17.5b）显示鹦鹉嘴软骨畸形和鼻尖悬垂。底面图（图 17.5c）显示鼻底宽大、有轻微的不对称。图 17.5d ~ f 显示了修复手术 1 年后的对应图片。

手术过程

缩小鼻翼软骨头侧和垫高鼻尖软组织。分离上外侧软骨与鼻中隔背侧缘。缩短中隔背侧和上外侧软骨上缘。用 5-0 号 PDS 缝线将撑开移植物固定到鼻中隔和上外侧软骨之间（图 17.5g ~ j）。

心理、动机和个人背景

心理状态稳定的女求美者坚决要求做修复手术，以改善前次手术的结果。

讨论

修复手术的主要目的是降低鼻背软骨的高度并将缩短的上外侧软骨上缘固定住。这个目标是通过将撑开移植物缝合到鼻中隔背侧缘的上外侧软骨上来完成的。鼻尖很明显，不需要垫高或固定。

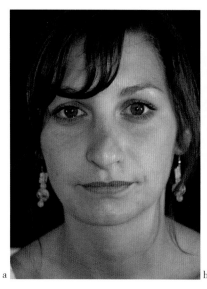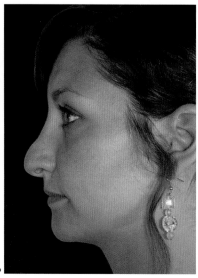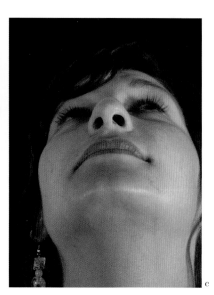

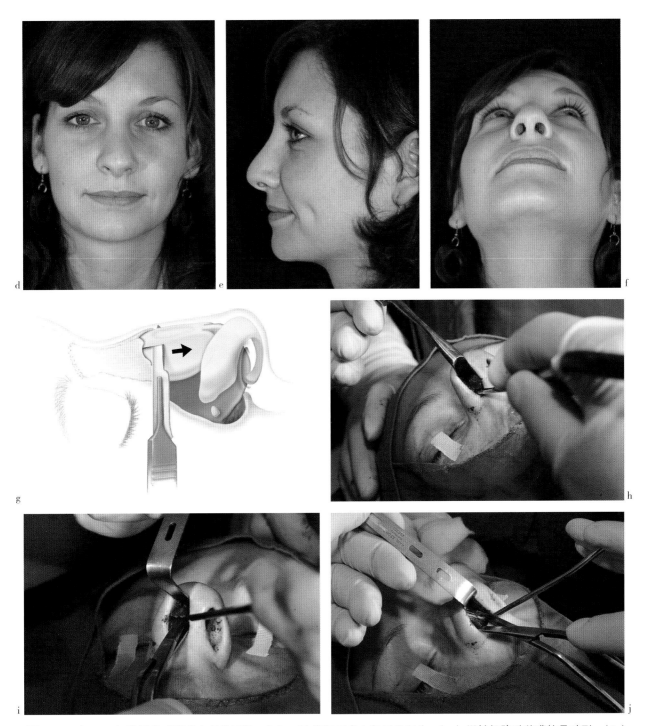

图 17.5　（a ~ c）修复鼻成形术之前的图片。（d ~ f）修复手术 1 年后的图片。（g）锐性切除鹦鹉嘴软骨畸形。（h）通过鼻内入路进入鼻背和鼻尖上区。（i）锐性切除鹦鹉嘴软骨畸形。（j）摆正鼻中隔背侧缘和较高的软骨，然后用 PDS 5-0 线缝合

参考文献

[1] Behrbohm H. Septorhinoplastik in verschiedenen Lebensabschnitten.Part 2b：Das mittlere Lebensalter[J]. HNO aktuell, 2004, 12：59-68.

[2] Rettinger G. Risks and complications in rhinoplasty. An update on functional and aesthetic surgery of the nose and ear[J]. GMS Curr Top Otorhinolaryngol Head Neck Surg, 2008, 6：73-90.

[3] Hanasono MM，Kridel RW，Pastorek NJ，et al. Correction of the soft tissue pollybeak using triamcinolone injection[J]. Arch Facial Plast Surg, 2002, 4（1）：26-30.

[4] Kim DW，Toriumi DM. Open structure rhinoplasty[M]// Behrbohm H，Tardy ME. Essentials of Septorhinoplasty. New York：Thieme, 2003：118-136.

[5] Tardy ME Jr，Kron TK，Younger R，et al. The cartilaginous pollybeak：etiology，prevention，and treatment[J]. Facial Plast Surg, 1989, 6（2）：113-120.

[6] Guyuron B，DeLuca L，Lash R. Supratip deformity：a closer look[J]. Plast Reconstr Surg, 2000, 105（3）：1140-1151.

[7] Jung D-H，Lin RY，Jang HJ，et al. Correction of pollybeak and dimpling deformities of the nasal tip in the contracted，short nose by the use of a supratip transposition flap[J]. Arch Facial Plast Surg, 2009, 11（5）：311-319.

[8] Bagal AA，Adamson PA. Revision rhinoplasty[J]. Facial Plast Surg, 2002, 18（4）：233-244.

第 18 章　鼻背问题

"奈费尔提蒂"意为"美丽已至"（图 18.1）。她是阿肯那顿法老最喜爱的妻子，生活在公元前 14 世纪。她因为那座用石灰岩和石膏制成的半身像而名垂千古，现在这座石像在柏林新博物馆展出。她被视为女性美丽和魅力的象征。任何凝视她的眼睛的人都永远不会忘记她。

鼻背的问题多种多样，从倒 V 形畸形、顶部开放、截骨碎片移位到囊肿、鼻背不规则等。相应的，有很多方法可以解决这些问题。

18.1　倒 V 形畸形

倒 V 形畸形是鼻成形手术的一种美学和功能上的并发症，在切除大块鼻背隆起后尤为多见。它看起来是沿鼻骨锥和软骨部分之间的梨状孔走行的凹槽，呈现出相当明显和典型的倒 V 形，求美者通常认为很难看。倒 V 形畸形可在术后肿胀消除后立即出现，或作为远期并发症出现。这种畸形的早期表现提示，它的成因与术中上外侧软骨移位、松解，或与鼻骨锥分离有关。过度锉磨会产生很大的术中创伤风险。因此，锉磨操作要尽可能少，必要时应该朝着梨状孔的斜角方向进行操作。根据我们的经验，在鼻美容整形手术中，已经淘汰了标准的 4cm 锉刀。有人开发出尺寸更小、更扁平的替代工具，以降低上外侧软骨创伤的风险。此外，比起粗糙的锉刀，应

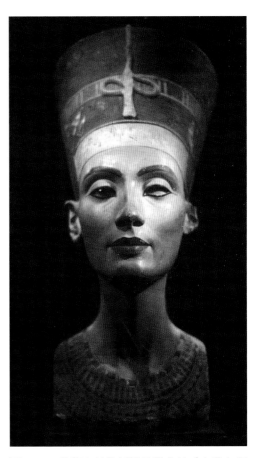

图 18.1　收藏在柏林新博物馆中的《奈费尔提蒂》（Nefertiti）石膏像

优先使用钢锉。鼻骨短、上外侧软骨长和鼻背驼峰较大的求美者容易发生倒 V 形畸形。即便采用技术正确的外侧截骨术，在愈合后期仍会发生瘢痕挛缩，导致截骨碎片向内侧偏移。因此，鼻背会下垂到鼻骨锥之下，导致鼻腔或内部鼻瓣区狭窄。预防这种问题的最好办法是放置撑开移植物或加长的撑开移植物。

病例 1

病例要素：倒 V 形畸形、鼻尖不明显、鼻背过于突出、体外鼻中隔成形术（由 Jac-queline Eichhorn-Sens 实施）。

简介

求美者对之前在其他地方做过的鼻成形术的功能和美学结果不满意。功能问题是由遗留的鼻中隔偏曲、内部瓣膜区狭窄和下鼻甲肥大所致。

检查所见

正面图显示眉毛到鼻尖的美学曲线不协调，以及有明显的倒 V 形畸形（图 18.2a），说明在之前的鼻成形术中上外侧软骨已经与骨骼分离。骨锥较宽且不对称。侧面图可见深鼻根和骨性隆起（图 18.2b）。底面图可见鼻尖宽大、不对称，而且不明显（图 18.2c）。鼻内检查显示鼻中隔偏曲，尤其是前鼻缘；其余部分偏曲、呈圆体（图 18.2g、h）。在用玻璃探头检查时发现，手动扩张鼻瓣膜前区时立即感觉呼吸通畅，说明内部瓣膜区狭窄，需要重建。

手术过程

通过标准的倒 V 形鼻小柱切口进行开放手术。分析显示，鼻中隔前缘偏曲，整个鼻中隔软骨拉伸。因此，我们决定切除鼻中隔（图 18.2g、h），并实施体外鼻中隔重建术。我们切除所有的不规则部分，尤其是鼻中隔骨和软骨连接部分的增厚区域。

然后将鼻中隔的其余部分旋转 180°，将其余鼻中隔矫正。将削薄的筛骨垂直板缝合到新的鼻中隔前缘，以支撑软骨块（图 18.2i）。我们将鼻中隔软骨制成的撑开移植物缝合到新的鼻中隔的背侧部分，以恢复内部鼻瓣膜的完整性，重建背侧美学曲线，提高支架的稳定性（图 18.2i、j）。削减骨性隆起后，行双外侧、旁正中和横向截骨术。通过多次前后缝合将矫正后的新鼻中隔重新安置并固定到上外侧软骨上。穿过前鼻棘上的小钻孔进行缝合，以完成前固定。将软骨移植物植入鼻根。另外，用一层异体阔筋膜覆盖鼻背。矫正鼻尖时，切除下外侧软骨的头侧部分，并用穹隆贯穿缝合恢复穹隆区。采用穹隆间缝合来控制外扩，并用鼻中隔与内侧脚间的悬吊缝合将鼻尖固定到理想的位置上。

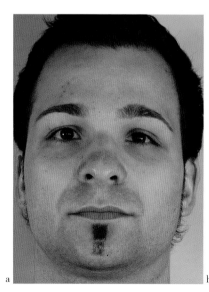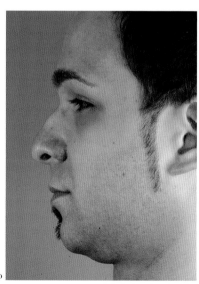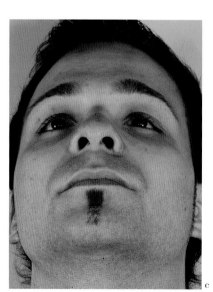

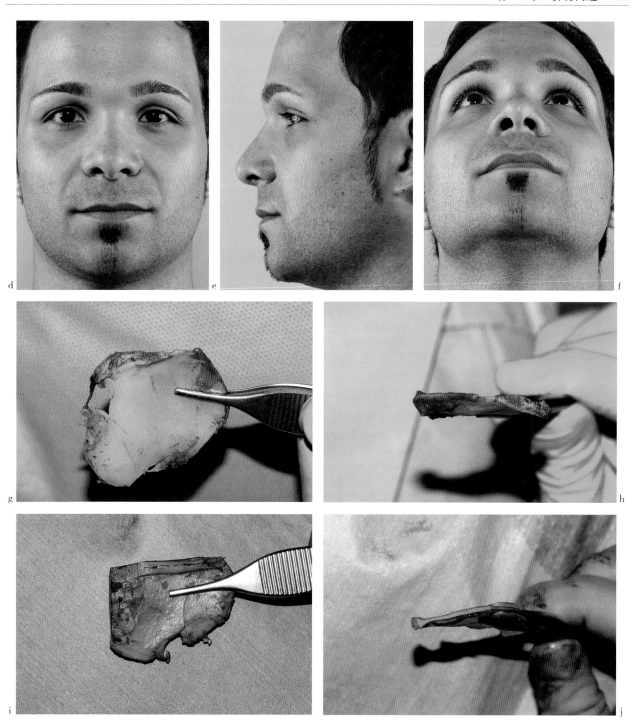

图 18.2　（a）术前正面图显示眉毛到鼻尖的美学曲线不协调、有倒 V 形畸形、歪鼻、鼻尖宽且表现点不明显。（b）侧面图显示钩形骨和鼻背软骨过于突出。（c）底面图可明显看出鼻尖不对称、不明显。（d～f）术后 18 个月时的随访图，经鼻呼吸正常。（d）正面图，眉毛到鼻尖的美学曲线对称，鼻中轴笔直，鼻尖明显。（e）侧面图显示鼻背更漂亮，且鼻唇角矫正后稳定。（f）底面图显示鼻尖对称、明显。（g、h）鼻中隔前缘偏曲，所有鼻中隔软骨均受到拉伸。（i、j）将一块筛骨垂直板缝合到新的鼻中隔前缘，以永久性拉直并支撑鼻中隔。此时，新的前缘已充分矫直。撑开移植物被植入鼻背

心理、动机和个人背景

求美者以前为了纠正功能问题，在其他地方做过手术，但术后鼻中隔依然是偏曲的。此外，在前次手术中，上外侧软骨已经与骨分离，导致内部瓣膜狭窄并加重了通气问题。求美者还出现外观畸形，包括明显的倒 V 形畸形、鹰钩鼻以及宽大、不明显的鼻尖。因此，求美者希望通过修复手术达到功能和外

观上的改善。术后 18 个月时，求美者对手术的外观和功能结果都很满意（图 18.2d ~ f）。

讨论

我们需要讨论能否在不切除整个鼻中隔的情况下矫直鼻中隔软骨。最重要的问题涉及鼻中隔的外框架：是否至少存在平直的 L 形框架，外框架是否变形？在这个病例中，鼻中隔框架，尤其是前缘，不是直的。鼻中隔直不直关系到鼻子是否挺直。因此，我们需要尽最大的努力矫正鼻中隔。

病例 2

简介

求美者为一名 32 岁的女性，她曾在 10 年前和 8 个月前在其他医院做过鼻中隔成形术。她在波罗的海的一个度假胜地做服务员，希望能迅速、永久性地改善鼻子外观。

检查所见

正面图（图 18.3a）显示倒 V 形畸形和鼻背软骨矫正不足。斜视图（图 18.3b）和侧面图（图 18.3c）显示有残留驼峰、整个鼻背不规则、鼻驼峰切除不全和鹦鹉嘴软骨畸形。

修复性鼻成形术 2 年后（图 18.3d ~ f）和 10 年后（图 18.3g、h）的随访图。

心理、动机和个人背景

求美者感觉初次手术的结果比原本的鼻子还糟糕。她非常积极地寻求最大限度的改善。

手术过程

通过开放入路从鼻中隔下部取一个 4mm × 12mm 的软骨条。切除鼻中隔上残留的软骨，分离上外侧软骨，缩短鼻中隔背侧缘，双侧放置撑开移植物，然后双侧行内外弧形截骨术。用异体筋膜修复整个鼻背。

讨论

鼻背用失活、冻干的异体阔筋膜垫高。筋膜是修复鼻背的一种有效的材料，不过它在体内容易扩张，导致持续数月的长期肿胀。应根据每个求美者的具体情况来决定自体组织是否比异体移植物更好。

18.2　残留驼峰

驼峰鼻矫正术后可能会发生几个典型的问题。除了倒 V 形畸形、凸底畸形或顶部开口外，残留驼峰也很令人头疼，因为求美者把它看作是手术失败。在这种情况下，需要做的就是采取观察等待还是立即实施修复手术。残留驼峰主要由骨或软骨构成，可能是由切除时截骨线定位错误、骨膜持续肿胀、骨并列生长、肉芽肿性炎症或组织血肿导致。手术时的骨膜无创处理是促进鼻背快速平稳愈合的最佳方法。

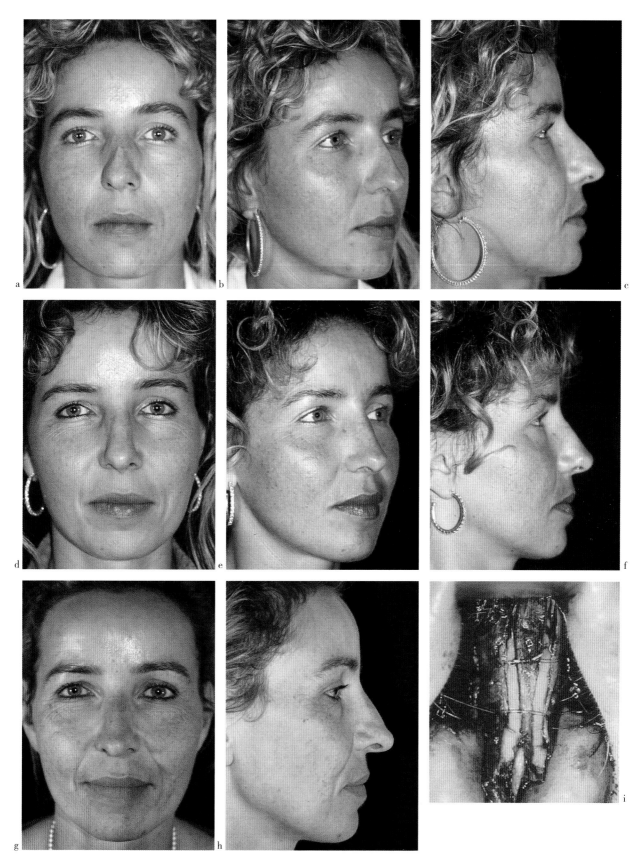

图 18.3　（a ~ c）术前所见。（d ~ f）术后所见。（g、h）修复手术 10 年后的长期随访。（i）术中图。两侧已放置撑开移植物

病例 3（远期修复）

简介

求美者为一名 41 岁的女性，因鼻腔气道阻塞和外观问题前来就诊。她要求矫正鼻背，矫正鼻背与鼻尖连接部，缩窄鼻尖。

初次鼻成形术前检查所见

正面图（图 18.4a）可见鼻背突出，鼻尖上区有一块平台、鼻尖宽大。侧面图（图 18.4b）显示过于突出的骨、软骨驼峰和小鼻额角。图 18.4c 为斜视图。

修复性鼻成形术前检查所见

正面图（图 18.4d）和侧面图（图 18.4e）显示残留驼峰。图 18.4f ~ h 显示修正手术后的对应图像。

手术过程

通过内侧软骨间切口垫高鼻背上的软组织。用鼻背刮匙和微型刮刀清除瘢痕和肉芽组织。

心理、动机和个人背景

医生和求美者都希望鼻骨锥上的突出物会随时间而消失。对于这种高度的残余肿胀，通常可以采用观察等待法。但是如果残留驼峰因骨膜新骨形成或其他原因无法消除，则修复手术就成了唯一的选择。

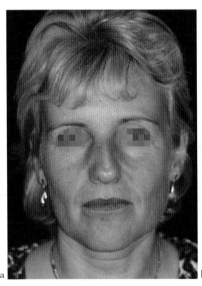
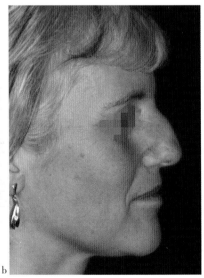
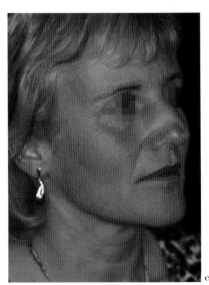

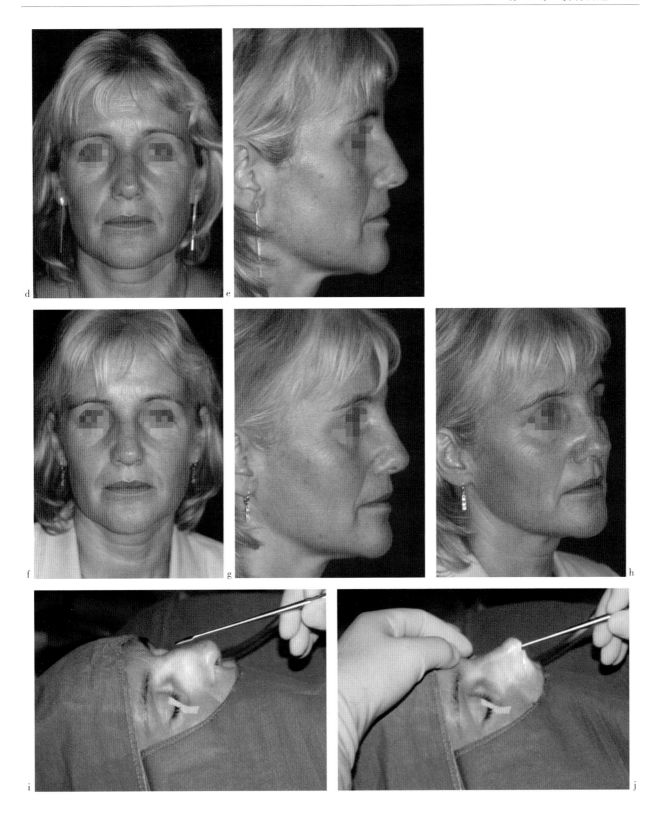

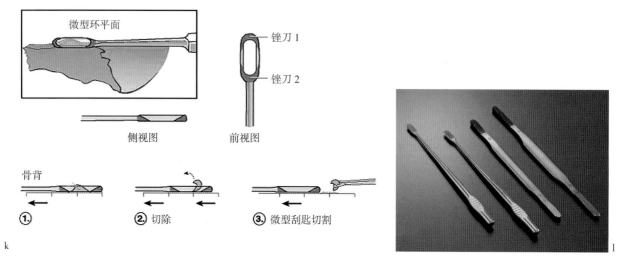

图18.4 （a~c）初次鼻成形术前所见。（d、e）修复性鼻成形术前所见。（f~h）修复性鼻成形术术后所见。（i）术中图。（i）联合使用微型锉刀和微型刮匙。（j）通过鼻内小切口放置微型刮匙。（k）微型刮匙的切割和磨平动作。（l）小型和微型锉刀以及金刚锉（Karl Storz，Tuttlingen）

病例4（早期修正）

简介

求美者在初次驼峰鼻矫正术后3个月前来就诊。

检查所见

正面图（图18.5a）显示鼻骨锥宽大。侧面图（图18.5b）可见残留驼峰和僵硬感。

底面图（图18.5c~f）显示修正手术1年后的随访图。

手术过程

切除残留驼峰（图18.5g）。

心理学、动机和个人背景

如果鼻背没有充分缩小，留下残留驼峰，比起让求美者安心和产生虚假的期待，医生应该建议求美者接受早期修复，而不是让求美者无谓地等待虚假的结果。

讨论

医生应该等到鼻子完全愈合并稳定下来之后再继续实施修复性鼻成形术。一般来说，这个过程至少需要8个月，有些情况下会更长。过早进行修复会对尚未完全稳定的结构、瘢痕形成和移植物融合造成新的不稳定，使结果更加难以控制和预测。但也有例外，有些情况下可以进行早期修复。这些情况包括有技术缺陷的截骨和碎片移位、移植物移位、残留驼峰、鼻中隔偏曲、鼻中隔血肿、缝合瘘以及伤口感染等。这些并发症是早期修复手术的有效适应证。

如果出现这些适应证，医生应该采取措施，建议求美者施行修复手术，并确定手术时间。外科医生决不能忽视移植物或植入物移位等明显问题，让求美者"犹豫不决"，以至于求助其他医生。

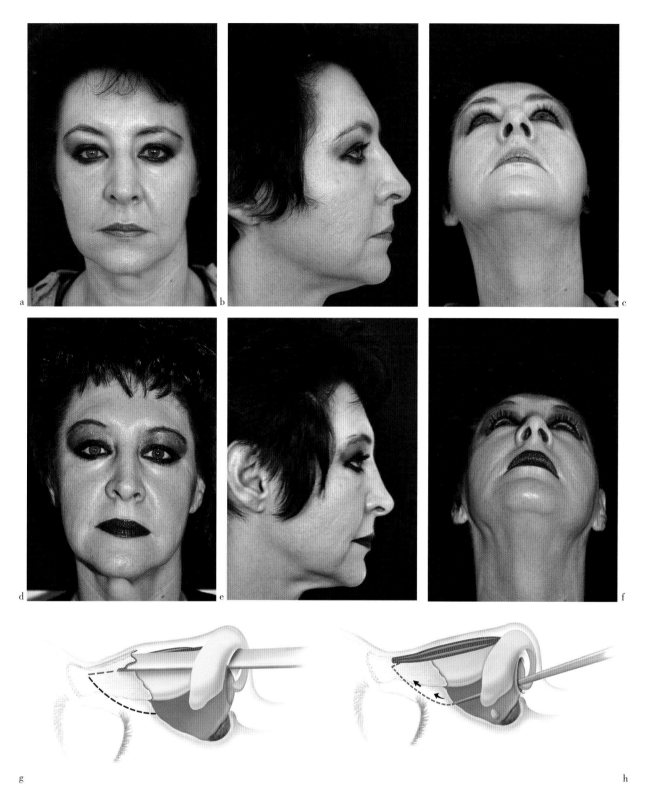

图 18.5 （a ~ c）修复性鼻成形术前所见。（d ~ f）修复性鼻成形术后 1 年所见。（g）已经用 Rubin 骨刀切除残留驼峰。（h）下部外侧弧形截骨，从下鼻甲水平位置突起的上面，逐渐向下向外，最后向上转到内侧斜行截骨部位

18.3　顶部开放畸形

顶部开放畸形表现为鼻背骨变宽。在切除骨性驼峰后鼻骨分开时发生。这种情况可能是由不完全或

有技术缺陷的外侧截骨、青枝骨折或旁正中截骨不充分导致的鼻中隔和鼻骨之间的残余骨片所致。鼻骨锥中的这个缺口可能会让软组织下垂，导致鼻背上可触及甚至可见不规则形状。外部皮肤和鼻内黏膜会直接接触，常常导致神经痛、头痛、感觉障碍和发冷。大多数情况下，修复手术之后这些症状会消失。

宽鼻和顶部开口畸形还可能由鼻部创伤所致。鼻骨损伤可能导致骨骼向外侧偏移或一部分上颌骨额突脱出向顶部开放。

肯定要关闭顶部开放，以防止瘢痕挛缩和鼻背出现不可预测的骨和软骨畸形。这些组织反应还可能影响上外侧软骨和鼻内瓣膜，导致狭窄。其潜在病理机制与倒 V 形畸形相似。顶部开放可以通过内侧和外侧弧形截骨来闭合。

病例 5

简介

求美者为一名 24 岁的女性，在接受鼻中隔成形术和驼峰切除 1 年后前来就诊。这位年轻的化妆师抱怨她的鼻骨锥过宽、鹰钩鼻和鼻尖上区不对称。

检查所见

正面图（图 18.6a）显示鼻子有顶部开放畸形和左侧鼻尖上区瘢痕挛缩导致的轻微不对称。侧面图（图 18.6b）显示残留驼峰和鹦鹉嘴畸形。底面图（图 18.6c ~ i）显示第 2 次修复手术 1 年后。

手术过程

实施两次修正性鼻成形术：

（1）第 1 次于 2010 年实施：半贯穿切口、软骨间切口，垫高软组织包膜，切除鼻尖上瘢痕组织。残留驼峰再截骨，内侧和外侧弧形截骨。分离上外侧软骨与鼻中隔背侧缘，并用 5-0 的 PDS 缝线固定。

（2）第 2 次于 2011 年实施：右侧再截骨和切除瘢痕组织，特别是左侧鼻尖上部（图 18.6g ~ l）。辅助治疗：术后向该部位注射 0.4 mg 曲安西龙。

心理学、动机和个人背景

求美者认为手术后鼻子不对称影响美观，这个原因促使她来寻求改善。

讨论

初次鼻成形术中的截骨和移位常常过高或不完全。本病例中的截骨碎片没有完全取出，尤其是右侧，因此修正手术侧重于再截骨。

18.4 组织复原

如果鼻骨太短或外侧截骨位置过高，有可能导致关闭不全。在鼻骨小巧、可移动、不稳定的求美者中，术后瘢痕组织可能会向内侧缺陷处收缩，或者截骨碎片会向外侧移动。由于这种趋势往往很难控制，因此被称作组织复原。青枝骨折像弹簧一样，可以使骨锥在手术后恢复原本的形状。

18.5 摇椅畸形

摇椅畸形是在截骨位置高于鼻额缝或延伸入厚额骨中时发生的。鼻骨截骨上面较厚的部分容易向外侧"摆动",而较薄的下部会向内侧移动,产生横向的摇椅畸形。治疗包括反向骨折,即在低处鼻骨比较薄的地方再次截骨,使骨片在低处移动。可以用 2mm 的骨刀经皮进行适当的横向截骨。

18.6 鼻背囊肿

鼻背囊肿的形成是由鼻内呼吸上皮滞留或移位到鼻背所致。这种情况可能发生于截骨部位或当这两个部分的解剖界限被顶部开放畸形打破时。术后瘢痕形成过程中,纤毛上皮被留在鼻背的皮肤下面。杯状细胞和浆液黏液腺继续分泌,形成囊肿。治疗方法是完全摘除。

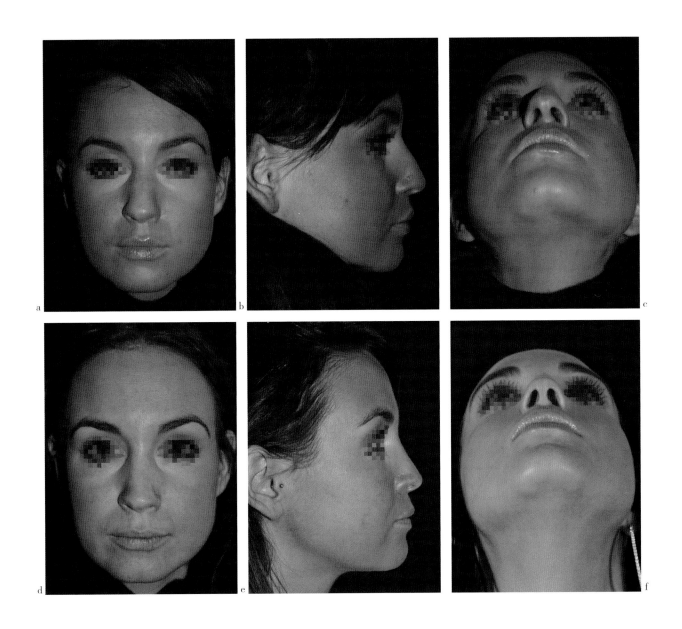

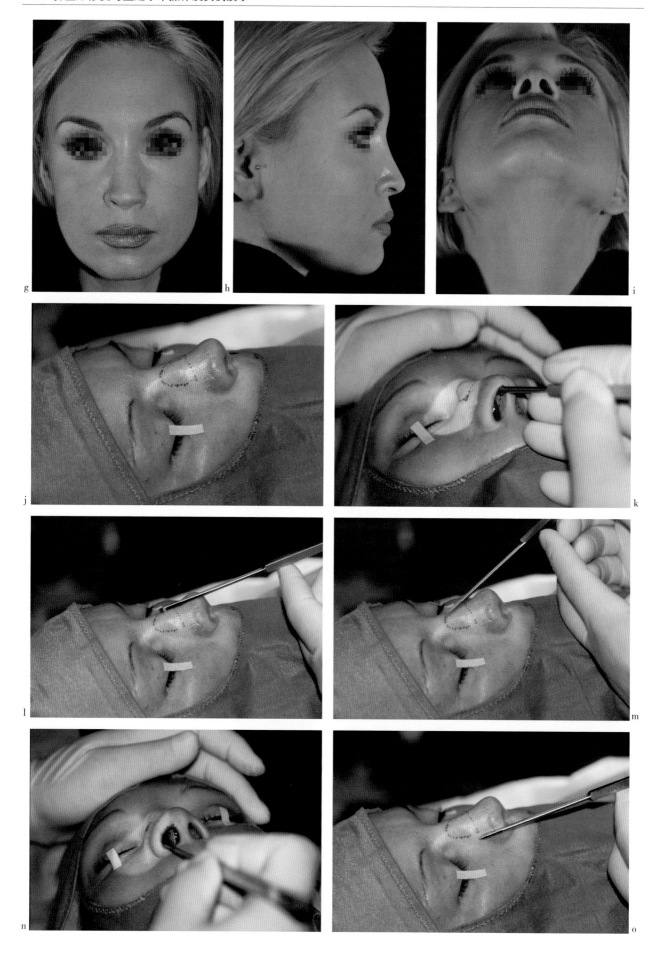

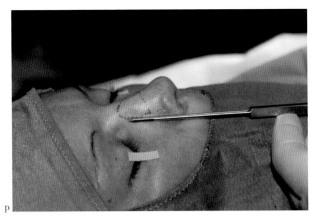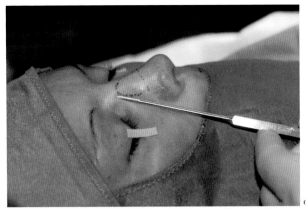

图 18.6　（a～c）修复性鼻成形术前所见。（d～f）修复性鼻成形术 1 年后所见。（g～i）第 2 次修复性鼻成形术 1 年后所见。（j）截骨线标记。（k）内侧截骨器械就位。（l）截骨的进一步走行。（m）器械向外侧倾斜 30°角。（n）越过梨状孔在下鼻甲头部前方稍偏上处穿透黏膜。（o～p）继续外侧弧形截骨。（p）改变外侧截骨的方向。（q）骨刀向内侧倾斜 30°前进

病例 6

病例要素：倒 V 形畸形、鼻尖表现点不明显、鼻背过于突出、体外鼻中隔成形术 [手术由沃尔夫冈·古比希（Wolfgang Gubisch）实施]。

简介

求美者为一名 35 岁的女性，之前做过鼻中隔成形术和驼峰切除。她的鼻子由于前次手术中没有处理鼻尖，显得过长。鼻背形状不规则，鼻孔不对称，右侧鼻翼凹陷。鼻中隔成形术后，鼻中隔前缘可移动，在移到前鼻棘时会发出"咔嗒"声。

检查所见

望诊可见前次鼻中隔成形术切除鼻背驼峰后鼻子过长（图 18.7a、b）。鼻尖宽、不明显且不对称。右侧鼻翼凹陷（图 18.7c）。鼻尖向尾部旋转，鼻唇角太小（图 18.7b）。鼻背可见不规则形状。

触按鼻小柱时，鼻中隔前缘可以向前鼻棘移动，发出"咔嗒"声。鼻内检查显示有残留的鼻中隔偏曲。

手术过程

修复手术是通过开放入路来完成的。切开鼻尖后，发现前次手术中已经对穹隆区两侧进行不对称切除，且右下外侧软骨切除过度（图 18.7g）。

鼻中隔尾端不再和前鼻棘接触，鼻中隔前部被切除过度（图 18.7h）。我们矫正了残留的鼻中隔偏曲。从一个部位切取耳甲腔软骨，然后用双层耳甲腔软骨制成的复合移植物作为鼻小柱支撑物，以支撑鼻尖（图 18.7i）。将移植物缝合到前鼻棘和鼻中隔前缘。用板条移植物矫正右下外侧软骨。鼻中隔软骨的边缘移植物固定鼻前庭。利用穹隆区已有的切口，用改良穹隆分离法矫正两侧的鼻尖形状（图 18.7j）。为了防止穹隆分离后的 1 年里出现鼻尖过细、过窄，用双层异体阔筋膜移植物覆盖穹隆区。行拉拢缝合。用盾形鼻中隔软骨移植物来塑造鼻尖上转折点的形状。用异体阔筋膜包裹的耳甲腔软骨小块（筋膜包裹的软骨块，DCF）来勾勒鼻背的轮廓。

心理学、动机和个人背景

这位年轻的女性求美者在上一次手术之后出现呼吸问题。她对鼻子的形状也不满意。修复手术1年后，她对术后的外形和功能改善感到满意（图 18.7d ~ f）。

讨论

如果可行的话，我们的首选移植物材料是鼻中隔软骨。但是在本病例中，由耳甲软骨制成的复合移植物更适于改善鼻小柱的鼻尖支撑效果。

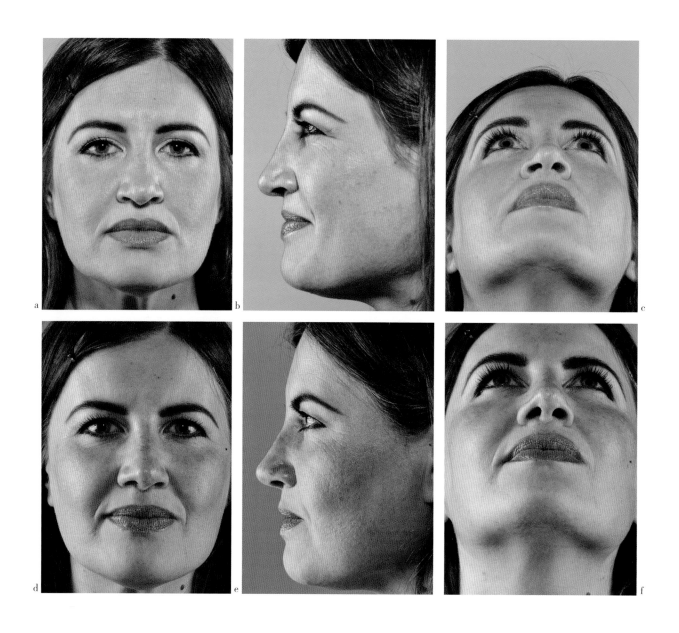

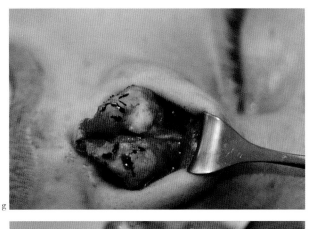
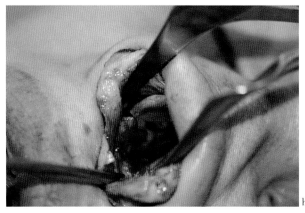
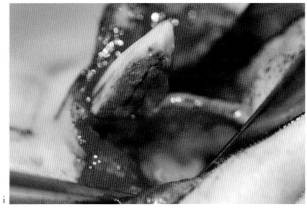
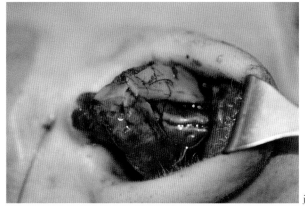

图 18.7　（a）术前正面图：鼻子偏长，鼻尖不对称、过宽且不太明显。鼻背骨不对称，可见鼻背形状不规则。（b）侧面图：鼻子过长，鼻唇角太小。鼻尖向尾部旋转。（c）底面图显示鼻孔不对称，鼻小柱偏曲且右鼻翼塌陷。（d）修复性鼻成形术后 1 年的正面图。鼻尖很明显。（e）侧面图显示鼻尖旋转和鼻唇角问题已经得到矫正。鼻子缩短，长度与面部其余结构协调。（f）底面图显示左侧鼻翼稳定、鼻尖明显。（g）两侧穹隆区切口和切除不对称的软骨。（h）前鼻中隔过度切除的术中图。鼻中隔的尾部与前鼻棘不接触。（i）双层鼻甲软骨复合移植物被用于重建前鼻中隔和支撑鼻尖。（j）右下外侧软骨用鼻中隔软骨条移植物覆盖。图中还显示了收拢缝合和盾形移植物

18.7　鼻尖下垂和残留驼峰

病例 7

本病例手术的目的是矫正遗留的鼻背驼峰，同时保留种族特征。

简介

求美者为一名 26 岁的女性，她之前做过开放式鼻成形术，但有残留的鼻背驼峰、鼻尖下垂和左侧鼻腔阻塞的问题。她要求做微小的调整，并保留种族特征。

检查所见

正面图（图 18.8a）显示中穹隆狭窄伴倒 V 形畸形。侧面图（图 18.8b、c）显示残留的骨性驼峰。鼻尖下垂且下旋。斜视图（图 18.8d）显示鼻尖下垂，鼻子显得过长。

手术过程

改进上一次开放入路手术。用 11 号手术刀和 14mm Rubin 骨刀切除鼻背驼峰（图 18.8e、f），导致顶

部开放（图 18.8g）。

　　用取出的鼻中隔软骨制成传统的撑开移植物，以重建中部狭窄的穹隆（图 18.8h）。用改良嵌合法旋转和突出鼻尖，部分保留中隔膜以防止鼻尖过于僵硬。这些操作的结果是驼峰保守性缩小、鼻尖小幅旋转、中穹隆宽度足够，同时保留鼻尖的自然柔软度（图 18.8i ~ l）。

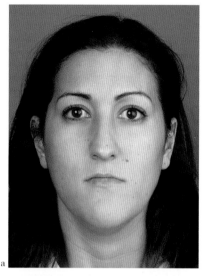

心理、动机和个人背景

　　对于非白人族裔的求美者，必须仔细评估他们的期望值。这个求美者要求保留她的种族特征。这种情况下，过度旋转鼻尖会导致鼻子过短，不够自然。

讨论

　　我们试图保留鼻中隔软骨，这对鼻子的功能有利，如果将来做修复手术，可以对此进行评估。在大多数病例中，我们将上外侧软骨与鼻中隔进行分离，并制成自体撑开移植物。如果上外侧软骨高度不够，则分离的鼻中隔软骨可以在保留软骨的前提下重建中穹隆。

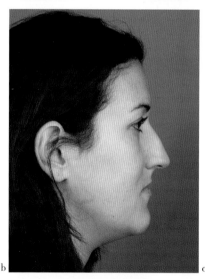
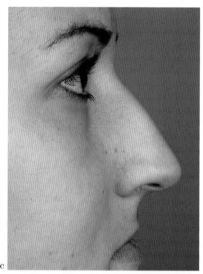
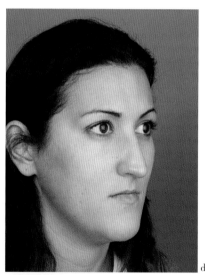

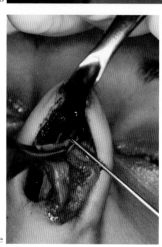
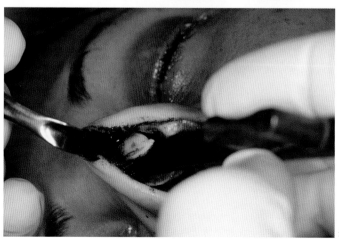

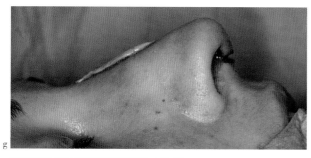

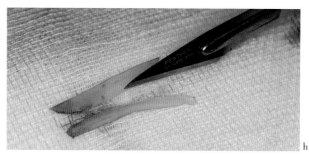

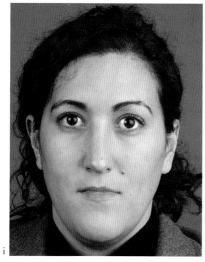

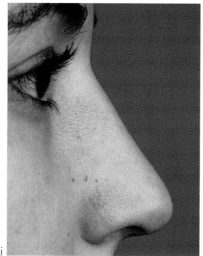

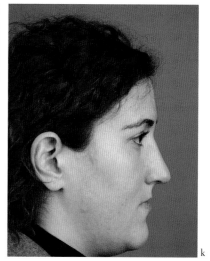

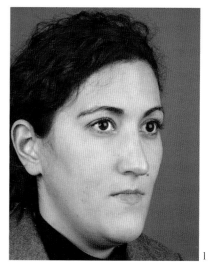

图 18.8　（a ~ d）术前图片显示，求美者鼻子细长，鼻尖下垂、不够挺翘，鼻背中部有驼峰，鼻子呈 C 形偏曲。（e ~ h）由于求美者术前有鼻小柱瘢痕，因此修复手术通过开放入路来完成。切除鼻背驼峰，用分离的鼻中隔软骨撑开移植物重建中穹隆。（i ~ l）对于这位求美者，需要避免任何鼻背凹陷或明显的鼻尖上转折点。鼻背线笔直，鼻尖旋转幅度比其他种族求美者小。从鼻尖上转折到鼻尖的过渡要平滑

病例 8

本病例修复包括创伤后鼻背皮肤萎缩性瘢痕导致的鼻背形状不规则。

简介

求美者为一名 28 岁的女性，做过 3 次鼻成形术以修复鼻背的不规则形状。她对不明显的圆形鼻尖不在意，但要求改善鼻背皮肤上的可见、可摸到的不规则形状。

检查所见

侧面图（图 18.9a ~ c）显示鼻部上中 1/3 的不规则形状和凹陷。触按时，感觉皮肤很薄，可以触及

一些不规则骨，且有压痛。俯视图（图 18.9）显示萎缩性鼻背皮肤瘢痕颜色明显较淡。求美者对鼻尖不明显、中部鹦鹉嘴畸形并不在意，因此无须处理。

手术过程

由于瘢痕粘连和软组织包膜太厚，通过双侧软骨间切口垫高鼻背皮肤十分烦琐和困难。用局部麻醉剂注射进行轻柔的水分离，在内视镜的控制下分离可在不造成额外创伤的前提下垫高鼻背。用细锉刀小心磨平不规则骨、用 15 号手术刀切开、置入削薄的耳郭软骨移植物并用颞深筋膜修饰。通过同一个耳后切口切取筋膜和软骨（图 18.9e）。然后将筋膜放在鼻背上，作为单层移植物（图 18.9f）。图 18.9g ~ j 显示了明显平滑的鼻背轮廓，在术后 1 年中压痛也明显减少。

心理、动机和个人背景

在这个病例中，一般人都觉得求美者的鼻尖需要额外进行矫正。本病例的医生在这方面只稍微提了一下，并没有强调这个问题。求美者只关心她的鼻背。

仔细评估求美者的需求和期望是术前讨论中至关重要的一点。求美者对结果很满意，这个结果是以求美者为导向的"请帮我解决这个问题"，而不是医生为导向的"让我来矫正你的鼻子"。

讨论

鼻背皮肤的萎缩性改变是鼻成形术中最难解决的问题之一。适当的预防策略包括内视镜下仔细分离软骨上和软骨周围以及骨膜下平面。我们更喜欢采用锐性分离，并建议少用钝性分离法，如用剪刀剪开。

通过置入柔软纤薄的自体材料来修饰可见和可触及的不规则形状，效果非常好。

比起异体材料或合成材料，作者更喜欢用自体移植物。

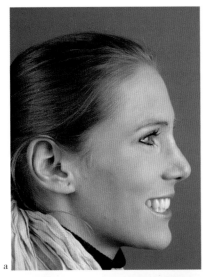

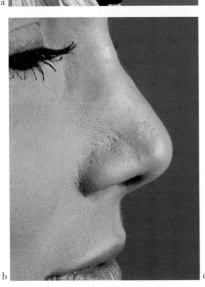

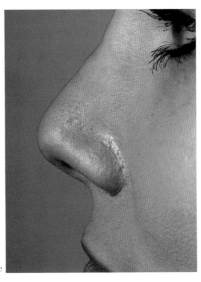

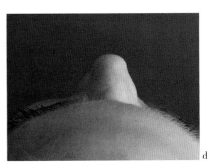

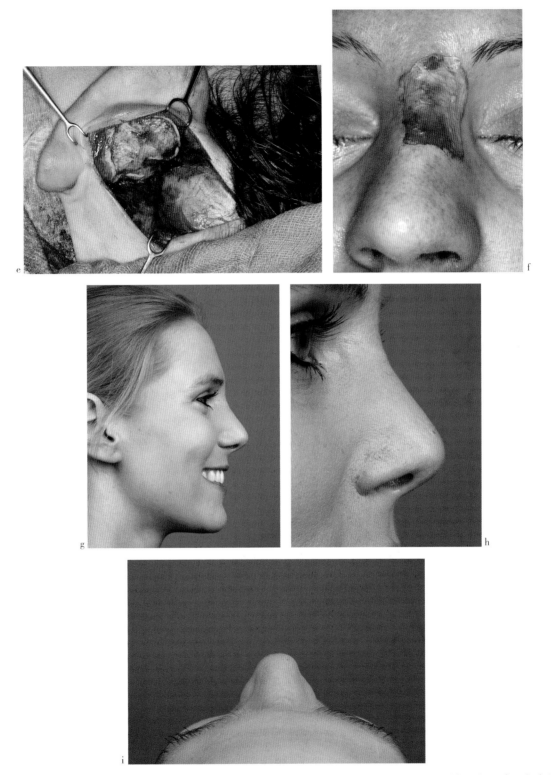

图 18.9　（a～d）术前图显示了鼻背皮肤萎缩。极薄的皮肤和软组织包膜使得其下的不规则结构更加突出。皮肤光滑、发亮且颜色很浅。（e）从耳后切取颞深筋膜。筋膜是从深入到颞顶筋膜的无血管平面获取的。颞肌位于筋膜的下面。（f）用颞深筋膜进行额外的软组织覆盖，以增加不规则结构上萎缩皮肤的厚度。（g～i）术后图像显示之前凹陷的近端鼻背已被填平。可见和可触及的不规则结构在筋膜移植物的修饰下变得平滑

病例 9

简介

求美者为一名 36 岁的女性，因鼻背上有坚硬、明显的不规则结构前来就诊，她曾于 8 年前在西班牙做过鼻成形术和驼峰切除。

检查所见

正面图（图 18.10a）显示右侧鼻背上有不规则骨。侧面图（图 18.10b）显示残留有不规则的驼峰。斜视图（图 18.10c）显示该不规则结构位于鼻缝点水平的骨—软骨连接部。图 18.10d、e 显示了修复性鼻成形术 2 年后的图像。

触诊

可触及的不规则结构是骨骼，与上覆的皮肤粘连。

手术过程

小心提起鼻背上的软组织包膜，暴露出几毫米厚的瘢痕组织块，然后剪成小块后去除。用小刮刀刮除皮肤下表面的骨性赘生物，所有刮除动作都要朝向鼻背（图 18.10f）。

心理、动机和个人背景

本病例中求美者对初次手术结果不满意是促使她做二次鼻成形术一个因素。这种情况为修复手术奠定了良好的基础。

讨论

骨膜被剥除、提起甚至触摸的部位始终决定着肉芽肿性炎症或远期骨反应的风险。因此，在这些区域，医生始终应该谨慎操作。这种情况在直视下控制会很有帮助。

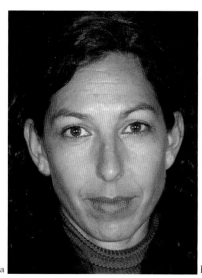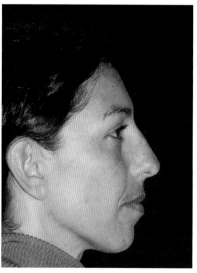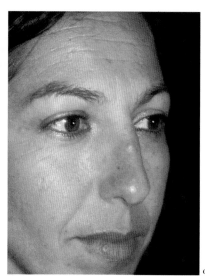

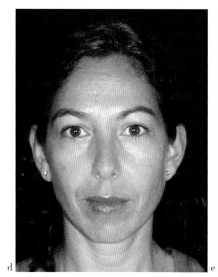
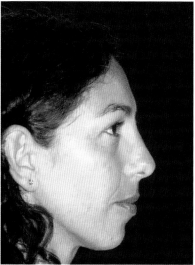
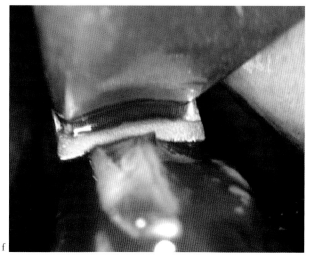

图 18.10 （a～c）鼻成形术 8 年后所见。（d、e）修复性鼻成形术 2 年后所见。（f）在内窥镜下用小刮刀向鼻背进行操作（Karl Storz， Tuttlingen.）

参考文献

[1] Cobo R. Correction of dorsal abnormalities in revision rhinoplasty[J]. Facial Plast Surg, 2008, 24（3）：327-338.

[2] Sykes JM. Management of the middle nasal third in revision rhinoplasty[J]. Facial Plast Surg, 2008, 24（3）：339-347.

[3] Sykes JM，Tapias V，Kim J-E. Management of the nasal dorsum[J]. Facial Plast Surg, 2011, 27（2）：192-202.

[4] Toriumi DM. Management of the middle nasal vault[J]. Oper Tech Plast Reconstr Surg, 1995, 2：16-30.

[5] Zoumalan RA，Carron MA，Tajudeen BA，Miller PJ. Treatment of dorsal deviation[J]. Otolaryngol Clin North Am, 2009, 42（3）：579-586.

[6] Sheen JH. Spreader graft：a method of reconstructing the roof of the middle nasal vault following rhinoplasty[J]. Plast Reconstr Surg, 1984, 73（2）：230-239.

[7] Zijlker TD，Vuyk HD. Nasal dorsal cyst after rhinoplasty[J]. Rhinology, 1993, 31（2）：89-91.

第19章　鼻背歪曲

"你觉不觉得我的鼻子是歪的？"这个问题会促使外科医生仔细寻找潜在原因。可能导致歪鼻的原因有很多，从不对称肿胀、截骨不充分、移植物移位或残留鼻中隔偏曲到缝合技术不好等。需要考虑的关键因素包括距离上次手术的时间、选择的手术方法以及使用的技术。触诊是分辨组织肿胀和移位的一个比较准确的方法。

鼻中隔偏曲必定会给人以鼻子歪曲、不对称的印象。矫正偏曲应该始终以解剖问题为基础。偏曲可简单分为骨偏曲或软骨偏曲、C形或S形偏曲，或眉毛—鼻尖美学曲线不对称等导致的假性歪鼻（图19.1）。画出两个瞳孔之间的连线，然后从眉心向下经过鼻背、鼻尖、鼻小柱、人中和颏下点画一条竖线。利用这种简单的方法可以迅速区分轴向偏曲和鼻背不对称，同时还可以评估面部不对称的程度。

截骨器是矫正鼻骨的最重要的工具。明确残留鼻中隔偏曲的作用很重要。在弯曲鼻背的中1/3，可以显现出放在小腔隙中的移植物的轮廓。在有明显软骨偏曲的求美者中，应确定上外侧软骨是否对称或者两侧的差异是否会引起异常张力或与鼻翼软骨重叠。这样可以帮助外科医生做出决策：分离上外侧软骨与鼻中隔、缩短、放置撑开移植物或使用定位缝合。根据以往的经验，即使骨—软骨连接部只有非常轻微的残留张力存在，也应该选择截骨。撑开移植物已经成为矫正中1/3手术的"主要角色"，可以通过鼻内入路或开放入路放置或用于体外鼻中隔成形术。

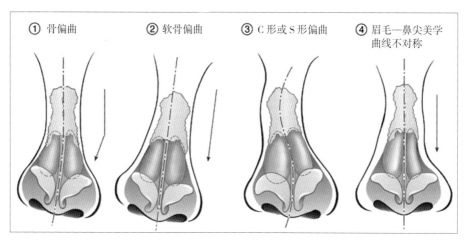

① 骨偏曲　② 软骨偏曲　③ C形或S形偏曲　④ 眉毛—鼻尖美学曲线不对称

图19.1　不同类型的歪鼻

病例 1

简介

求美者为一名 18 岁的男性，他曾在 2 年前做过一次鼻中隔成形术，他希望缩短自己的鼻子并使其变得挺直。

检查所见

正面图（图 19.2a）显示鼻骨向左侧歪曲。侧面图（图 19.2b）显示鼻尖过度突出。底面图（图 19.2c）显示椭圆形鼻孔和瓣膜区狭窄。图 19.2d ~ f 是修复手术 2 年后拍摄的随访图。

手术过程

手术细节：闭合入路、内侧脚踏板切除、黏膜下鼻中隔成形术和鼻翼软骨向外侧滑动脱位。双侧内侧和外侧弧形截骨，右侧双层截骨和楔形切除，左侧单截骨（图 19.2g、h）。

心理、动机和个人背景

求美者迫切希望将自己过于突出的鼻子变得挺直、稍低一点儿。

讨论

决定采用闭合手术的根据是对称的鼻尖和鼻内操作的预期效果。

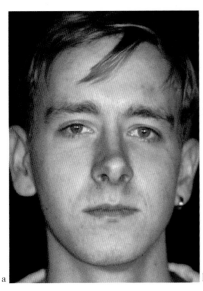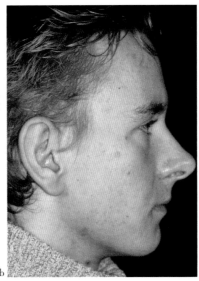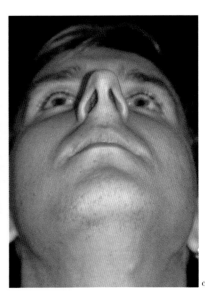

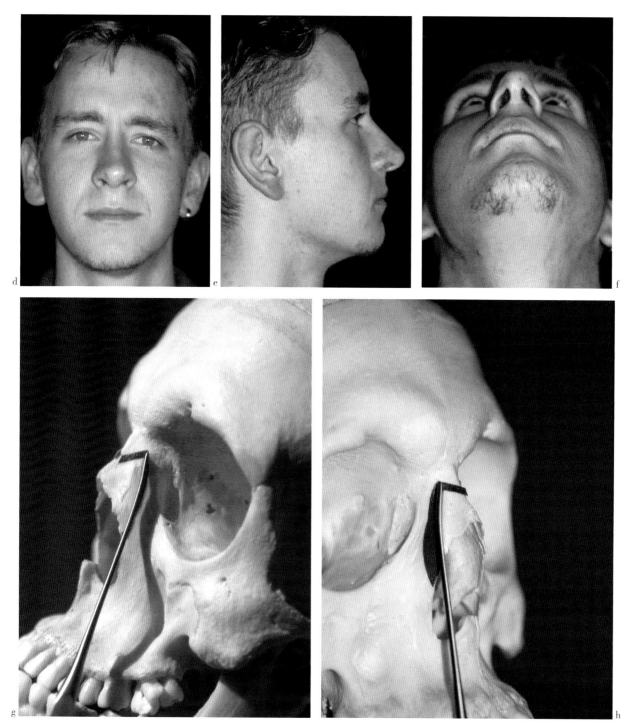

图 19.2 （a～c）术前所见。（d～f）修复性鼻成形术 2 年后所见。（g、h）头颅模型显示外侧弧形截骨和右侧双弧形截骨加楔形切除的原理

病例 2

简介

求美者为一名 25 岁的女性，她希望将自己的鼻子变直。她还想去除鼻驼峰，让轮廓更协调。她在通气方面也有问题，尤其是左侧。初次鼻成形术 1 年后，她因鼻背不对称再次就诊。

检查所见

初次鼻成形术之前的正面图（图 19.3a）显示鼻背不对称兼鼻尖上区右侧突出、左侧凹陷。侧面图（图 9.3b）显示鼻背矫正过度，导致侧面勺形改变。底面图（图 19.3c）显示鼻尖稍微变宽。图 19.3g ~ j 摄于修复手术 2 年后。

手术过程

初次鼻成形术：半贯穿切口，黏膜下鼻中隔成形术，分离入路，整块切除骨和软骨驼峰，内侧和外侧弧形截骨及左侧双截骨。

修复性鼻成形术：松解鼻背伤疤和粘连，去除鼻翼软骨头侧，用切除的软骨垫高对侧。垫高鼻尖上区。

心理、动机和个人背景

求美者的期望与自我评价比较积极和现实。她想通过修复性鼻成形术让鼻子变得对称，要求合情合理。

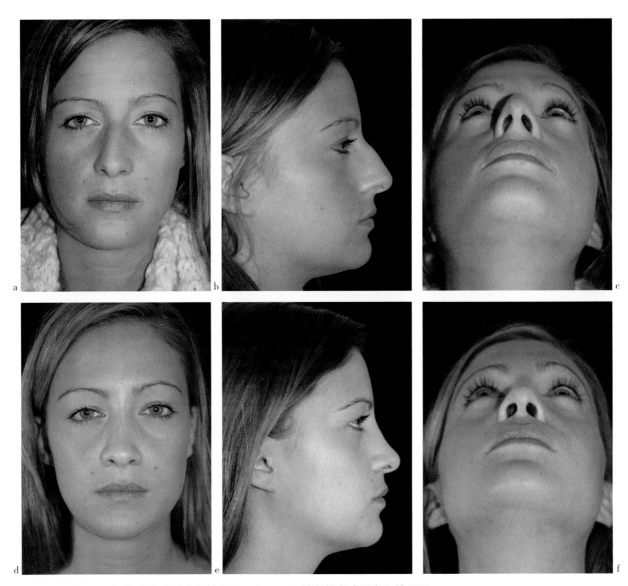

图 19.3 （a ~ c）初次鼻成形术之前所见。（d ~ f）修复性鼻成形术之前所见

讨论

这个病例说明了结构不对称切除导致的鼻背偏曲风险以及前鼻中隔软骨的支撑功能发生不可预测的术后改变，以及相关的导致鼻尖降低的风险。

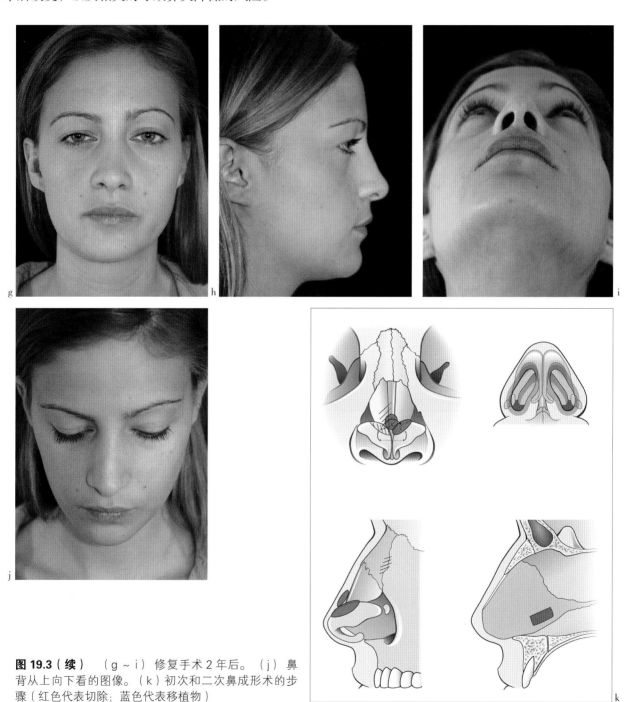

图 19.3（续）　（g～i）修复手术 2 年后。（j）鼻背从上向下看的图像。（k）初次和二次鼻成形术的步骤（红色代表切除；蓝色代表移植物）

病例 3

本病例显示了 L 形肋骨移植物的术后偏曲 [手术由沃尔夫冈·古比希（Wolfgang Gubisch）实施]。

简介

求美者为一名 58 岁的男性，有严重的功能问题。儿童时期曾有过持续鼻外伤，并于 37 年前做过一次手术。L形肋骨移植物已严重偏曲并且已经断裂。

检查所见

检查时发现求美者用自体肋骨移植物做完鼻重建术 37 年后，鼻子严重扭曲。经过这么多年，肋软骨已经发生偏曲（图 19.4a）。鼻背上的皮肤发生改变，出现毛细血管扩张（图 19.4a、b）。底面图显示鼻小柱偏离中线，整个鼻前庭已经偏曲（图 19.4c）。鼻锥很宽，而且不对称（图 19.4a）。从侧面看，鼻根过深（图 19.4b）。

鼻内检查发现鼻前庭黏膜很干。

手术过程

修复手术采用开放入路，通过标准的倒 V 形切口穿过鼻小柱的旧伤疤。显示鼻小柱的 L 形肋骨移植物已经发生偏曲，且上半部分已经断裂（图 19.4g）。从左耳切取耳甲软骨制成双层叠加移植物，用于重建鼻小柱和鼻中隔前缘（图 19.4h）。虽然前鼻棘发育不完全，但也可以在上面钻孔，用于固定移植物。采用双侧低低截骨、旁正中截骨以及横向截骨来矫正宽大的骨锥。用自体颞深筋膜包裹的软骨块来重建鼻背（图 19.4i、j），然后放置由肋软骨制成的盾牌移植物和鼻翼缘移植物。

心理、动机和个人背景

求美者鼻腔气道阻塞且鼻子扭曲，影响美观。鼻背的皮肤很薄，已发生改变，并有毛细血管扩张。求美者告诉我们，37 年前那块皮肤经历过二期愈合。接受修复性鼻成形术 1 年后，他对功能和美学结果都很满意（图 19.4d ~ f）。

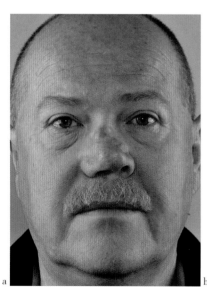
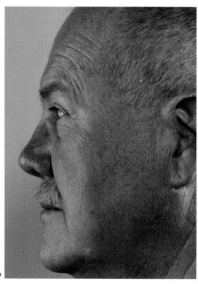
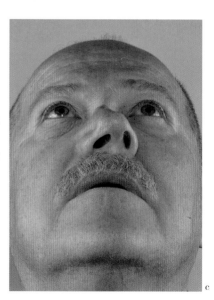

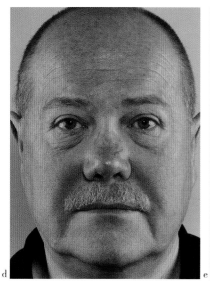
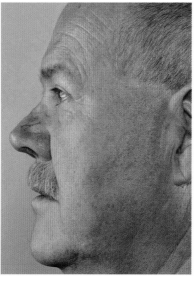
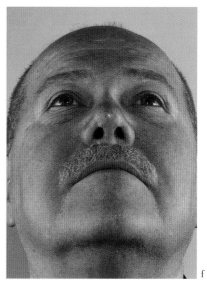

图 19.4 鼻背皮肤的改变。（a）术前正面图显示严重扭曲的鼻子和极其歪曲的鼻尖。（b）侧面图。鼻子太短，鼻小柱缩回，鼻尖过于突出，且鼻背距离鼻根太低。（c）底面图显示鼻小柱移位、偏曲，以及鼻孔不对称。（d）修复性鼻中隔成形术后 1 年的正面图显示，手术效果稳定。（e）修复术后的侧面图。（f）底面图显示鼻孔对称、鼻小柱笔直

讨论

必须使用由肋软骨或耳郭软骨制成的盖板移植物，而非 DCF（筋膜包裹的软骨块）。但是，有时候，这些移植物会发出移位，可以触及。由肋软骨制成的移植物可能会在几年后发生偏曲。

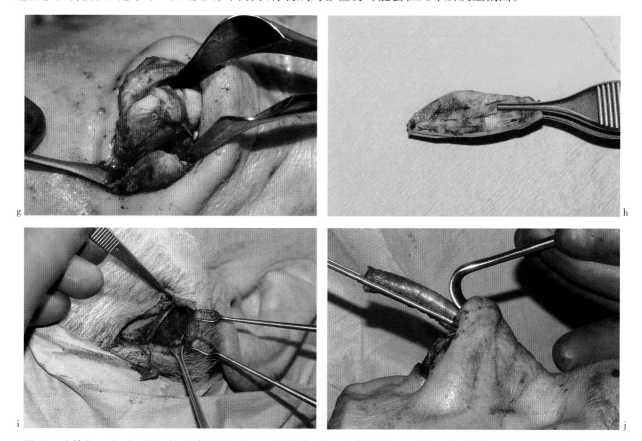

图 19.4（续） （g）L 形支柱（肋骨移植物）严重偏移，落在中线后面，上部分已经断裂。（h）用双层肋软骨制成的复合移植物作为鼻中隔延长移植物，用于重建鼻中隔前缘。（i）切取颞深筋膜。（j）用包括在自体颞深肌筋膜中的软骨块重建鼻背

病例 4

本病例显示了肋骨移植物严重偏曲兼左鼻前庭完全堵塞求美者的手术操作 [手术由杰奎琳·艾科恩·森斯（Jacqueline Eichhorn-Sens）完成]。

简介

求美者为一名 63 岁的男性，他在 40 年前做过多次鼻部手术，术后发生鼻外伤。在接受最后一次修复手术并用 L 形肋骨移植物进行鼻重建 27 年后，移植物严重偏移，且左鼻前庭完全堵塞。

检查所见

左鼻前庭被严重偏移和损坏的肋骨移植物完全堵塞（图 19.5c）。求美者不能通过左鼻孔呼吸。经过几次手术后，鼻背上的皮肤已经发生改变（图 19.5a、b）。

触诊显示鼻尖不自然地僵硬，鼻小柱较厚，移过中线时发出"咔嗒"声。

手术过程

获取耳甲软骨（图 19.5g）并制成双层叠加移植物（图 19.5h、i）。通过开放入路暴露软骨，在鼻小柱发现偏移的肋骨移植物。肋骨移植物已经裂成 3 块。尾部的那块被前鼻棘区的瘢痕组织牢牢固定。原来的前鼻棘已经不见了，因此在尾部的那块移植物上钻了一个孔。这是固定耳甲软骨叠加移植物最好的方法，这块移植物被用作鼻中隔延伸移植物和鼻小柱支撑移植物（图 19.5j）。用不可吸收缝线将耳甲叠加移植物固定到钻孔上。以嵌合的方式将双层耳甲复合叠加移植物的尾端与旧的肋软骨块连接起来。肋软骨的其他块严重偏移，必须移除。利用穹隆贯穿缝合和穹隆间缝合矫正鼻尖。

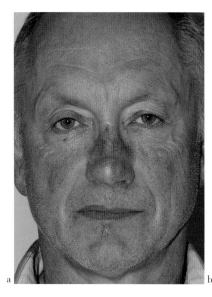
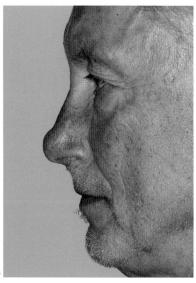
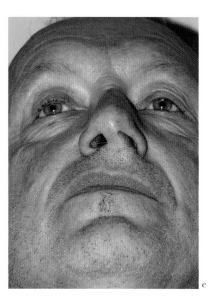

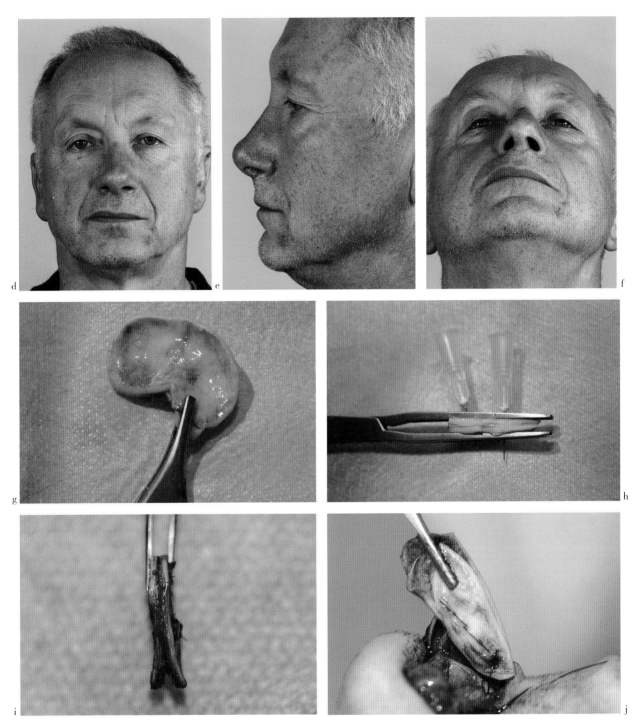

图 19.5 （a）术后正面图显示多次手术后鼻背皮肤的改变。鼻尖不明显。眉毛—鼻尖美学曲线被两侧鼻尖上转折中断。（b）侧面图显示鼻尖隆起。（c）底面图显示鼻小柱严重偏移和左鼻前庭堵塞。（d）修复性鼻成形术 7 个月后的正面图。（e）修复手术后的侧面图显示鼻背和鼻尖十分协调。（f）修复术后的底面图显示鼻前庭得到矫正。（g）获取耳甲软骨。（h）用 Aiach–Gubisch 钳将移植物放置到最理想的位置。用连续缝合进行固定。（i）移植物是直的。将移植物的"脚"放在剩余的直形肋软骨上。（j）叠加移植物放在内侧脚之间，并用不可吸收缝线固定到肋软骨、鼻中隔上

心理、动机和个人背景

这位求美者有严重鼻外伤，持续 40 年之久，还做过好几次手术。最后一次手术是在 27 年前做的。这些年来，重建前鼻中隔时使用的肋骨移植物越来越偏曲。现在，左侧鼻前庭已经被偏曲的鼻小柱肋骨

移植物完全堵塞。求美者诉说自己必须定期清理左鼻孔中散发恶臭的东西，因为偏曲的鼻中隔堵塞了正常的排放。因此，修复手术的主要目的是矫正功能问题。修复手术 1 年后，求美者对手术结果非常满意（图 19.5d ~ f）。

讨论

我们喜欢用耳郭软骨叠加移植物作为鼻小柱支撑物，保证鼻小柱不会太僵硬。这是它相比于鼻中隔前缘区放置肋软骨或筛骨垂直板的一个优势。

病例 5

简介

求美者为一名 54 岁的女性，她带着她 25 岁时的相片（图 19.6a、b）前来就诊。多年以前她遭遇了一次严重的车祸，出现持续性面中部骨折，这次骨折破坏了鼻骨和软骨。之后她在其他地方用自体肋软骨做过 3 次鼻中隔成形术，最近一次是在 6 年前。她现在有很明显的鼻背歪曲。

检查所见

正面图（图 19.6c）显示鼻背软骨因肋骨移植物移位和弯曲而偏曲。侧面图（图 19.6d）显示鼻子偏短、鼻唇角大以及软骨驼峰。底面图（图 19.6e）显示鼻孔不对称。鼻内检查可见一个 5mm 的中隔穿孔。鼻两侧还可见鼻翼缘缺损。

上次修复性鼻成形术 3 年后所见（图 19.6f ~ h）是在第 1 次修复手术后拍摄的。图 19.6i ~ k 是在第 2 次修复手术后拍摄的。

手术过程

先实施一次修复性鼻成形术，然后用鼻微整形矫正小缺陷。

(1) 在耳部切取耳甲软骨，然后做一个漏斗状切口。从鼻腔外侧壁取一块黏膜瓣。去除左侧穿孔周围的鼻中隔软骨的上皮，然后将黏膜粘到左侧和对侧。通过开放入路暴露中隔软骨，然后放置中耳甲软骨制成的鼻中隔延伸移植物，以修复前中隔软骨的缺陷（图 19.6l）。移除并"平衡"偏移的肋骨移植物。用耳甲软骨和部分肋骨移植物制作盖板移植物。原有的肋骨移植物、用肋骨移植物制成的盖板移植物以及耳甲软骨组成鼻小柱支撑物。放置鼻尖移植物，用中隔软骨增大鼻唇角。

(2) 取耳后结缔组织并填充到盖板移植物的两侧区域，以调整移植物。

心理、动机和个人背景

求美者最强烈的愿望是恢复受伤以前的鼻形。与一般求美者因为爱美而想要改变不同，这位求美者想通过重建手术来恢复原来的状态。和这个病例一样，在很多病例中，求美者对鼻成形术的期望包括修复效果。

讨论

修复手术的目的是通过矫正和延长鼻子，恢复对称性。进入穹隆的路径很多，包括本病例中采用的这一种。

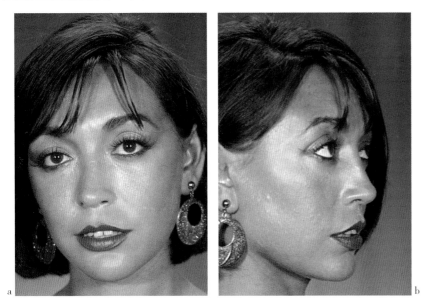

图 19.6 （a、b）求美者年轻时的正面图和侧面图

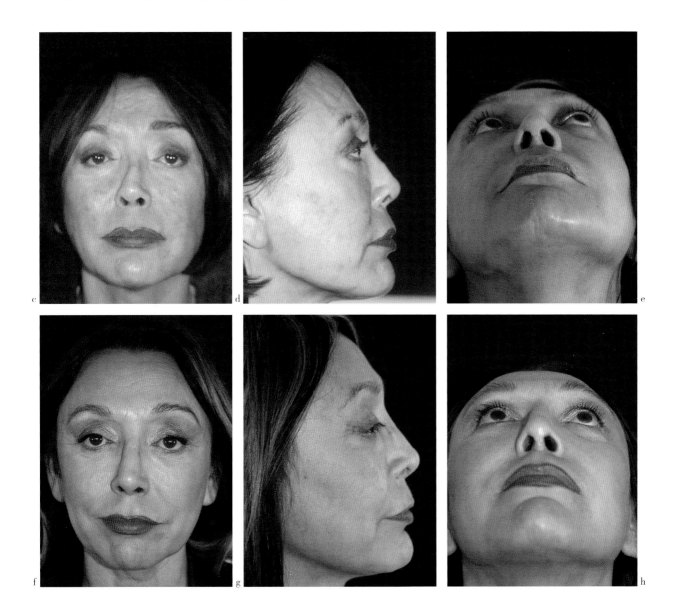

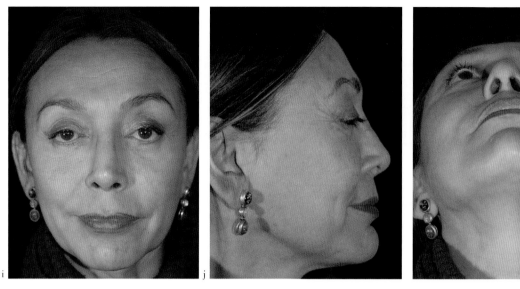

图 19.6（续） （c～e）修复手术前所见。（f～h）第 1 次修复手术后所见。（i～k）第 2 次修复手术后所见

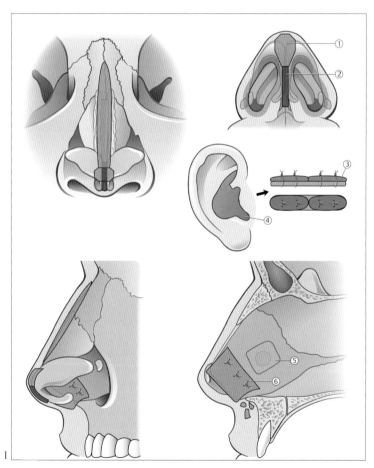

图 19.6（续） （l）两次修复手术中包含的手术步骤。①鼻尖移植物。②盾牌移植物。③鼻背盖板切长加厚移植物。④耳甲软骨切取范围。⑤关闭鼻中隔穿孔，黏膜瓣位于左侧。⑥鼻中隔延伸移植物

参考文献

[1] Gunter JP，Rohrich RJ. Management of the deviated nose. The importance of septal reconstruction[J]. Clin Plast Surg, 1988, 15（1）：43–55.

[2] Johnson CM Jr，Anderson JR. The deviated nose—its correction[J]. Laryngoscope, 1977, 87（10 Pt 1）：1680–1684.

[3] Shipchandler TZ，Papel ID. The crooked nose[J]. Facial Plast Surg, 2011, 27（2）：203–212.

[4] Sykes JM，Kim J–E，Shaye D，et al. The importance of the nasal septum in the deviated nose[J]. Facial Plast Surg, 2011, 27（5）：413–421.

[5] Shah AR，Constantinides M. Aligning the bony nasal vault in rhinoplasty[J]. Facial Plast Surg, 2006, 22（1）：3–8.

[6] Zoumalan RA，Carron MA，Tajudeen BA，et al. Treatment of dorsal deviation[J]. Otolaryngol Clin N Am, 2009：579–586.

[7] Toriumi DM. Management of the middle nasal vault[J]. Oper Tech Plast Reconst, 1995, 2：16–30.

[8] Wagner W，Schraven SP. Spreader grafts in septorhinoplasty [in German][J]. Laryngorhinootologie, 2011, 90（5）：264–274.

第 20 章　多发性鼻损伤

鼻部多发性创伤会造成一系列特殊的组织状况，包括术后骨折固定位置不理想、反应组织血肿以及由于瘢痕导致骨膜增厚并闭塞。这些变化是接触性运动如拳击、球类运动和冰球中受伤的典型特征，通常会导致包括鼻骨和软骨骨折在内的反复创伤。这类鼻部的外科矫正应遵循与重塑问题相关的特殊规律。重点在于广泛分离潜在的软组织包膜和切除多余的瘢痕组织。应平顺切除创伤后驼峰，骨膜由瘢痕组织固定，一般不能切除。低侧位截骨术可以切实修复开放式屋顶畸形。如果不成功，则适宜使用延长扩展移植，或用筋膜条或软骨移植来闭合。图 20.1 说明了创伤后骨膜反应形成典型驼峰的病理机制。

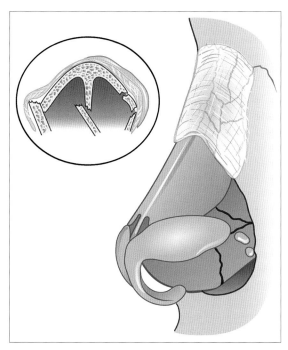

图 20.1　多发性鼻损伤求美者骨性鼻锥处形成的创伤性瘢痕块

病例 1

简介
求美者为一名 22 岁的男性，因鼻部多发伤导致创伤后驼峰鼻及鼻中隔偏曲来就诊。

检查所见
正位图（图 20.2a）显示创伤后驼峰，鼻锥不对称扩大。侧面图（图 20.2b）和 3/4 侧视图（图 20.2c）显示鼻背骨性驼峰。图 20.2d ~ f 显示求美者行修复术后 2 年的图片。

手术过程
通过半贯穿切口取出偏曲的鼻中隔，并进行体外拉直。然后将拉直的鼻中隔与扩展移植物一起重新植入。整块切除鼻背驼峰，再行内、外侧弧形截骨术（图 20.2g）。

求美者心理、动机、个人背景
鼻气道阻塞可成为严重障碍，竞技运动中尤其如此。鼻骨骨折在冰球、球类运动、拳击、柔道等接触性运动中频繁发生。有句古老箴言说，拳击手的鼻子只有到退役后才能弄直，这句话很难做到。反复创伤、移位或创伤后鼻出血往往需要进行手术干预。

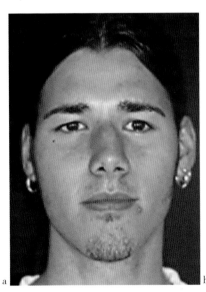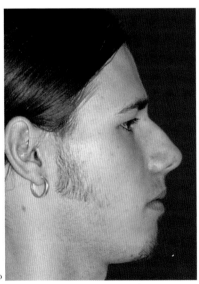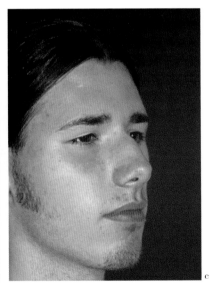

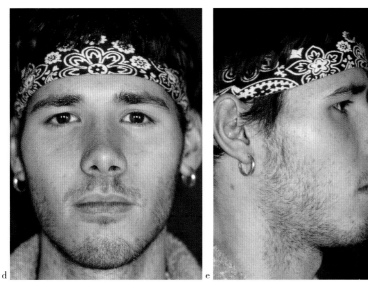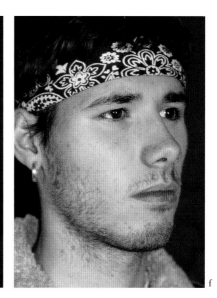

图 20.2 （a～c）患有创伤后驼峰鼻的年轻人（d～f）修复鼻成形术后 2 年

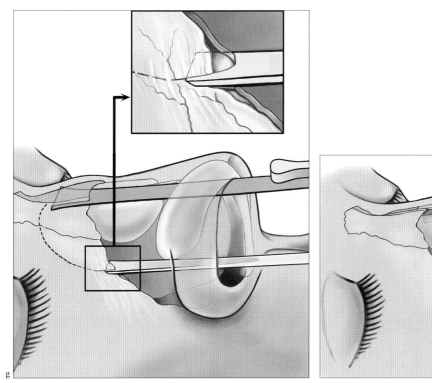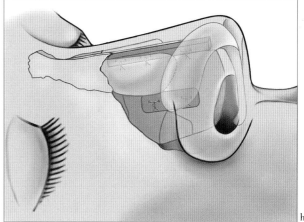

图 20.2（续） （g）切除创伤后驼峰和瘢痕块组织。（h）用软骨支柱和扩展移植物重建鼻中隔和鼻背

讨论

反复鼻创伤的频率越高，相关组织改变越可能不利于伤口的愈合和美观。防止损失的支架可用于减少骨折，通常在伤后最多 10 d 内使用有最佳的效果。根据骨折类型和移位程度，可以采用开放入路或闭合入路，可明显减少骨折，从而尽可能改善继发的鼻畸形。多发性鼻损伤可导致软组织各层之间形成致密的瘢痕组织、因增生和组织重塑而导致骨质增厚。

病例 2

该病例涉及严重扭曲且短矮的鞍状鼻，完全没有内侧脚和中间脚 [由杰奎琳·艾科恩·森斯（Jacqueline Eichhorn–Sens）手术]。

简介

求美者有持续性严重鼻外伤，伴骨性和软骨支架严重损伤。求美者近年来在其他地方进行了 12 次鼻部手术，以改善功能和美观为主。就诊我院时，求美者鼻背严重畸形、鼻小柱瘢痕疼痛、呼吸受阻、鼻外形严重扭曲且短矮、鼻中隔完全缺如、鼻中隔有大穿孔。

检查所见

视诊显示鼻外形明显扭曲、短矮，鼻背呈 S 形（图 20.3a）。侧面图可见鞍鼻畸形（图 20.3c）。鼻尖很宽，鼻尖表现点不对称（图 20.3a）。鼻背有几条较深瘢痕。此外，鼻小柱可见两条不规则收缩瘢痕（图 20.3b）。该区域触痛明显，显示鼻小柱坚硬、极度收缩。鼻背触诊发现旧的肋软骨移植物断裂且偏离。而且鼻骨缺如，被致密的瘢痕组织所取代。鼻内检查发现一处鼻中隔有大穿孔。除中隔前部有支撑外，未见其余鼻中隔。

手术过程

经颅侧收缩的瘢痕行开放手术。同时完成瘢痕修复。鼻尖发现大量瘢痕及收缩的鼻小柱。切开鼻尖后发现内侧脚及中间脚完全缺失（图 20.3g）。原鼻中隔前缘处只残留一小部分。"鼻中隔"完全由肋软骨移植夹板组成，由致密的瘢痕组织固定。前鼻棘缺失。移除断裂且偏离的鼻背肋软骨移植物十分困难（图 20.3h）。我们还发现她的侧鼻骨被致密的瘢痕组织所取代。我们试图在狭窄的右鼻孔处松解瘢痕组织。采集肋软骨并雕刻以重建鼻背。将肋软骨移植物上部缝合于鼻根部，下部与残余的陈旧肋软骨直片缝合。使用自体颞深筋膜包裹的肋软骨碎片（DCF、筋膜软骨块）进一步重建鼻背。采用弯曲技术，用肋软骨条重建鼻翼软骨（图 20.3i）。由于肋软骨和鼻尖外厚皮层的脆性一致，必须使用穹隆分离技术来重建穹隆。然后经穹隆及穹隆内缝合，即跨越缝合成形鼻尖，最后用鼻尖移植物和两个肋软骨制成的盾状移植物延长鼻小柱（图 20.3j）。置入硅胶模 2 周以保持矫正后右前庭通畅。

心理学、动机、个人背景

求美者既往经历 12 次鼻部严重创伤手术后，功能恢复和美容效果不佳。他是一名狂热的潜水员，抱怨由于鼻小柱极度收缩、僵硬、疼痛，无法佩戴潜水面罩。因此，他非常愿意再做一次鼻修复成形术。术后 18 个月，求美者对功能结果和鼻部外观非常满意（图 20.3d ~ f），戴面罩潜水毫无问题。

讨论

理想的解决方案是矫正隐藏的鼻小柱，并用三明治法置入双层鼻甲夹层作为鼻中隔延伸移植物。不幸的是，本病例由于鼻小柱瘢痕严重不能选择该方案，瘢痕使鼻小柱组织无法移动至更尾端位置。

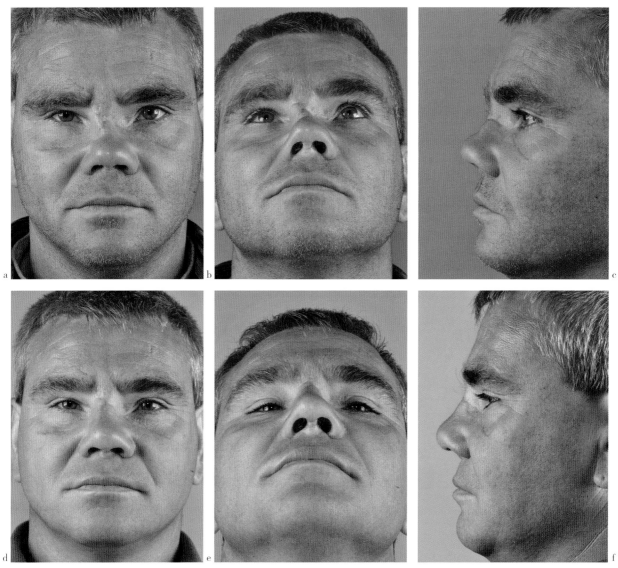

图 20.3　术前和术后视图。（a）正面图可见鼻子明显短矮且扭曲。鼻尖不明显。鼻尖表现点不对称，间距宽。（b）底位图中鼻尖轮廓不明显。鼻孔不对称。可见鼻背扭曲，上有陈旧瘢痕。（c）侧面图显示短矮鞍鼻。鼻小柱不可见，鼻尖过度旋转且过度突出。（d）鼻修复成形术后 18 个月，正面图显示鼻轴直。鼻尖表现点对称，鼻尖外观更协调。（e）鼻整形修复术后底位图显示鼻孔对称。（f）术后 18 个月侧面图显示鼻长度恢复正常。鞍鼻已矫正，鼻尖突出度及支撑良好

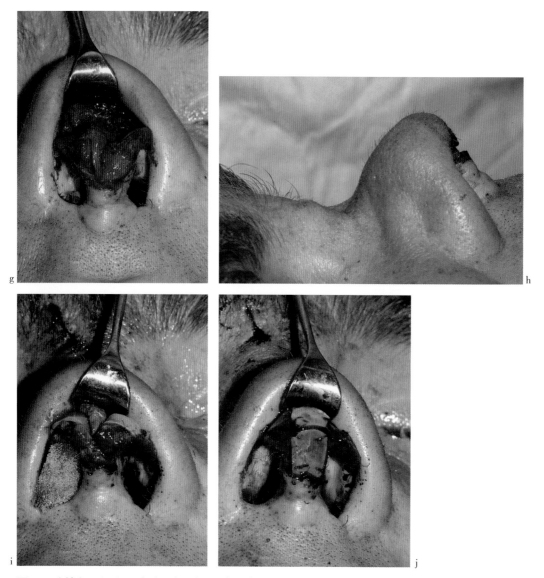

图 20.3（续） （g）手术过程中，发现双侧内侧脚和中间脚缺失。该视图还表明，右前庭因缩窄和梨状孔狭窄导致阻塞。（h）已移除断裂和偏离的鼻背肋软骨移植物，尚遗鞍状畸形和鼻背严重不规则。（i）采用弯曲技术，用肋软骨条重建低位软骨的缺失部分。（j）经穹隆和穹隆内缝合形成鼻尖，用鼻尖移植物和肋软骨制成的盾状移植物进行完善

参考文献

[1] Kaschke O. Nasal trauma[M]// Behrbohm H, Tardy ME. Essentials of Septorhinoplasty. New York: Thieme, 2003: 220-231.

[2] Behrbohm H, Kaschke O. Elevatorium für Frakturen des Os nasale und des Arcus zygomaticus[J]. Laryngorhinootologie, 1998, 77(1): 52-53.

[3] Renner GJ. Management of nasal fractures[J]. Otolaryngol Clin North Am, 1991, 24 (1): 195-213.

[4] Rohrich RJ, Adams WP Jr. Nasal fracture management: minimizing secondary nasal deformities[J]. Plast Reconstr Surg, 2000, 106(2): 266-273.

[5] Simmen D. Nasal fractures—indications for open reposition[J]. Laryngorhinootologie, 1998, 77 (7): 388-393.

[6] Gubisch W, Eichhorn-Sens J. Overresection of the lower lateral cartilages: a common conceptual mistake with functional and aesthetic consequences[J]. Aesthetic Plast Surg, 2009, 33 (1): 6-13.

[7] Eichhorn-Sens J, Gubisch W. Ausgedehnte Resektion der Flügelknorpel—ein falsches Konzept zur Verschmälerung der Nase[J]. HNO, 2009, 57 (11): 113-120.

第 21 章　细微改变所致鼻形态改善

细微的形态改变会引起求美者的抱怨和明显的功能问题。因为求美者期待完美的结果（图 21.1），所以不要掉以轻心，往往细节决定成败。牢记一点原则：解剖问题越小，审美期望越高。

病例 1

简介

求美者为一名 19 岁的女性，为了功能和美观进行鼻成形术切除驼峰术后 8 个月，主诉左侧骨性鼻锥有难看的阶梯畸形。她还声称左侧鼻孔呼吸比右侧困难。

检查所见

正面图（图 21.2a）显示左侧有截骨碎片移位。侧面图（图 21.2b）显示残留一处小驼峰。底位图显示阶梯状畸形清晰可见（图 21.2c）。图 21.2d ~ f 显示了求美者在进行了鼻整形修复术术后 2 年的相应情况。

手术过程

软组织包膜破坏严重，再次对左侧进行了截骨（见第 20 章病例 2）。经鼻内入路将撑开移植物置入左侧（图 21.2g、h）。

心理学、动机、个人背景

求美者对她的"新鼻子"的最初喜悦很快就因鼻锥畸形而变得沮丧。她立即接受了进行修复手术的建议。

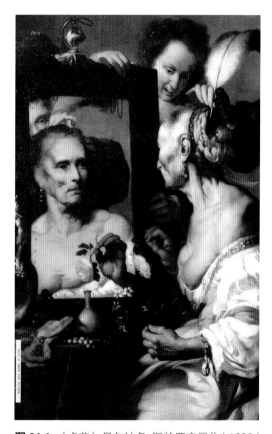

图 21.1 《虚荣》，贝尔纳多·斯特罗齐画作（1630）

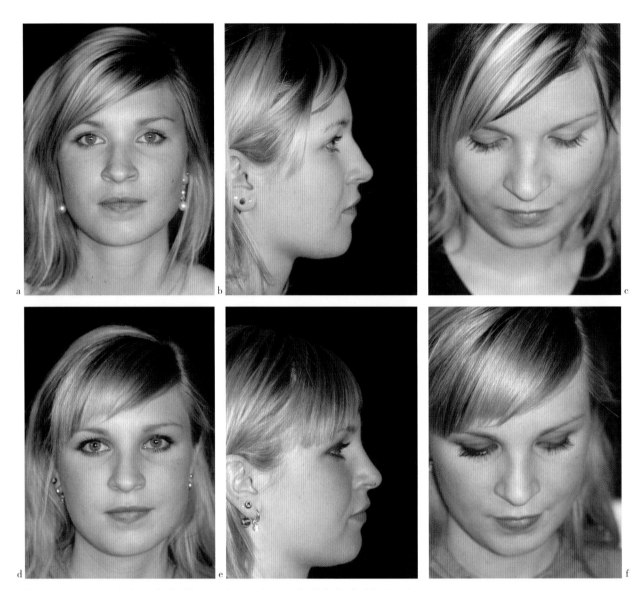

图 21.2 （a ~ c）初次鼻成形术后 8 个月。（d ~ f）修复鼻成形术后 2 年

讨论

　　一般建议采用截骨术来完全游离并重新定位碎片。内外侧截骨弧线相交于一点。某些病例中，截骨术产生的巨大活动性会使重新定位的碎片移位。留下一条宽度不足 1 mm 的小骨桥会有帮助，手术结束时在拇指的按压下，会听到骨折声。采用这种技术时，外科医生至少留下一处骨碎片连接，使其不"漂浮"。在所述病例中，行再截骨术以使内侧移位的碎片移向侧面。必须将撑开移植物准确置于鼻背下方的黏膜外平面，并推进至梨状孔。

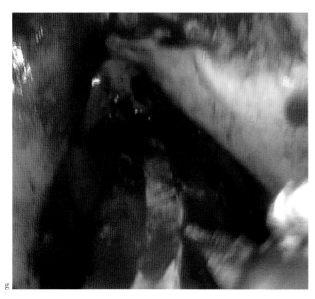 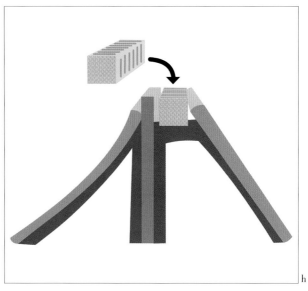

图 21.2（续） （g）使用内窥镜置入撑开移植物。（h）单侧撑开移植物的位置和效果

病例 2

简介

求美者为一名 42 岁的女性，20 年前经历鼻部创伤，一直为右侧鼻锥轻微不对称的问题而苦恼。她饱受这一轻度畸形的困扰，但一直没时间解决这个问题。现在她终于下决心解决这个问题。

检查所见

正面图（图 21.3a）显示由侧向移位碎片引起的鼻锥右侧不对称。侧面图（图 21.3b）显示鼻尖突出稍过度。底位图（图 21.3c）显示鼻基底不对称。

外科手术

黏膜下鼻中隔成形术合并鼻基底部条状切除（图 21.3g）。在右侧行内外侧弧形截骨术（图 21.3g）。

心理学、动机、个人背景

虽然这种面部缺陷非常细微，但存在了数十年后，求美者真诚并深深地渴望有一个"完美的鼻子"。就这点而言，细微的形态问题有时对求美者的心理有着重要影响。在求美者和医生的共同努力下，求美者可能满意也可能不满意。

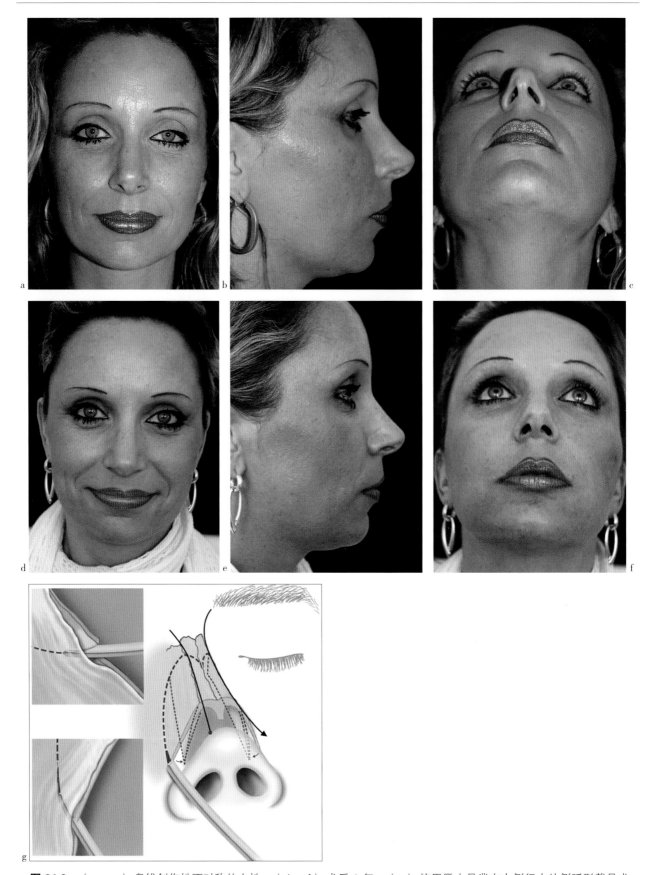

图 21.3 （a～c）鼻锥创伤性不对称的女性。（d～f）术后 1 年。（g）使用微小骨凿在右侧行内外侧弧形截骨术

参考文献

Tardy ME，Heinrich JA，Lindbeck EO. Refinement of the nasal tip[Z]. Rhinoplasty 2001. Chicago. Course Manual，564–593.

第 22 章 功能性张力鼻和鼻过突

22.1 功能性张力鼻

"张力鼻"通常与鼻或鼻尖的过度突出有关。由于多余软骨的存在，功能性张力鼻往往与脸部不协调。

22.1.1 过度突出的测量

雅克·约瑟夫将剖面角作为鼻过度突出的一种测量方法应用于临床。他将其定义为由两条直线（即一条与眉心和下颌相切的切线，一条与鼻背相切的切线）相交形成的角度。约瑟夫发现其正常范围是 23°~37°。理查德·古德推荐用鼻长（鼻根到鼻尖点的长度）与鼻尖突度（翼褶与鼻尖点的距离）的比率评估鼻部和鼻尖过度突出或突出不足。他将该比率的正常范围定义为 0.55~0.60。

查尔斯·波特介绍了一种轮廓分析方法，将从外耳道到鼻尖点（鼻尖表现点）的距离作为半径，围绕脸部画一个圆圈。然后评估 3 个轮廓关键点，即鼻尖点、颏前点和前发际线之间的关系（图 22.1）。理想情况下，这 3 个关键点位于圆形上。在应用这种方法时，我们对这种"面部画圆"的方法进行了改良。根据我们的经验，圆心应该定在耳屏上部的耳点或者外耳道的边缘。在临床实践中，这种简化和改良的方法取得了良好的效果，因为它可以快速评估鼻突度与下颌和前额之间的关系，需确定以下几点：

- 鼻或鼻尖是否过度突出？
- 求美者是否有下颌前突或下颌后缩？
- 额头如何影响面部轮廓（前额高或前额倾斜）？

在美容外科的数字成像和现代图形软件的辅助下，我们可以预测通过降低鼻尖突度，将颏前点纳入参考圆圈，可达到适当矫正轮廓的效果，或者考虑是否需要进行隆颏术。

矫正功能张力鼻的过度突出通常有功能性和美学方面的指征。

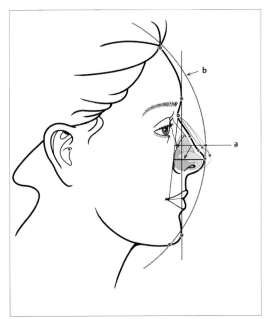

图 22.1 确定突出的方法。a. 古德（R. Goode.）法。b. 改良波特（C. Baud）法。在面部圆圈内 = 正常鼻。在面部圆圈之外 = 过度突出的鼻或鼻尖。黑色 = 正常鼻；红色 = 无过度突出的功能性张力鼻；蓝色 = 过度突出的鼻尖；绿色 = 过度突出的功能性张力鼻

22.1.2 功能性指征

通常，鼻孔是狭长的，呈狭缝状而非椭圆形，通向"哥特式拱门"形的鼻前庭。上、下外侧软骨的外侧脚向中间移位，会导致内外鼻瓣狭窄。内鼻瓣角 < 15°。深吸气时，会出现鼻翼塌陷。在这种情况下，即使是轻度鼻中隔高位偏曲也会产生明显的空气动力学作用（图22.2）。

22.1.3 美学指征

鼻中隔软骨背基底侧的增生可能会使软骨性鼻背抬高。导致鼻背可能会凸起或形成软骨性驼峰，与鼻缝点上的骨性驼峰相连。鼻尖上点移动至鼻尖表现点水平，导致鼻尖突出消

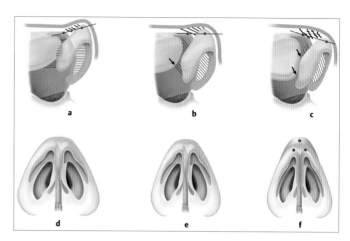

图 22.2 张力鼻的不同阶段。a. 正常鼻。b. 代偿性张力鼻。c. 伴鼻尖下垂的失代偿张力鼻。d. 鼻翼软骨的正常位置。e. 伴狭长鼻孔和早期鼻瓣区阻塞的张力鼻。f. 严重鼻瓣区阻塞，伴鼻瓣区塌陷和鼻尖下垂的可能

失。当皮肤中的弹性纤维无法抵抗上、下外侧软骨的张力时，鼻尖上点升高到鼻尖表现点之上，导致鼻尖向下塌变得下垂。

病例 1

这个病例显示了对长期过度突出鼻尖的处置过程 [手术由霍格尔·加斯纳（Holger Gassner）完成]。

简介

求美者为一名 23 岁的女性，经开放入路行鼻成形术后 4 年。她要求矫正长期过度突出的鼻尖，并改善经药物治疗无效的以右侧为主的鼻阻塞。

检查所见

正面图（图 22.3a）显示鼻缝点向左侧呈 C 形偏曲，而鼻尖歪向右侧。侧面图（图 22.3b、c）显示鼻缝点下移，提示骨性驼峰切除不完全。求美者有鼻尖过突，鼻小柱轻微显露过度。鼻尖表现点不齐，导致鼻尖整体不对称。3/4 侧面图（图 22.3d）显示求美者有过重的翼褶、圆形鼻尖、鼻尖下小叶瘢痕挛缩。深吸气时出现以右侧为主的鼻瓣塌陷。鼻内镜检查发现二级和三级右侧偏曲。

手术过程

作者采用了复杂修复手术的开放入路。考虑该病例的鼻尖下小叶坚硬及有瘢痕，只能选择开放式手术。沿着陈旧瘢痕线，重新打开鼻腔。从鼻中隔松解上外侧软骨后，降低鼻背线。中鼻拱由右侧的自动扩展移植物和左侧的常规扩展移植物进行重建（图 22.3e）。偏曲的鼻中隔前角用尾侧鼻中隔延伸移植物来支撑（图 22.3g）。鼻尖通过穹隆间缝合及跨穹隆缝合重新塑形。由于修复强度的需要，该病例使用 5-0 聚丙烯缝线，而不是通常使用的 6-0 聚丙烯缝线。所有的缝线末端在闭合伤口之前都要剪短，以降低透过皮肤的可见性。

心理学、动机、个人背景

这个病例说明鼻子在年轻女性的自我形象中扮演着重要的角色（图 22.3h ~ k）。如图 22.3a、h 所示，求美者因在儿童时期接受外耳成形术带来了不良结果。虽然耳郭缺损可能比鼻畸形更为明显，但求美者仅因鼻子的外观而烦恼，并未要求对外耳成形术后结果进行修复。

讨论

开放入路非常适合用于鼻成形术，特别是鼻尖的复杂修复。在这些求美者中，开放入路能够提供更好的鼻尖位置视野，这可能比存在弊端的经鼻小柱切口更有利，并且能够增加鼻尖强度。

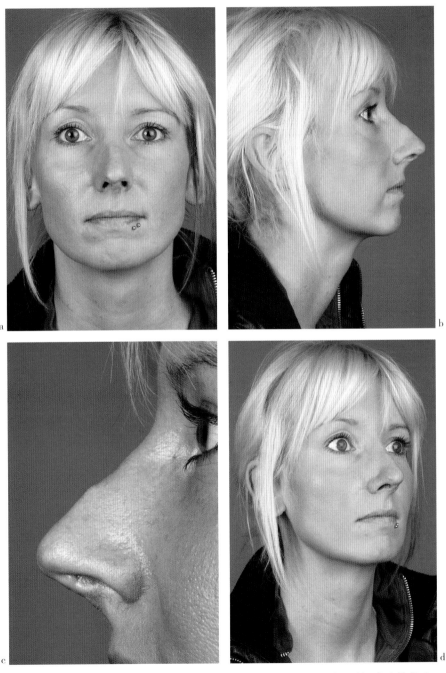

图 22.3　（a ~ d）术前图像。（a）正面图显示鼻尖不对称、向右侧歪斜、鼻小柱偏移，以及狭窄而不对称的鼻中拱。（b）侧面图显示鼻尖残留过突，软骨鼻背不完全切除，鼻唇角过大，鼻棘突出明显。（c）特写图显示鼻中隔前角严重过度突出。（d）3/4 侧视图显示水平翼褶过重和鼻尖下小叶回缩

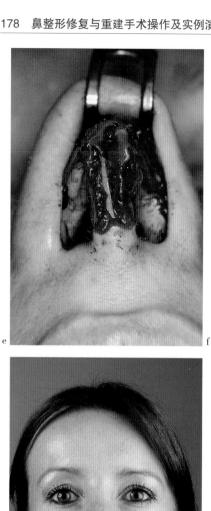
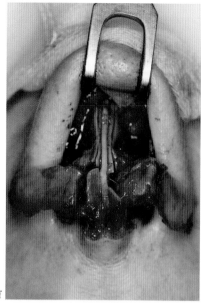
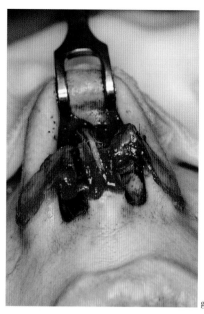

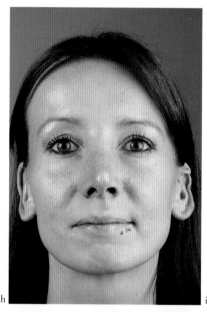
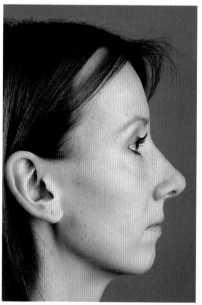
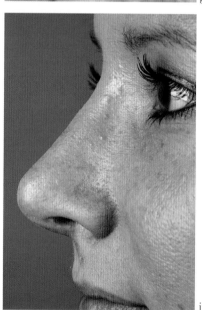

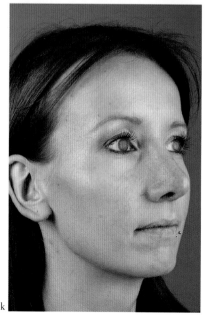

图 22.3（续） （e～g）术中图像。（e）通过开放入路植入延伸移植物。采用榫槽技术架固定鼻小柱支架。膜性中隔仅存少量。鼻中拱采用常规扩展移植物进行重建。（f）以右侧为主的内侧脚明显屈曲。（g）使用多种缝合技术来修复鼻尖不对称。将尾侧鼻中隔延伸移植物与内侧脚缝合进行固定。（h～k）术后图像。（h）正面图显示眉毛到鼻尖的美学线条协调、对称的鼻尖表现点和笔直的鼻小柱。（i）侧面图显露出矫正后的鼻小柱、笔直的鼻背轮廓，以及适当的旋转度，避免了术后过度旋转的外观。（j）特写图显示柔和的眉毛到鼻尖美学线条（由鼻背至鼻尖表现点）平滑。（k）3/4 侧视图显示笔直的鼻背线，适度的鼻尖上区转折和填充精巧的水平翼褶

病例 2

简介

求美者为一名 39 岁的女性，5 年前接受了鼻中隔成形术，当时她注意到鼻尖上方有变形。求美者主诉她的鼻子仍然有呼吸困难。她希望能改善功能，减少鼻尖突出，去除鼻驼峰并矫正外形。从侧面看，她也存在鼻孔暴露过度的问题。

检查所见

正面图（图 22.4a）显示鼻翼不对称和鼻尖下区三角过长。侧面图（图 22.4c）显示骨性和软骨性驼峰、鼻小柱悬空、鼻尖过度突出和显露前庭皮肤。底位图（图 22.4b）显示鼻前庭收紧、残留鼻中隔偏曲主要偏向右侧、鼻瓣区狭窄。

图 22.4d ~ f 摄于修复性鼻成形术后 3 年。图 22.4g、h 是手术前（g）和手术后（h）的内部鼻瓣区的内镜图像。

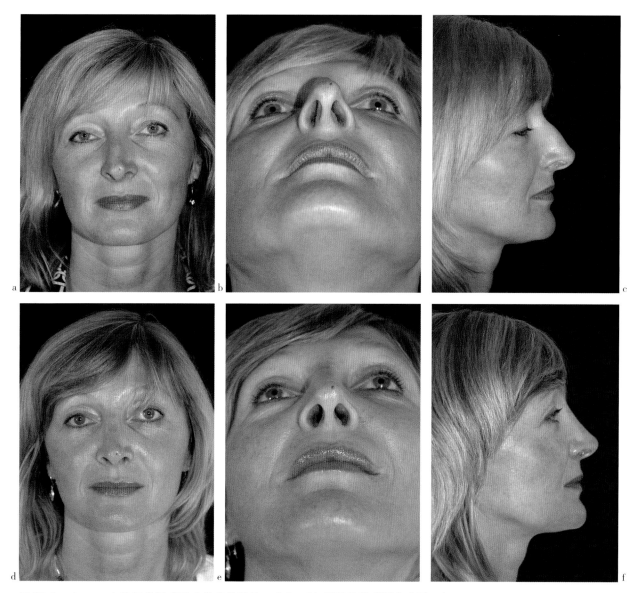

图 22.4 （a ~ c）修复性鼻成形术的术前所见。（d ~ f）修复性鼻成形术术后 3 年

手术过程

主要问题是鼻中隔在背侧基底部和头尾方向过长。手术的关键步骤是缩短、松解鼻中隔并将其居中定位（图 22.4i ~ n）。

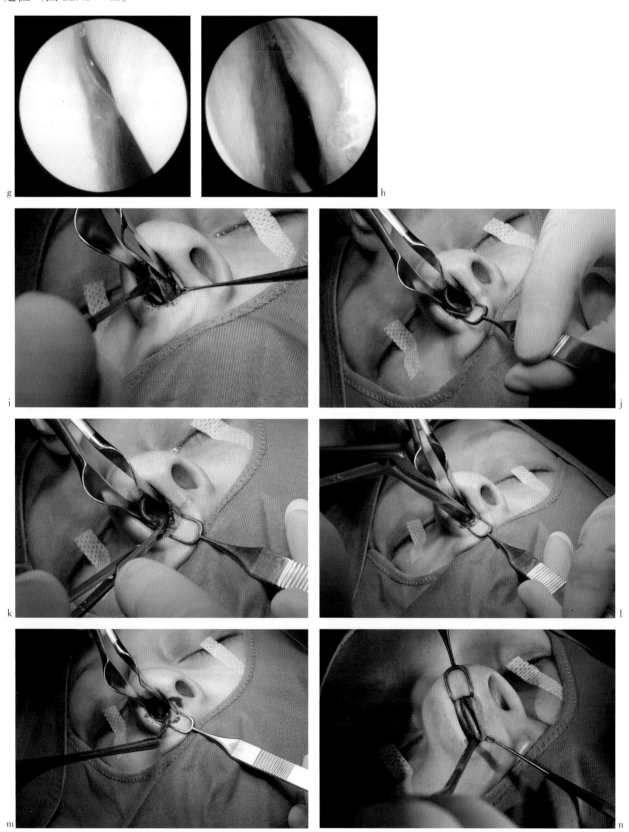

图 22.4（续） （g、h）修复性鼻成形术前、术后的鼻瓣。（i）暴露鼻中隔软骨。（j）可见鼻中隔基底部。（k）将软骨从"鼻中隔平台"上分离。（l）缩短鼻中隔。（m）切除基底带。（n）缩短鼻中隔前部，随后在中线行无张力固定

心理学、动机、个人背景

求美者带着明确的改善美学和功能的目的前来进行手术。

讨论

请参阅第 176 页功能性指征和美学指征。

参考文献

[1] Joseph J. Nasenplastik und sonstige Gesichtsplastik nebst einem Anhang über Mammaplastik[M]. Leipzig, Germany：C Kabitzsch, 931.

[2] Presentation GR. Nose and Face[Z]. Berlin, 2005.

[3] Baud C. Harmonie der Gesichtszüge[M]. La Chaux de Fonds, Switzerland: Clinique de la Tour, 1967.

[4] Parell GJ, Becker GD. The "tension nose," anatomy and surgical repair[J]. Facial Plast Surg, 1984, 1（2）：81-86.

[5] Tardy ME, Walter M, Patt B. Overprojection of the nose：an anatomic approach[Z]. Rhinoplasty 2001. Chicago, Course manual, 688-700.

第23章 鼻前庭问题

既往术后鼻部瘢痕硬化扭曲、狭窄、不对称、回缩以及鼻中隔前部复发或残余偏曲的情况并非罕见。鼻前庭是鼻内入路和开放入路的切口位置。切口位置不当或鼻翼软骨移位可能会导致鼻翼软骨结构出现挛缩、"海鸥线"扭曲及棘手的塌陷。个体情况决定该病例应该使用的具体矫正方法。通常可以根据个体情况进行微创矫正（图23.1）。

病例 1

该病例涉及体外鼻中隔成形术，使用侧向滑动法对偏曲的鼻棘进行重新定位 [由沃尔夫冈·古比希（Wolfgang Gubisch）手术]。

简介

求美者在其他地方做过6次手术后，对术后的功能和美学结果并不满意。前鼻棘移位造成了歪鼻、前庭和鼻尖不对称，而且求美者由于鼻中隔偏曲和鼻瓣膜过紧而出现呼吸问题。

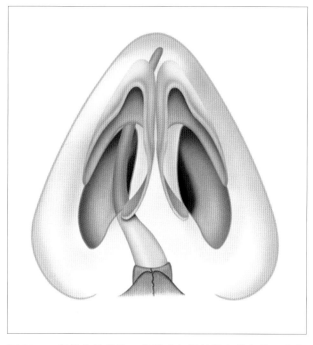

图23.1 鼻前庭的构造。鼻前庭与涡轮机有些相似。空气会经由鼻峡部加速、分层并冷凝

检查所见

鼻部检查正面图（图23.2a）显示眉头—鼻尖美学线不协调。侧面图中（图23.2c）显示鼻背有几处明显的不规则。鼻尖既不对称也不突出（图23.2a、b）。骨性鼻锥发生偏移。从底位图看（图23.2b），鼻小柱偏向右侧，其基底部位于中线左侧。触诊时发现前鼻棘同样也偏离中线。鼻内检查发现鼻中隔偏曲。用玻璃棒手动扩张鼻瓣膜可立即改善鼻内气流，表明鼻瓣区狭窄，需要重建。

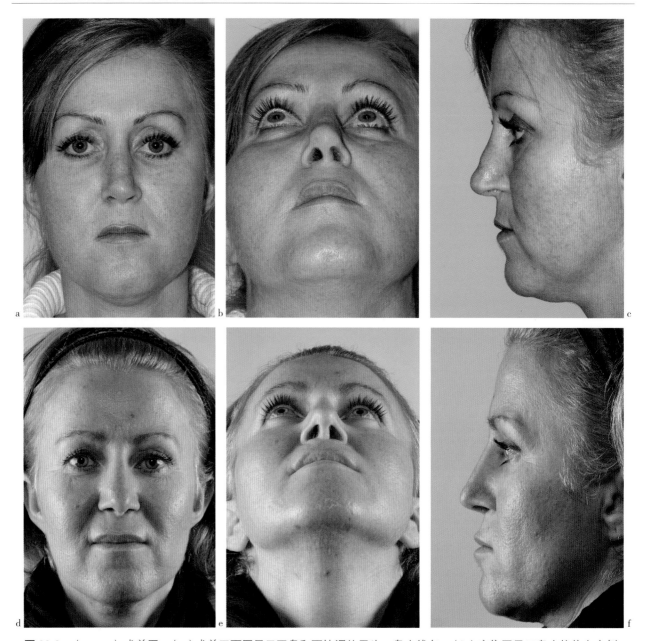

图23.2 （a～c）术前图。（a）术前正面图显示歪鼻和不协调的眉头—鼻尖线条。（b）底位图显示鼻小柱偏向右侧。其基底部位于中线右侧。鼻孔不对称，鼻尖外观不明显也不对称。（c）侧面图显示鼻背凹凸不平，鼻唇角过小。（d、e）术后3年，正面图和底位图显示，鼻子变得笔直。鼻呼吸正常。（f）鼻轴笔直，鼻尖形状突出

手术过程

做标准的倒V形鼻小柱中部切口，经陈旧瘢痕行开放手术入路。由于该区域瘢痕严重，切开鼻尖异常困难（图23.2g）。切开瘢痕时，我们在右侧穹隆内发现了一个之前置入的软骨移植物。切除软骨移植物后，很明显左侧穹隆位置较高，可在左侧使用侧向滑动法（图23.2j）。鼻中隔发生偏曲，尤其是在软骨前部。由于既往手术中行广泛软骨切除，因此鼻中隔也十分不稳定。因此我们决定切除一片鼻中隔并行体外鼻中隔重建（图23.2h）。将所有不规则都变平滑并将垂直板增厚部分磨薄后，我们将鼻中隔的薄骨部分固定于软骨上，使其矫直并稳定（图23.2i）。由于前鼻棘向中线左侧移位8mm，我们不得不折断鼻棘，将其推回中线，并用微板固定。将从右耳采集的耳郭软骨制成夹层移植物，作为鼻小柱支撑物置入稳定前鼻中隔。耳郭软骨还用于制成扩展移植物，固定于重建鼻中隔的背侧缘以重构内部瓣膜。然后将矫直的新鼻中隔复位并多次反复缝合固定于上侧软骨。还可将新鼻中隔固定缝合到重新定位的前鼻棘上。我们

在双侧进行直接侧位、旁正中、横位截骨术矫正骨性椎体。不规则的鼻背骨部变得平滑。鼻背还额外覆有 3 层同源性筋膜。最后，我们用跨穹隆缝合、跨越缝合和鼻尖悬吊缝合矫正鼻尖。

心理学、动机、个人背景

求美者在时尚产业工作，对既往 6 次手术效果不满意，尤其是在美学方面。修复 3 年后，求美者对功能效果满意，对鼻子外观的美学改善也比较满意（图 23.2d ~ f)。

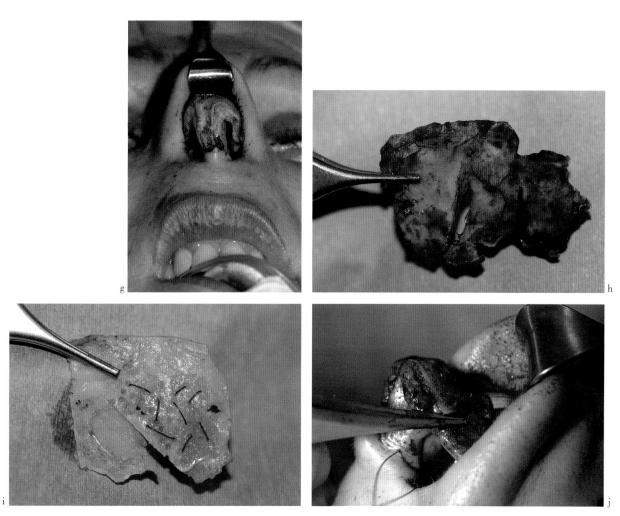

图 23.2（续）　（g ~ j）术中图。（g）既往 6 次手术留下了严重的瘢痕。（h）切除一片剩余的鼻中隔偏曲部分隔膜。偏曲既包括鼻中隔骨部偏曲，也包括软骨部偏曲。（i）使用薄的垂直板使重建鼻中隔软骨部分变直。（j）使用侧向滑动法使左边鼻子鼻尖对称

讨论

挺拔的鼻中隔支架是鼻部笔直的先决条件。因此，必须要从各方面矫直鼻中隔。在本病例中，我们发现体外鼻中隔成形术是鼻中隔矫直、让鼻子变挺拔的最佳方法。我们还矫正了前鼻棘的位置，这也是让再植入的鼻中隔永久保持在中线位置的必要条件。反过来，这也是达到鼻孔和鼻唇区对称的关键。

病例 2

简介

求美者为一名 51 岁的女性，在既往鼻中隔成形术 6 年后出现残余鼻中隔偏曲和鼻孔不对称问题。求美者希望从功能和美学角度选择性地矫正鼻孔，并未具体要求有其他任何变动。

发现

正面图（图 23.3a）显示鼻中隔软骨向右侧稍有偏移。侧面图（图 23.3b）显示出现了骨性和软骨性驼峰。底位图（图 23.3c）显示前鼻中隔发生明显偏曲，软骨部分扭曲。图 23.3d ~ f 显示修复手术 1 年后对应的视图。

手术过程

行黏膜下鼻中隔成形术，将鼻中隔恢复到中线位置，将双侧鼻瓣区分开（图 23.3g ~ o）。

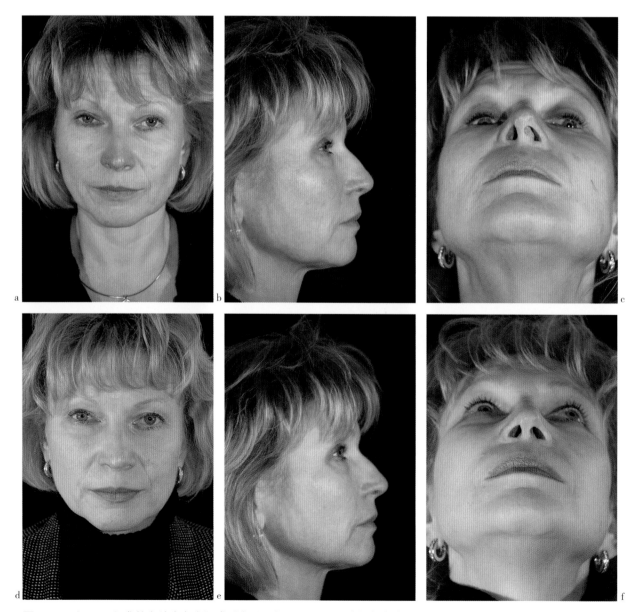

图 23.3　（a ~ c）求美者首次鼻中隔成形术后 6 年。（d ~ f）修复性鼻成形术后 1 年

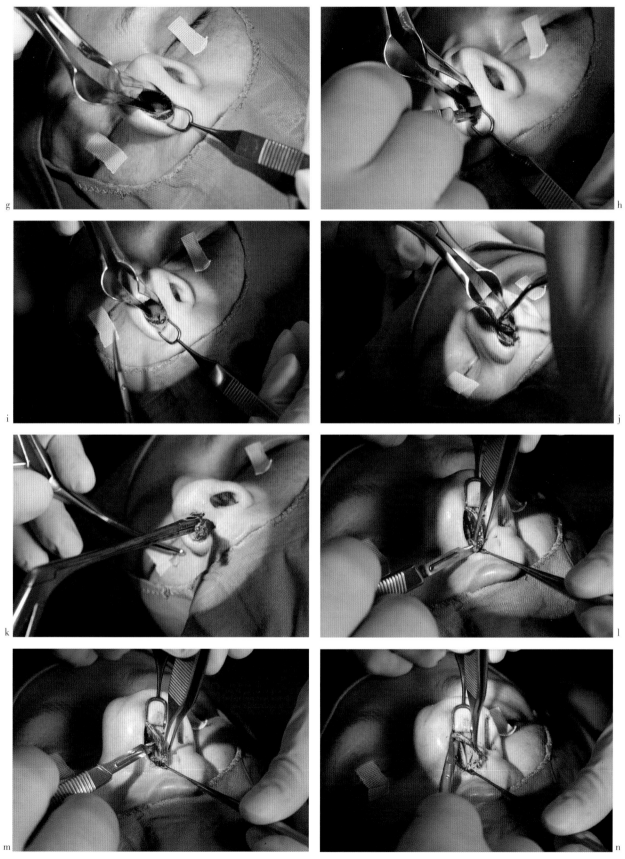

图 23.3（续）　（g）暴露鼻中隔软骨。（h）缩短鼻中隔底部。（i）松解过长的鼻中隔软骨。（j）鼻中隔旋转绕道术。（k）清除切除的软骨。（l ~ n）缩短前鼻中隔

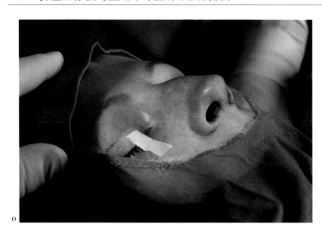

图 23.3（续） （o）手术结束时的发现

心理学、动机、个人背景

求美者对自己希望达到的美学效果十分清楚。她想让鼻孔对称，并在不改变鼻子外形的情况下达到美学效果。

讨论

将鼻中隔定位于中线位置可极大地在功能和美学方面改善鼻部软骨。

病例 3

简介

求美者为一名 46 岁的女性，在其他国家做了鼻部手术 8 个月后来我院就诊。虽然起初术后的美学效果不错，但是几个月后鼻背发生了明显畸形。此后求美者一直有鼻呼吸方面的问题。

检查所见

正面图（图 23.4a）显示鼻尖上区出现了不对称，从前面看，可见鼻尖以及鼻孔过大。侧面图（图 23.4b）显示鼻缝点上有一处驼峰，显露前庭皮肤，鼻小柱—鼻小叶不协调。底位图（图 23.4c）显示了内部鼻瓣区狭窄，鼻中隔偏曲和鼻基底部倾斜。图 23.4d ~ f 的照片都是在修复性鼻成形手术 2 年后拍摄的。

手术过程

通过 1 个半贯穿切口建立 2 个完整的黏膜通道。切除基底软骨条，然后进行鼻中隔旋转绕道术和犁骨截骨术。切除鼻中隔后部偏曲部分。将鼻中隔在体外拉直并重新植入，通过在凹陷侧做刻痕切口来松解前鼻中隔软骨。制成一个柱形袋，将前鼻中隔软骨定位在中线上。在双侧做软骨间切口。从鼻背分离软组织包膜，从鼻中隔上缘和上外侧软骨切除不规则部分。用 2 号刮刀平滑鼻背骨部，并用两根 5-0 PDS 缝线全层缝合上软骨缘。将半贯穿切口扩张为贯穿切口。将膜性中隔缩短 1 ~ 2mm，然后闭合切口（图 23.4g）。

心理学、动机、个人背景

虽然起初求美者对自己认为的好结果感到满意，但后来觉得有必要改善鼻呼吸，并优化先前手术的结果。

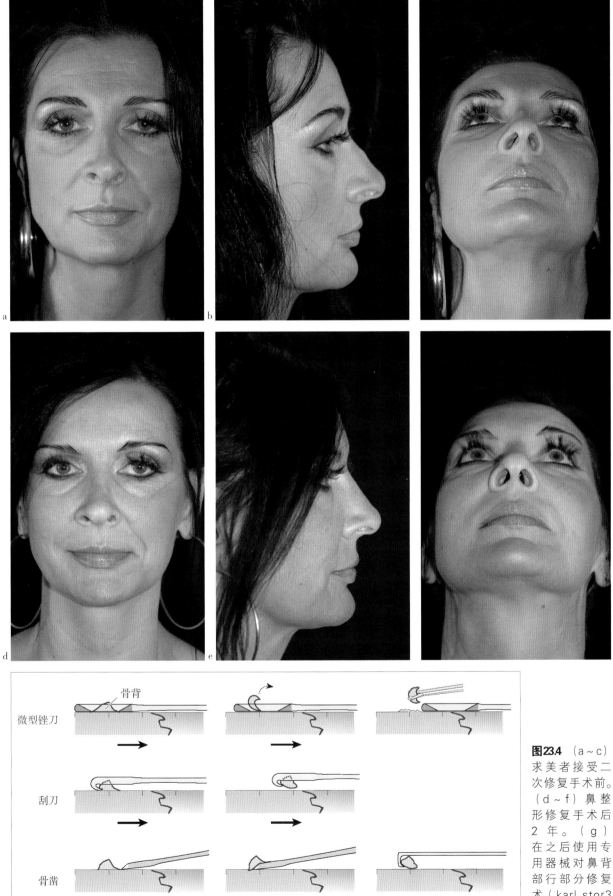

图23.4 （a~c）
求美者接受二
次修复手术前。
（d~f）鼻整
形修复手术后
2 年。（g）
在之后使用专
用器械对鼻背
部行部分修复
术（karl stor3
Tattlin gen）

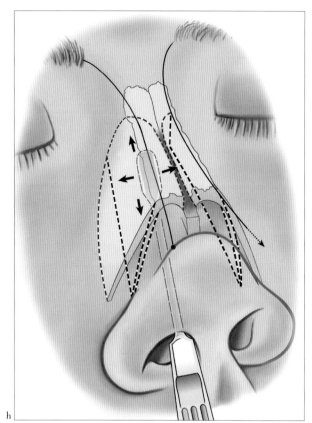
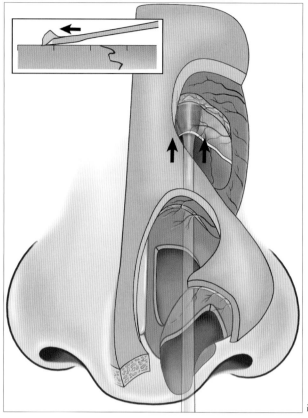

图 23.4（续） 让骨质鼻背变平滑的不同操作。（h）使用微型钻石锉（在 H. Behrbohm、Karl Storz、Tuttlin-gen 之后）的优势是在各个方向都有很大的自由操作空间。（i）使用骨凿

讨论

修复性鼻成形术的适应证基于功能和美学方面的考虑：

■ 功能问题：鼻中隔偏曲和双侧鼻瓣区狭窄。

■ 美学问题：轻微过度突出、前庭皮肤显露、鼻背再发驼峰、鼻背不对称。

在本病例中，通过降低前鼻中隔高度并从前鼻中隔边缘松解内侧脚踏板（弱化两个鼻尖支撑结构）来减少鼻子的突出度。

参考文献

[1] Eichhorn-Sens J, Gubisch W. Sekundäre Rhinoplastik[M]// von Heimburg D, Lemperle G. Ästhetische Chirurgie, vol. 3. Heidelberg, Germany: ecomed Medizin, 2010：1-25.

[2] Fedok FG. Revision rhinoplasty using the endonasal approach[J]. Facial Plast Surg, 2008, 24（3）：293-309.

第24章 鼻中隔矫正术后或外伤造成的鞍鼻

鼻中隔穿孔或鼻部创伤可能会导致鞍鼻畸形。这两种原因都会造成鼻中隔软骨前部的机械性缺损。除了功能问题、软骨性偏曲或鼻中隔穿孔外，术后鞍鼻畸形是鼻中隔手术最主要的并发症。鼻中隔前部对鼻背支持功能的破坏将导致鼻背软骨部塌陷。几十年前三期梅毒的标志骨性鞍鼻现已很少见了（图 24.1）。

鞍鼻深度不同可能会造成上外侧软骨的侧向移位、扩展或分离。鼻背中隔边缘消退会损害重要的鼻尖支撑结构，这将导致鼻尖上区和前中隔角的塌陷，鼻尖也会变得形状不稳定。鼻尖支撑的损坏导致鼻尖向头侧扭转。如果鼻中隔前缘消退，鼻尖甚至可能向下扭转。鼻尖向头侧扭转也会导致鼻尖突出度消失，鼻唇角过大（＞110°）。结构支撑的破坏使上外侧软骨尾部下垂，使内部鼻瓣变形扩张。鼻翼软骨侧向扩张，形成一个较宽的球状鼻尖。儿童鼻中隔手术的特殊方面参见第 23 页。图 24.2 ～ 图 24.4 说明了鞍鼻畸形的 3 种不同致病机制。

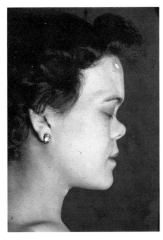

图 24.1 三期梅毒的骨性鞍鼻畸形

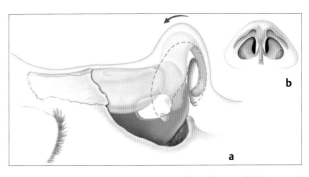

图 24.2 （a）在所示区域软骨缺失（软骨 = 蓝色）导致软骨性鼻背畸形，残留鼻中隔前缘。注意软骨性鼻背塌陷和鼻尖突出度消失的头侧鼻尖扭转。（b）鼻基底的典型改变是鼻阀扩张，下鼻甲弥漫性增厚

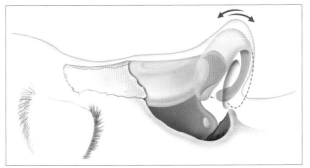

图 24.3 鼻中隔尾侧端损坏引起的软骨性鞍鼻畸形。鼻小柱下部向上收缩，使鼻小柱隐匿，造成鼻翼—鼻小柱组合畸形

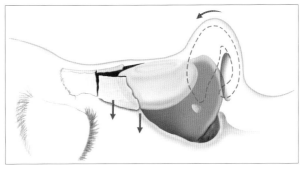

图 24.4 创伤后鞍鼻畸形顶部是开放式的，鼻骨碎片移位，且鼻缝点（键石区）的骨和软骨连接破坏形成倒 V 形

病例 1

简介

求美者为一名 21 岁的女性，在鼻外伤 1 年后，担心鼻部形状发生异常变化前来就诊。

检查所见

正面图（图 24.5a）显示鼻背和鼻尖变宽。侧面图（图 24.5b）显示术后存在鞍鼻畸形，鼻尖上区呈鞍状，鼻尖向头侧旋转，突出度下降，且因过度切除造成的结构支撑破坏。斜面图（图 24.5c）显示由于鼻中隔软骨前部缺失形成的鼻小柱隐匿。图 24.5d ~ f 显示修复性鼻成形术术后 2 年的相应视图。

手术过程

选择 A：像马赛克那样重建被破坏的或有机械性缺损的鼻中隔软骨，然后置入耳甲腔软骨移植物（图 24.5g）。

选择 B：插入形成新鼻中隔（图 24.5h）。

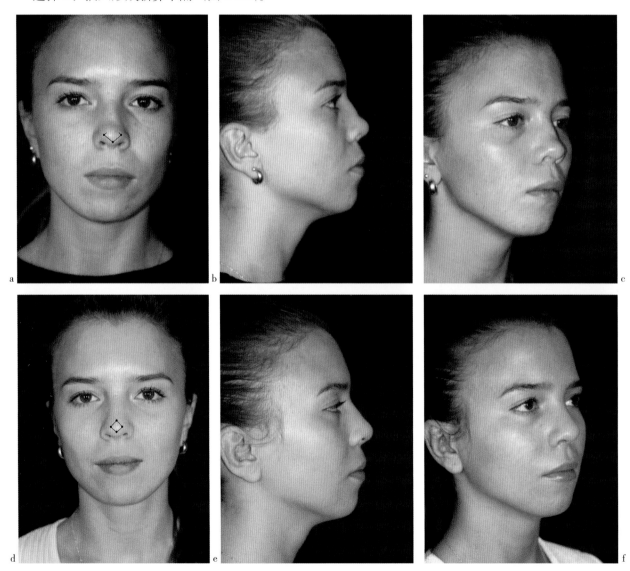

图 24.5 （a ~ c）鼻中隔成形术术前的状况。（d ~ f）修复鼻成形术术后 2 年

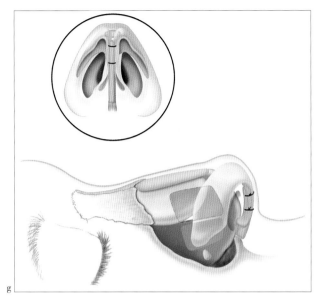
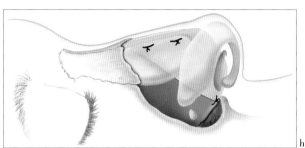

图 24.5（续） （g）手术过程。选择 A：鼻尖突出度不足的求美者可能需要一个鼻小柱支撑物。但在展示病例中并不需要。（h）手术过程。选择 B：用耳郭软骨或肋软骨代替鼻中隔前部。将上外侧软骨固定于新鼻支撑臂的背侧缘，用一根缝线穿过鼻棘，将鼻中隔软骨固定于基底部

心理、动机、个人背景

鞍鼻畸形导致的多种变化会影响面部的美观，使大多数求美者感到痛苦。面部外观变得粗糙，鼻子过短且宽。鼻尖突出度不足使下巴相对前突。求美者希望恢复鼻子的"本来形状"。

求美者通常反映恢复个人本来相貌的渴望，并减轻因毁容带来的痛苦。

讨论

修复术后或创伤后鞍鼻畸形的主要目标是重建一个稳定的鼻中隔。所有附加的步骤，如固定上外侧软骨到鼻中隔前缘 / 置入撑开移植物来加强鼻背和鼻中隔边缘，都是为了实现这一目标而进行的。鉴于术后有鼻背退缩的倾向，我们通常建议在静态重建的基础上，在鼻尖上加一个外置移植物。

病例 2

病例要点：鼻子发育障碍表现为短鼻、鼻背发育不良、面部不对称、右侧鼻翼软骨过度切除以及儿童时期由于鼻中隔偏曲引起的鼻通气严重受损，后行鼻中隔成形术 [由杰奎琳·艾科恩·森斯（Jacqueline Eichhorn-Sens）手术]。

简介

求美者为一名 35 岁的男性，在 12 岁 时鼻部受到创伤，随后在其他地方接受了鼻中隔成形术。他说他现在是短鼻、鼻背发育不良，还因鼻中隔偏曲和下鼻甲肥大导致严重的呼吸问题。

检查所见

检查显示儿童时期创伤后和鼻成形术术后所致鼻部发育不良，导致鼻背明显发育不全以及严重短鼻且鼻尖过度上旋（图 24.6a ~ c）。鼻子的长度和鼻尖的大小看起来不协调。骨性鼻锥宽而偏斜，眉毛—鼻尖的美学线条不对称。触诊发现，鼻中隔前部缺如。触及的鼻中隔边缘距前鼻棘较远。前鼻棘本身位于中线之后，可触及。鼻内检查显示下鼻中隔偏曲严重和双侧下鼻甲肥大。

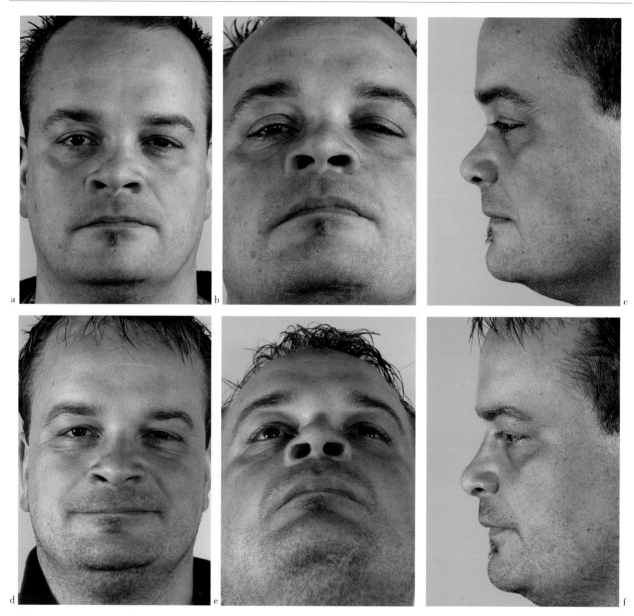

图 24.6 （a～f）术前、术后图。（a）术前正面图显示歪鼻和面部不对称。鼻子过短导致鼻背和鼻尖大小不协调。（b）术前底位图显示鼻背偏斜和鼻基底宽。（c）术前侧面图中清晰可见鼻背严重发育不良。对于男性来说，鼻小柱—上唇角过大，鼻尖过度上旋。（d）1 年后结果。正面图鼻轴外观协调。（e）底位图可见鼻孔对称。（f）侧面图可见鼻背和鼻唇角稳固协调

手术过程

在鼻小柱中间做一个标准的倒 V 形切口，经开放入路进行手术。鼻尖切开因广泛的瘢痕形成非常困难，尤其是右侧鼻翼软骨上方。术中发现右侧鼻翼软骨在既往手术中已全部被切除。由于瘢痕严重，切开鼻中隔也非常困难。分析显示，在背侧中隔前部和尾部的鼻中隔软骨大量缺失。还在移位的前鼻棘后方发现鼻中隔软骨碎片，引起该区域气流阻塞。前鼻棘非常宽，从一侧在骨质上钻孔，将剩余鼻棘重新定位于中线。从致密的瘢痕组织中释放鼻中隔软骨时，原本偏曲的鼻中隔软骨会重新变直。我们能在不影响软骨支架稳定的情况下，从鼻中隔中采集一小部分软骨。采集的软骨用于雕刻成鼻中隔延伸型撑开移植物和 2 个撑开移植物。用几根缝线穿过小钻孔将 L 形支架固定于前鼻棘。鼻中隔延伸型撑开移植物也通过前鼻棘上的钻孔固定，并将其缝合到剩余鼻中隔的前缘（图 24.6h）。将撑开移植物固定于重建鼻中隔的背侧部分。用多次反复缝合将完整的鼻中隔悬吊于上外侧软骨。双侧行黏膜下鼻甲切除术。通过侧面、横向和中线旁截骨矫正骨质拱。右侧鼻翼软骨切除的中间脚通过弯曲技术重建，且带有一条鼻中隔软骨

（图 24.6h）。在左侧进行左侧鼻翼软骨头侧切除（图 24.6g）。然后进行贯穿穹隆缝合和穹隆间缝合。还要插入由鼻中隔软骨制成的鼻小柱支撑物。从一个部位取耳郭软骨，用于制备软骨碎片（图 24.6j），将其包裹在异体阔筋膜管中（图 24.6i），用于重建鼻背。还在鼻背尾缘置入一个移植物。最后，用由耳郭软骨制成的盾牌移植物和鼻尖移植物来重塑鼻尖。

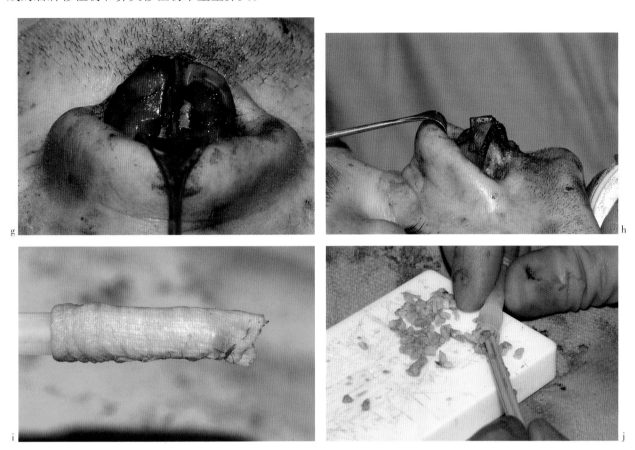

图 24.6（续）　（g ~ j）术中视图。（g）右侧鼻翼软骨的中间部分采用弯曲技术重建一段鼻中隔软骨。左侧鼻翼软骨已完成大部分的头侧切除。（h）已置入鼻中隔延伸型撑开移植物，以及用于重建切除的右侧鼻翼软骨的中间脚的移植物。（i）将异体阔筋膜做成管状。（j）将软骨切成碎片并包裹筋膜管以重建鼻背

心理、动机、个人背景

由于求美者在童年较早时期进行鼻中隔成形术，随后求美者的发育使鼻部出现典型的功能和美学问题，包括短鼻、鼻背发育不良、渐重的气道问题。修复手术后 1 年，求美者对功能和美学效果非常满意（图 24.6d ~ f）。

讨论

在这种情况下，也可考虑矫正过宽的鼻孔。已与求美者讨论该选择，但求美者拒绝。

参考文献

[1] Riechelmann H, Rettinger G. Three-step reconstruction of complex saddle nose deformities[J]. Arch Otolaryngol Head Neck Surg, 2004, 130（3）: 334–338.

[2] Rettinger G. Rekonstruktion ausgeprägter Sattelnasen[J]. Laryngorhinootologie, 1997, 76（11）: 672–675.

[3] Wang TD. Augmentation des Nasenrückens[J]. HNO, 2010, 58（9）: 907–911.

[4] Gubisch W, Eichhorn-Sens J. Overresection of the lower lateral cartilages: a common conceptual mistake with functional and aesthetic consequences[J]. Aesthetic Plast Surg, 2009, 33（1）: 6–13.

第25章 鼻背的充填

鼻背起于鼻根部（鼻根），止于鼻尖部。它延伸至骨和软骨构成的鼻锥。鼻缝点区域又称键石区，在鼻背的支撑中起重要作用。鼻内的鼻瓣区有着特殊的功能。介于键石区和鼻瓣区之间的结构为中鼻拱，主要由上外侧软骨构成。上外侧软骨像哥特式大教堂的拱门一样向鼻背弯曲，由鼻中隔软骨支撑。上外侧软骨和鼻中隔软骨共同构成一个解剖单元。

鞍鼻畸形、不规则鼻和歪鼻可由先天性、炎症、外伤后的继发损伤或既往手术造成。在重建鼻背前，外科医生应先对求美者的鼻背和鼻尖的支撑功能进行评估。可通过检查，特别是按压鼻尖感知其反作用力的强弱进行评估。鼻背的充填适用于鼻部皮肤厚度适当和鼻尖突出度良好的情况。如果鼻尖不够稳定，则应使用鼻小柱支撑物来作为鼻背前部的支柱。

病例 1

简介

求美者为一名 38 岁的女性，于 1990 年行鼻中隔成形术。2 年后她的鼻背发生了鞍状塌陷。1992 年求美者接受手术矫正鞍鼻畸形，1999 年又因同样的症状再次行手术修复。之后求美者面部受到外伤，其中包括鼻背的开放性损伤。2004 年，求美者置入鼻背移植物并修复了鼻背的瘢痕。目前求美者为永久性鞍鼻畸形。

检查所见

可见外伤后鞍鼻畸形，既往曾做过 4 次鼻手术，双侧耳脓肿，双侧急性复发性鼻窦炎。

正面观（图 25.1a）显示中鼻拱、鼻尖上区存在明显的鞍状畸形且伴有鼻背瘢痕。侧面观（图 25.1b）可见假性驼峰伴鼻尖向头侧扭转且鼻唇角变钝。底位观（图 25.1c）显示由鼻翼软骨侧移导致的鼻尖轻微增宽。

图 25.1d ~ f 显示了求美者修复术后 2 年的相应情况。鼻尖的反冲性测试提示鼻尖的支撑功能良好。

手术过程

行耳郭软骨折叠后移成形术，并利用软骨间入路完成修复性鼻成形术。双侧置入扩展移植物以稳定脆弱的"鼻中隔桥"。在鼻尖上区置入一个盖板移植物，充填整个中鼻拱。双侧行内外侧弧形截骨术。针对鼻窦问题进行漏斗开放术及上鼻甲上颌窦造口术，并行 Draf Ⅱ a 型手术建立额窦引流通道（图 25.1g）。

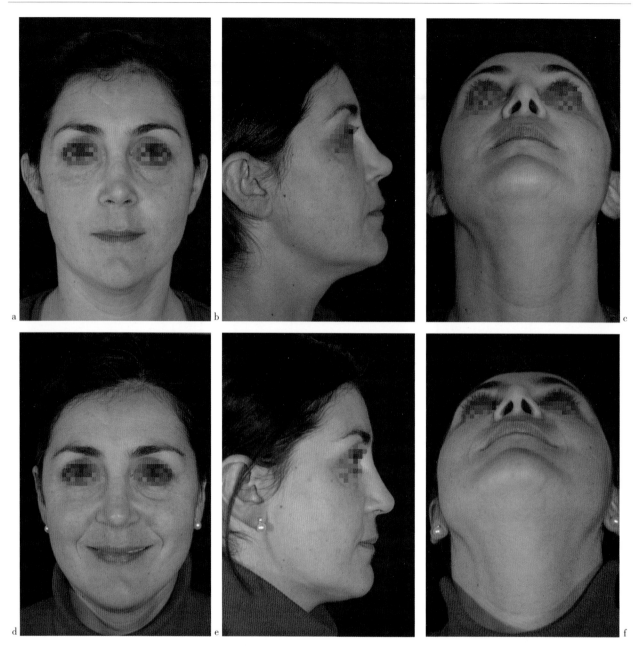

图 25.1 （a～c）第3次修复性鼻成形术术前情况。（d～f）修复后2年的结果

心理、动机、个人背景

既往鼻部手术的失败，以及修复成功后又因外伤所致鼻背的缺陷给求美者留下了"心理创伤"。因此尽管求美者希望彻底解决鼻与鼻窦的问题，却主观上对再次进行鼻部手术十分犹豫，并对结果持悲观态度。

讨论

因求美者有做耳成形术的意愿，这使医生能利用其自体耳郭软骨。鉴于求美者的既往病史，本可考虑选择支撑稳定性高的肋软骨。但有弹性的耳郭软骨的优势在于其柔韧性强，且附带较厚的结缔组织层，可为鼻背提供柔软、协调的支撑。坚硬的肋软骨移植物尽管在术后外形美观，却会给部分求美者造成困扰。

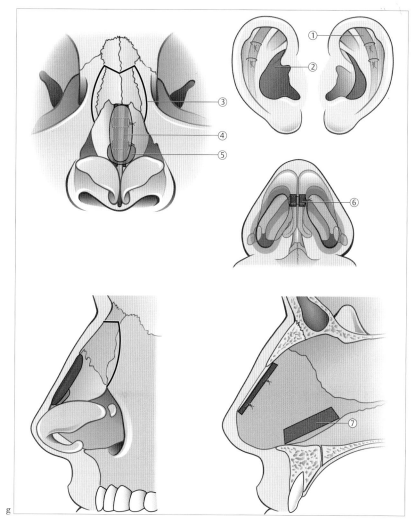

图 25.1（续）　（g）术中细节。红色 = 切除术；黑色 = 截骨术；蓝色 = 软骨移植物（扩展移植物、鼻背和鼻尖上区盖板移植物）。①耳成形术，使用褥式缝合法。②耳郭软骨采集区。③外侧弧形截骨术。④鼻背盖板移植物。⑤鼻尖上区盖板移植物。⑥扩展移植物。⑦置入扩展移植物的鼻中隔软骨供区

病例 2

简介

求美者为一名 32 岁的男性，6 年前曾受鼻部外伤。之后尽管康复，但他注意到自己鼻部的外形发生了明显的改变。同时，他声称右侧鼻孔呼吸困难。

检查所见

正位观（图 25.2a）提示骨性鼻锥有鞍状塌陷，出现倒 V 形畸形和开放式屋顶畸形，以及外伤后鼻骨与软骨分离。侧位观（图 25.2b）提示骨性鞍鼻畸形和鹦鹉嘴形畸形。底位观（图 25.2c）显示宽鼻尖。

图 25.2d ~ f 为修复性鼻中隔成形术 1 年后的相应情况。鼻尖反冲试验提示鼻尖支撑功能良好。

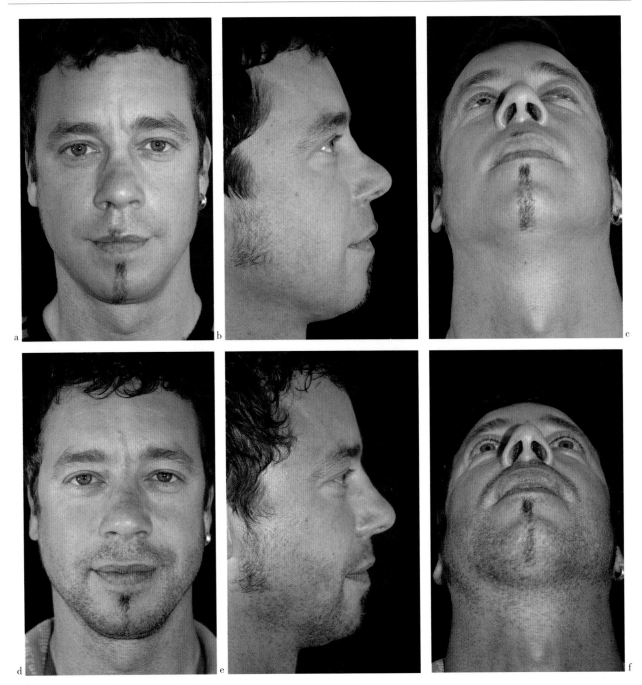

图 25.2 （a～c）术前视图。（d～f）修复性鼻成形术后 1 年

手术过程

软骨采自耳甲腔，用于进行黏膜下鼻中隔成形术。盖板移植物由耳郭软骨和结缔组织制成，尺寸由 Behrbohm 卡尺确定（图 25.2g）。准备一个大小合适的种植床，在其中放入移植物并用纤维蛋白胶固定，然后缝合切口。如图 25.2h 所示，利用定向斜角骨凿行弧形外侧截骨术。

心理、动机、个人背景

因求美者从事木匠工作，有一定的审美，因此希望自己的鼻部能够通过重建来恢复完整的鼻部轮廓。

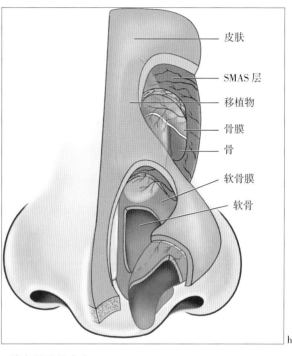

图 25.2（续） （g）手术进程。（h）将鼻背盖板移植物置入贴合的种植床中

病例 3

简介

求美者为一名 60 岁的女性，在多年前做过一次鼻成形术。当时，她仅仅希望能稍微降低鼻背高度，如她自己所说："我的鼻子一直长得很好看，你从我结婚照上就能看出来（图 25.3）。"她对手术结果感到不满意，"感觉自己好像变了一个人。我想要鼻子变回以前那样高挺的样子。"

检查所见

正面图显示鼻部无明显异常（图 25.4a）。侧面图（图 25.4b）显示轮廓呈"脸前突"，伴鼻背过度切除。底位图（图 25.4c）显示鼻尖突出度稍不足。

术后随访第 3 年，正面图（图 25.4d）显示充填术后皮肤毛细血管扩张明显。侧面图（图 25.4e）显示可见鼻背恢复高挺状态。

手术过程

用由耳郭软骨和结缔组织制作的移植物充填鼻背。图 25.4g 显示导致鼻背皮肤毛细血管扩张的可能原因。

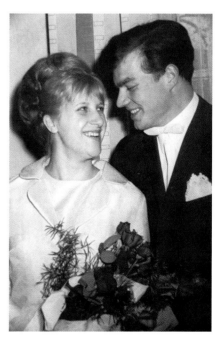

图 25.3 和求美者结婚照中"自己原来的鼻子"一样

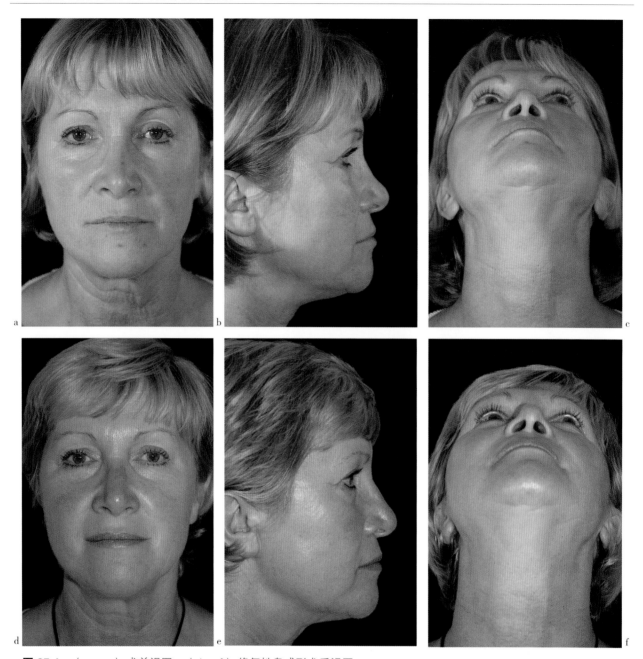

图 25.4 （a～c）术前视图。（d～f）修复性鼻成形术后视图

心理、动机、个人背景

尽管首次鼻成形术已过去数十年，求美者依然无法接受自己的"新鼻子"。错误的手术目标通常是由于医患之间的沟通出现了问题。特别是在进行改变面部轮廓的手术时，医生应与求美者沟通好手术的预期结果，并让求美者事先有预期准备以避免误解。

讨论

在这个充填病例中，植入组织越多，血管充血和长入面部皮肤的风险越大。对已因皮下瘢痕造成的持续营养缺失的薄皮肤，这种现象会更严重。可以用氩激光或 Nd–YAG 激光对局部区域血管进行清扫，但此方法不适用于大面积区域治疗。

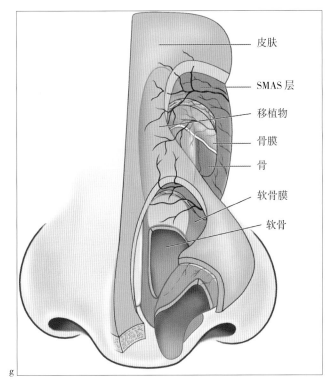

皮肤

SMAS 层

移植物

骨膜

骨

软骨膜

软骨

g

图 25.4（续）　（g）术后毛细血管扩张的病理机制

病例 4

简介

求美者为一名 18 岁的男性，自述 5 岁时曾有一次鼻部外伤史。外伤后继发鼻中隔脓肿，之后数年鼻背逐渐塌陷。从那时开始，求美者一直有严重的鼻部呼吸困难。他还自述，一直以来因鼻畸形饱受他人取笑，自己的情绪也常因此而受到影响。

检查所见

18 岁男性，感染后有鞍鼻畸形。正面图（图 25.5a）显示鼻部软骨性结构整体塌陷。鼻宽且鼻尖尾侧不规则扭转，悬于上唇之上。侧面图（图 25.5b）显示软骨塌陷性鞍鼻畸形，伴假性驼峰和鼻尖下垂。底位图（图 25.5c）显示因支撑丧失导致的鼻尖低矮及鼻软骨塌陷。鼻尖反冲试验提示鼻尖支撑完全丧失。

图 25.5d ~ f 显示重建软骨性鼻支架结构 2 年之后的求美者情况。

手术方案

采集肋软骨用于制作对称的移植物。用肋软骨制成一个稳定的鼻小柱支撑移植物并插入，将鼻背移植物置于周围，紧贴鼻锥。以榫槽法连接两个移植物（图 25.5g）。

心理、动机、个人背景

这位年轻的求美者在学校因鼻部畸形而饱受嘲笑。这已使他产生情感障碍，需进行治疗。鼻畸形修复让他重拾对美好生活的希望。

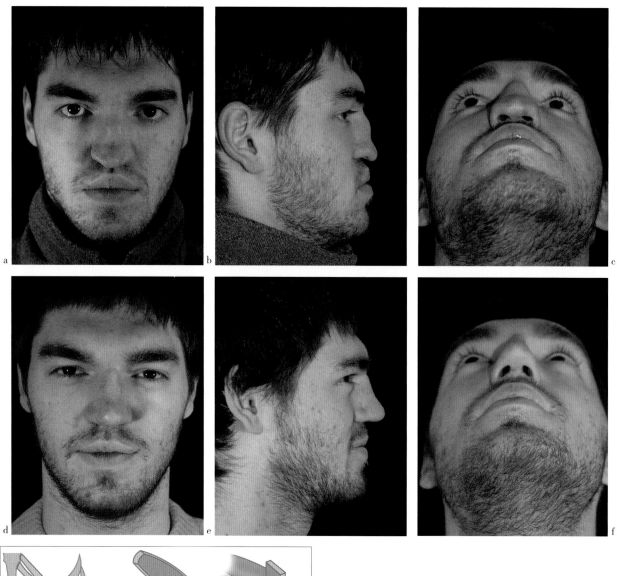

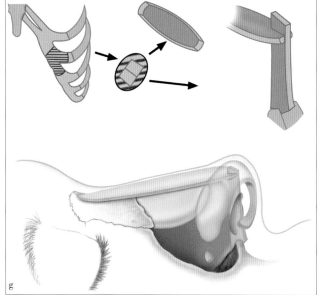

图 25.5 （a～c）术前视图。（d～f）修复鼻成形术后 2 年。（g）完全静态重建鼻的支撑性结构。采集肋软骨，然后对移植物进行雕刻并使其对称。置入鼻背移植物及鼻小柱支撑移植物，用榫槽法接合

讨论

对于支撑和突出度完全丧失的求美者，以自体肋软骨进行重建为首选方法。

参考文献

[1] Rettinger G. Rekonstruktion ausgeprägter Sattelnasen[J]. Laryngorhinootologie, 1997, 76（11）: 672–675.

[2] Riechelmann H, Rettinger G. Three-step reconstruction of complex saddle nose deformities[J]. Arch Otolaryngol Head Neck Surg, 2004, 130（3）: 334–338.

[3] Bateman N, Jones NS. Retrospective review of augmentation rhinoplasties using autologous cartilage grafts[J]. J Laryngol Otol, 2000, 114（7）: 514–518.

第26章　鼻翼软骨过度切除和切除不足的修复

26.1　鼻翼退缩

"保留的组织永远要多于切除的部分。"尽管这是鼻成形术中要遵守的原则，但鼻翼软骨过度切除的现象仍然普遍存在。有些医生这样做是因为他们认为减少软骨会使鼻尖缩窄。不幸的是，切除过度带来一系列难以矫正的问题。削弱的软骨会使外鼻阀不稳定，甚至导致吸气塌陷。此外，还会影响前庭的空气动力学作用，从而加大吸入空气进入鼻峡部加压加速的阻力。鼻翼的变形也可能导致在侧面图中鼻孔显露过多，同时鼻尖丧失对称性，鼻翼轮廓变得不明显。从侧面图观察鼻孔时，如果可以看到 1.5~3 mm 的前庭皮肤，这种情况就称之为"前庭皮肤显露"。

闭合鼻手术切口时，可能由于缝合过紧而导致鼻翼退缩，可通过鼻内入路放置鼻翼缘移植物或复合组织移植物来进行重建，并使用弯曲技术彻底重建鼻翼软骨。重建范围取决于美学和功能性结果以及求美者的期望。

用鼻翼缘移植物重建鼻翼软骨的方法意味着鼻翼软骨仍然有可能应用于移植物的尾侧缘。鼻翼退缩几乎都是由过度切除鼻翼软骨头侧端引起的，随后瘢痕挛缩致鼻翼变形，剩余软骨向头侧偏转。置入鼻翼缘移植物所必需的腔隙并非是现成的，将鼻中隔软骨或耳甲软骨制成的移植物插入经侧面小切口分离的小口袋中。理想的状态是，移植物不应在鼻翼轮廓上出现明显的阶梯状。

由耳软骨制成的复合组织移植物是一种合理的、概念性的解决方案，也存在其他风险。移植物必须精确并牢固地缝合固定，以确保不会因瘢痕挛缩而发生移位。在张力下进行全层褥式缝合固定移植物，并用一片柔软的可延展金属箔片（缝合包随附）打包固定 6 天，这可加速血管化。

在方案 A 或方案 B 不成功的情况下，通过弯曲技术彻底重建鼻翼软骨可作为最后的解决方案。

案例 1

本病例涉及鼻翼软骨的过度切除、鼻中隔穿孔、顶板开放畸形、鞍鼻畸形和鼻小柱退缩 [由杰奎琳·艾科恩·森斯（Jacqueline Eichhorn-Sens）手术]。

简介

求美者曾于 37 年前和 8 年前在其他地方做过两次鼻部手术，因大的前鼻中隔穿孔和双侧内鼻阀功能障碍出现呼吸问题；在美学方面，求美者也出现顶板开放畸形、歪鼻、鼻尖圆钝、鼻小柱退缩和鞍鼻畸形。

检查所见

正面图显示，眉部—鼻尖美学曲线不协调（图 26.1a）；侧面图显示鞍鼻畸形和鼻小柱退缩，鼻尖轮廓不明显且偏向左侧（图 26.1c），偏离于鼻和面部的正中线（图 26.1a）。在鼻翼软骨水平，鼻尖外观不自然。推断在既往的手术中，鼻翼软骨被过度切除，通过触诊证实了这一点。鼻背上有明显的顶板开放畸形，前鼻中隔空虚。正面图显示鼻锥偏斜（图 26.1a）。底位图显示鼻小柱左偏（图 26.1b）。鼻内检查可见一个 12 mm × 12 mm 的前鼻中隔穿孔，鼻中隔黏膜干燥脆弱，内鼻阀狭窄。

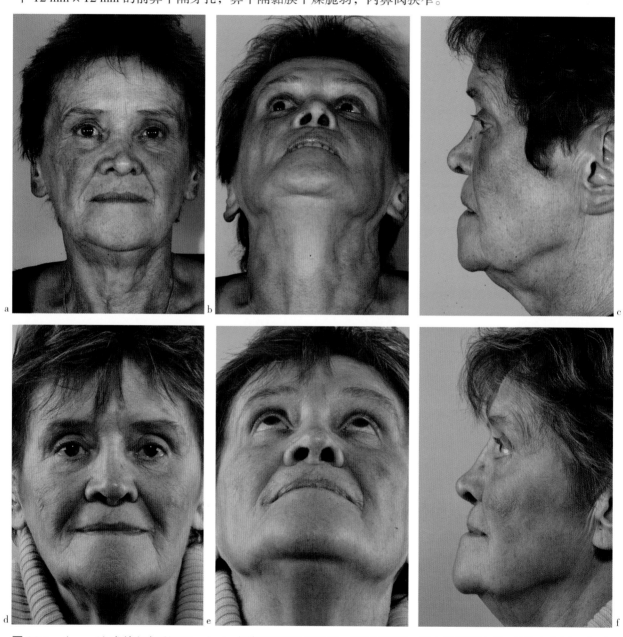

图 26.1 （a ~ f）术前和术后视图。（a）术前正面图显示歪鼻，键石区凹陷，鼻尖轮廓不清晰，并偏向左侧。（b）底位图显示，鼻小柱偏向左侧。（c）侧面图显示，鞍鼻畸形和鼻小柱退缩。（d ~ f）术后 1 年，鼻笔直，呼吸功能正常。（d）正面图显示，鼻轴呈直线，鼻尖轮廓十分清晰。（e）底位图显示，鼻孔对称，鼻尖以及鼻小柱挺直。（f）侧面图显示，鼻背和鼻唇角稳定

手术过程

在鼻小柱中间做一个标准的倒 V 形切口，经开放入路进行手术。解剖分离鼻尖时，可见两侧鼻翼软骨均被过度切除，并且两侧穹隆不对称（图 26.1g）。由于鼻背和顶板开放的不规则，在鼻背筋膜下平面剥离较困难。术中可见前鼻中隔边缘缺失，剩下的软骨支架只有 6.0 mm 宽，极不稳定。松解鼻中隔黏膜

和鼻底部的黏膜后，我们采用四瓣术闭合双侧鼻中隔穿孔。另取一片鼻甲黏膜闭合右侧的一个较小残余缺损。从双耳采集耳甲软骨和耳屏软骨，并用扁平的耳屏软骨填补鼻中隔穿孔，重建黏膜层之间的软骨缺损。

使用双层夹层移植物重建笔直的鼻中隔前缘（图 26.1h），并通过鼻前棘钻孔将移植物缝合固定于鼻前棘和残余的原鼻中隔支架上。此外，用耳甲软骨制成加长型撑开移植物，并使用不可吸收缝线将它们一起缝合在三明治移植物的前上角处及鼻骨之间。用耳甲软骨制成的板条移植物重建鼻翼软骨，并以重叠方式将其固定在穹隆区域（图 26.1i）。通过右侧穹隆瘢痕、贯穿穹隆缝合、跨穹隆缝合、盾形移植物和鼻尖移植物来矫正鼻尖（图 26.1i）。用自体颞深筋膜包裹的软骨颗粒重建鼻背（图 26.1j）。

心理学、动机、个人背景

求美者之前在其他地方接受过两次鼻部手术后，由于前鼻中隔穿孔而出现呼吸问题加重。主诉前庭皮肤干燥和鼻中隔黏膜反复出血，备感痛苦，也因鼻子的外观而忧虑。求美者烟瘾很大，遂告之只有修复性鼻成形术才有可能获得成功。

求美者对术后 1 年的效果非常满意（图 26.1d ~ f），呼吸问题已解除，前鼻中隔穿孔仍处于闭合状态。而且她戒烟成功了。

讨论

手术可以使用肋软骨代替耳甲软骨，但使用肋软骨会增加感染的风险。特别是在本病例中，鼻中隔穿孔较大且黏膜脆弱，我们更倾向于使用耳甲软骨。同时，保留耳甲软骨的软骨膜作为抵抗感染的屏障，这一点十分重要。

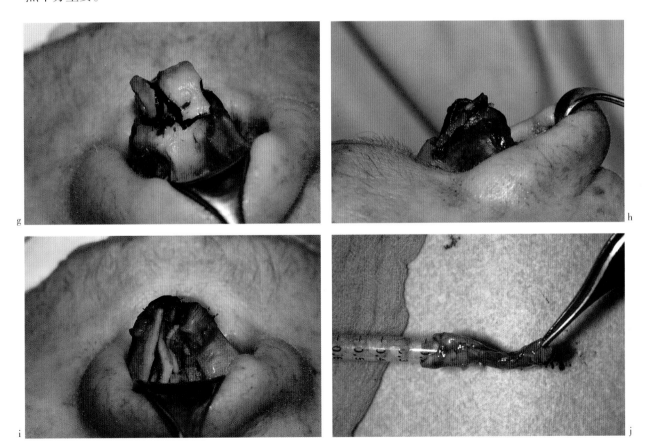

图 26.1（续）　（g ~ j）术中视图。（g）术中见不对称、过度切除的鼻翼软骨和不对称的穹隆。（h）使用双层耳甲移植物（夹层移植物）重建笔直的前鼻中隔边缘并提供鼻小柱支撑。（i）置入耳甲软骨制成的板条移植物以矫正鼻尖，并重建双侧鼻翼软骨。（j）用包裹在管状深筋膜中的颗粒耳甲软骨重建鼻背

案例 2

简介

求美者为一名年轻女性，2 年前接受了矫正轮廓的鼻成形术，术后发生了明显的鼻翼退缩。主诉鼻子太短，且从正面和侧面看时，前庭皮肤显露过多。

检查所见

正面图（图 26.2a）显示短鼻，鼻孔显露过多。侧面图（图 26.2b）显示鹦鹉嘴畸形和鼻翼退缩，前庭皮肤显露过多。斜侧面图（图 26.2c）显示鼻翼退缩使鼻呈鹦鹉嘴畸形。

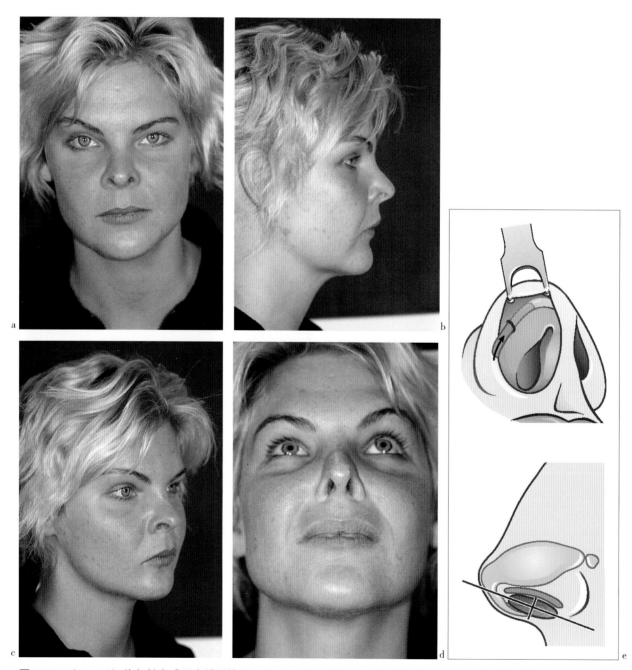

图 26.2 （a～d）修复性鼻成形术前的情况。（e）一种矫正技术：鼻翼缘移植物技术。将鼻翼缘移植物定位于原位

图 26.2f ~ h 显示求美者行鼻成形术术后 2 年的情况。

手术过程

通过插入耳郭软骨复合组织移植物矫正鼻翼退缩问题（图 26.2j）。或者，用鼻翼缘移植物技术也是可靠的选择（图 26.2e）。

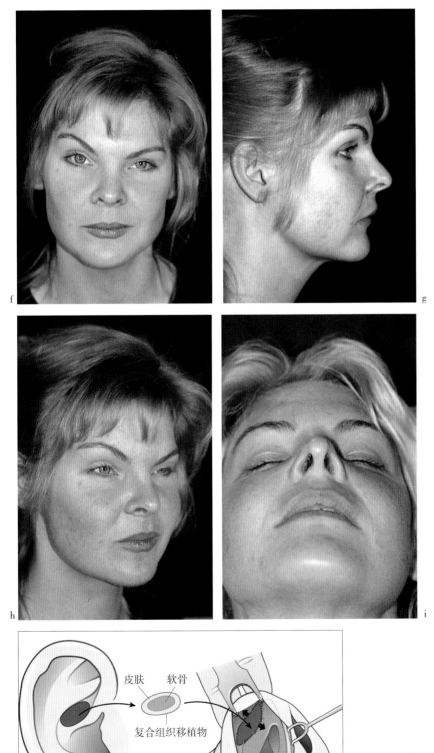

图 26.2（续） （f ~ i）修复性鼻成形术术后 2 年的情况。（j）标记供区，并插入复合组织移植物。移植物应该紧靠鼻翼软骨的前缘，而不应滑出或移位，这才是关键

心理、动机、个人背景

首次鼻成形术并没有给求美者带来预期的效果，而是给她造成了数月的严重情绪困扰。由于这种畸形是可以矫正的，因此医生建议求美者接受修复手术。目前尚不清楚修复手术的积极效果是否会改善求美者的心理状态。首次鼻成形术失败会影响性格稳定，这一点十分常见。

26.2　鼻翼软骨的切除不足

在某些病例中，准备接受鼻成形术的求美者对于"驼峰切除"的期望过于机械，这导致鼻结构不平衡。对有显著增生的结构未进行有效处理的案例，特别难以达到美学效果。这些病例的解决方案是"完成"既往手术。以下病例说明了单纯切除驼峰可能导致的复杂畸形。

案例　1

简介

求美者为一名 26 岁的女性，在她 18 岁时（2001 年）于某大学医院接受驼峰切除鼻成形术，术后 7 年来我院就诊，希望改善鼻尖形状、鼻轮廓和鼻背缩短。

检查所见

正面图（图 26.3a）显示不对称的眉部鼻尖美学线条、鼻背与鼻尖之间以及鼻拱骨部与软骨部分之间比例失调。侧面图（图 26.3b）显示长鼻呈鹦鹉嘴畸形，缺乏突出度和支撑，残留有驼峰以及轮廓不清晰的下垂鼻尖。底位图（图 26.3c）显示鼻基底半脱位和鼻孔不对称。

图 26.3d ~ f 显示修复性鼻成形术后 2 年的情况。

手术过程

手术要点：做高位贯穿切口，用局部移植物行鼻中隔成形术，缩短鼻中隔前缘，适当切除鼻翼软骨头侧，抬高软组织包膜，切除瘢痕和残余驼峰，用外张缝合控制双侧鼻翼软骨的形状和位置（图 26.3g ~ n）。

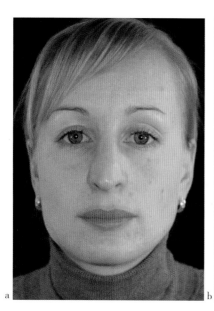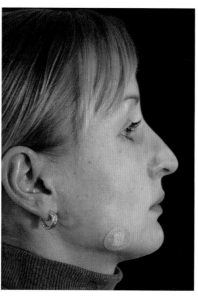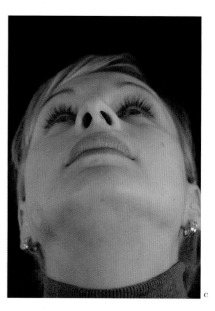

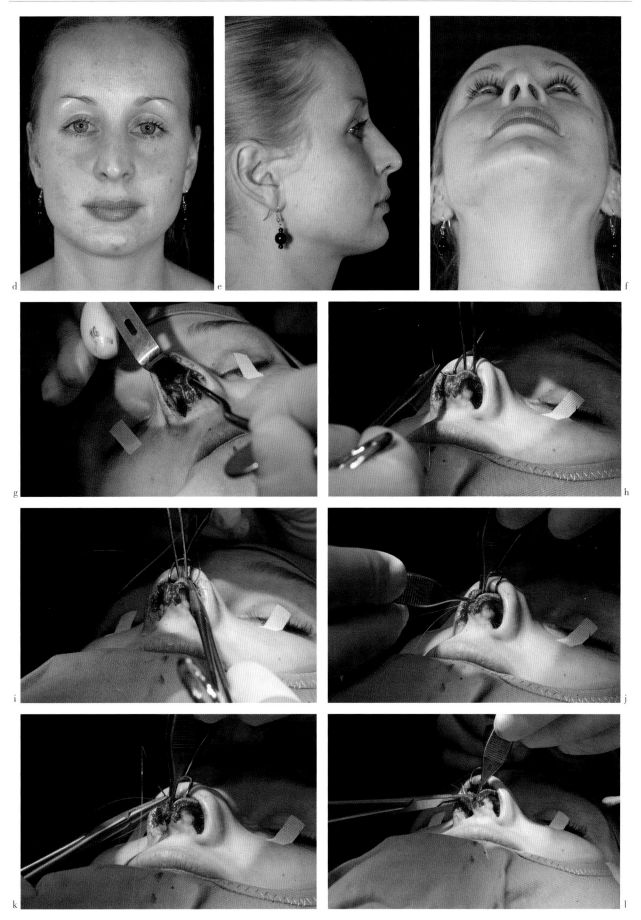

图 26.3　（a ~ c）首次鼻成形术后 7 年的结果。（d ~ f）修复性鼻成形术后 2 年的结果

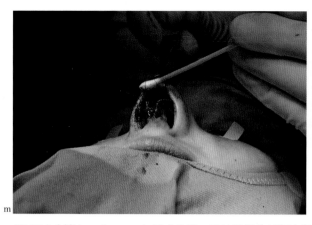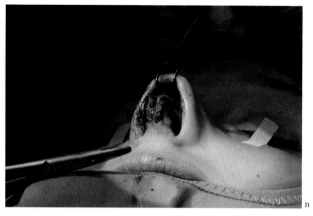

图 26.3（续） （g～n）手术步骤，用外张缝合以便在侧鼻翼软骨上施加可控张力

心理、动机、个人背景

决定接受第 2 次鼻成形术对求美者而言是漫长且艰难的，这个过程包括寻求专家的建议并接受各种意见。但是，求美者内心十分期望改善首次鼻成形术的效果及其对面部的影响。经过多次咨询后，求美者对手术过程有了合乎实际的预期和充分了解。

讨论

修复手术的目标是处理首次鼻成形术中很少或根本没有关注的鼻解剖亚单位，这从某种意义上来说，是"完成"了既往手术。

病例 2

简介

求美者为一名 50 岁的女性，在她的家乡是非常受欢迎的芭蕾舞演员。在 20～32 岁间，曾在某大学医院接受了两次功能性美学鼻成形术，而现在，她想要降低鼻尖的突出度。她对这个目标感受十分复杂，因为她之前曾怀疑自己的鼻子形状是否可以得到进一步改善，但作为一名舞台表演者，她将之视为障碍。照片显示了这位女士第 1 次手术之前年轻漂亮的外观（图 26.4a）。另外，她还带来了曾经用于规划既往手术的面部石膏模型（图 26.4b、c）。

检查所见

求美者的正面图（图 26.4d）显示鼻尖狭窄收紧，鼻孔显露过多。侧面图（图 26.4e）显示鼻尖过度突出，鼻唇角过大。

术后照片（图 26.4f、g）显示求美者修复性鼻成形术后 3 年的情况。

手术过程

修复手术通过开放入路进行，包括缩短鼻中隔基底部、缩减鼻中隔前角以及横向滑动技术（图 26.4h～j）。

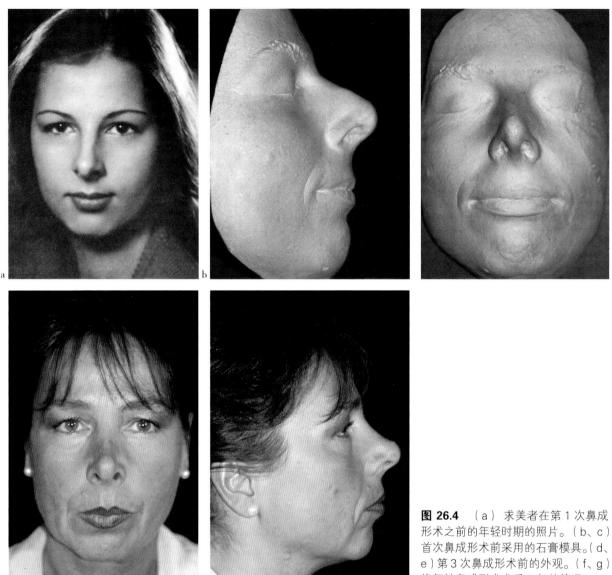

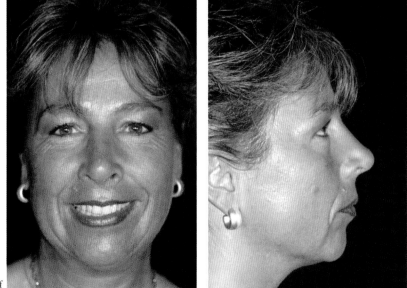

图 26.4　（a）求美者在第 1 次鼻成形术之前的年轻时期的照片。（b、c）首次鼻成形术前采用的石膏模具。（d、e）第 3 次鼻成形术前的外观。（f、g）修复性鼻成形术术后 3 年的情况

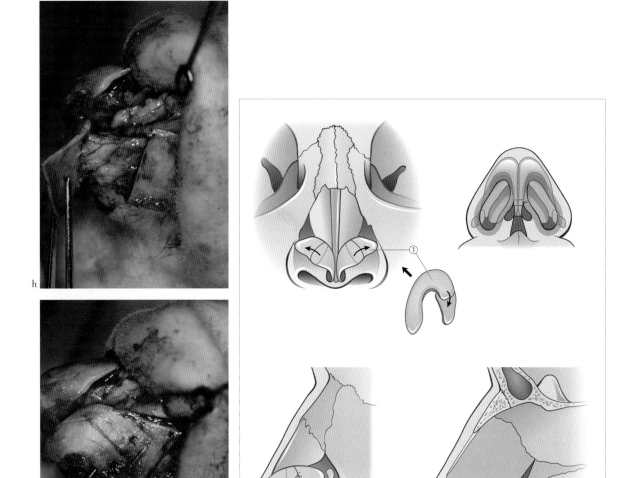

图 26.4（续） （h、i）横向滑动技术。（j）手术中的各个步骤。①横向耳甲软骨重叠滑动技术。②缩短基底部鼻中隔软骨。③切除踏板。④缩短鼻前棘

心理、动机、个人背景

求美者对既往两次鼻成形术的结果不满意。再次就医时医生告诉她，她的鼻子无法得到改善，她必须接受这种情况。因此求美者屈从于"命运"的安排。在最后一次尝试时，我们建议她进行修复性鼻成形术。

讨论

基于鼻尖过度突出的程度和需要缩减鼻部各亚单位结构的步骤，我们决定采用开放入路。根据我们的经验，切除超过 6 mm 的突出需要经开放入路，这样才能以最大的可见度去切除过多组织。

参考文献

[1] Pastorek NJ. Surgery of the nasal tip[Z]. Rhinoplasty 2001, Chicago.

[2] Eichhorn-Sens J, Gubisch W. Ausgedehnte Resektion der Flügelknorpel. Häufige Ursache für Revisionen nach Rhinoplastiken[J]. HNO, 2009, 57（11）：1113–1120.

[3] Bull TR, Mackay IS. Alar collapse[J]. Facial Plast Surg, 1986, 3（4）: 267–276.

[4] Boahene KD, Hilger PA. Alar rim grafting in rhinoplasty: indications, technique, and outcomes[J]. Arch Facial Plast Surg, 2009, 11(5): 285–289.

[5] Eichhorn–Sens J, Gubisch W. Die Sliding–Technik[J]. HNO, 2009, 57: 1262–1272.

[6] Tardy ME, Toriumi D. Alar retraction: composite graft correction[Z]. Rhinoplasty 2001. Chicago, Course manual, 579–585.

[7] Toriumi DM, Josen J, Weinberger M, et al. Use of alar batten grafts for correction of nasal valve collapse[J]. Arch Otolaryngol Head Neck Surg, 1997, 123（8）: 802–808.

第27章　鼻尖畸形及矫正

27.1　方形鼻尖

首次鼻成形术后，鼻锥细、中鼻拱窄，与较宽的方形鼻尖搭配在一起不够美观（图27.1），其原因有二：一是因为既往手术忽视了鼻尖（单纯切除驼峰时常见的疏忽）或手术没有产生预期的效果。首次鼻成形术前的照片有助于验证此推断。二是分析该求美者的鼻部形状问题十分重要。切除是否适当？缝合是否因厚鼻翼软骨的压力而变形？是否有开放的穹隆角？鼻尖形状是否受内侧角扩口影响？

由于潜在原因众多，可根据求美者的皮肤和结缔组织类型选择合适的矫正方法。皮层较厚或厚度中等的求美者通过鼻尖移植和盾状移植物可以改善鼻尖形态。皮肤薄的求美者仅限于采用缝合技术进行矫正。

如既往鼻尖没有做过手术，外科医生可以借机在该区域行"首次"鼻成形术，而不用受瘢痕挛缩和变形的影响。但是如鼻尖区域既往已做过多次手术，外科医生需要处理瘢痕造成的鼻尖结构改变问题。在某

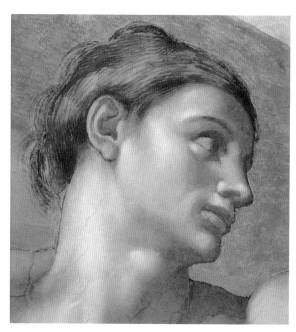

图27.1　米开朗琪罗，《亚当》(细节图)，西斯汀教堂，梵蒂冈博物馆

些极端病例中这种情况更加明显，无法切除正常的组织平面。修复手术需要用到"雕刻"的切除技术。使用锋利的11号或15号骨刀，在块状瘢痕组织上雕刻出鼻部的解剖形态。在大多数病例中，雕刻后的组织可以用合适的材料比如软骨膜覆盖。

病例 1

简介

求美者为一名34岁的女性，9年前接受鼻成形术切除驼峰。作为一名时装模特，她觉得她的鼻尖太宽不上相，照片上鼻子和脸不协调（图27.2a、b）。

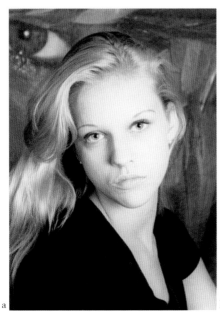

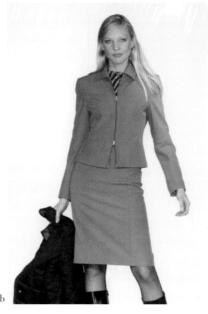

图 27.2 （a、b）求美者术前照片。求美者拍照时突出自己的脸以隐藏鼻尖

检查所见

正面图（图 27.3a）显示鼻尖较宽，鼻锥宽且伴开放式屋顶畸形、轻微倒 V 形畸形，从鼻尖上区逐渐过渡到鼻尖。侧面图（图 27.3b）显示小部分残余驼峰，导致鹦鹉嘴畸形，鼻尖不太明显。底位图（图 27.3c）显示方形且宽的鼻尖。

手术过程

经双侧前庭内入路，用 Rubin 骨凿切除残留的驼峰。行内、外侧弧形截骨术。使用跨穹隆缝合缩短穹隆内和穹隆间的距离（图 27.3g ~ n）。

心理学、动机、个人背景

求美者的请求合情合理，明确表明要进行整形修复。我们向求美者清晰介绍了可达到的临界点，求美者和外科医生共同制订了手术目标。这为修复性鼻成形术奠定了坚实的基础。

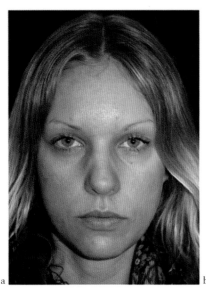

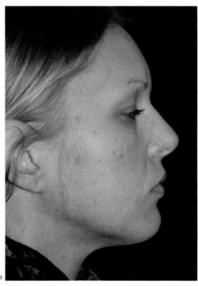

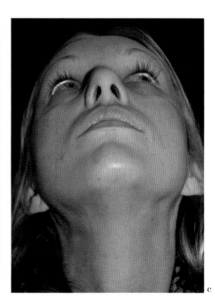

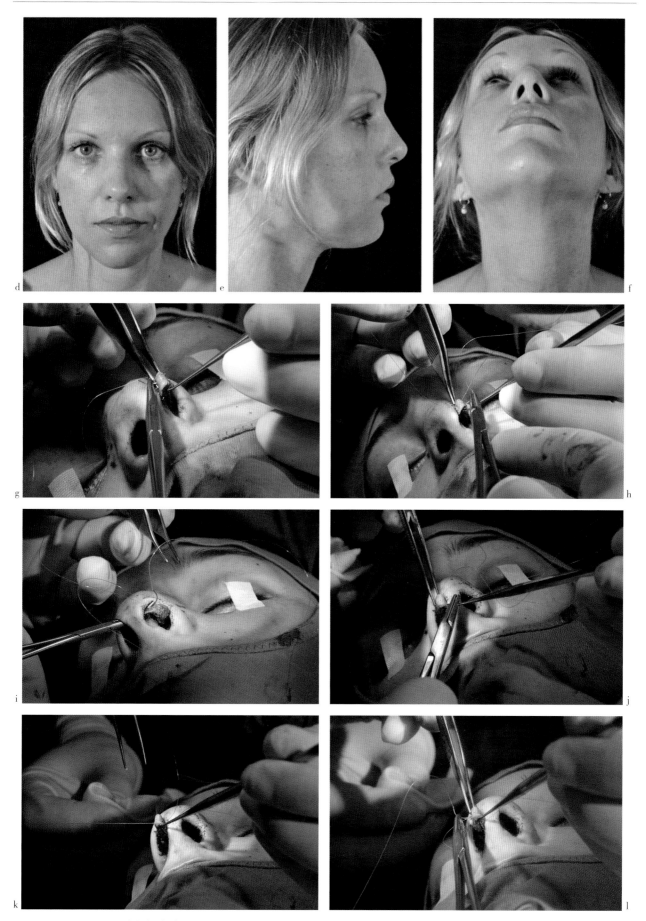

图 27.3　（a～c）修复性鼻成形术术前。（d～f）修复鼻成形术术后 2 年

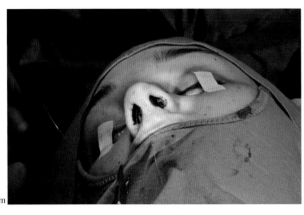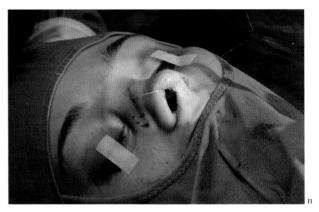

图 27.3（续） （g ~ n）经双侧前庭内入路，使用连续跨穹隆缝合缩窄鼻尖

讨论

本病例中，由于求美者在既往手术中没有动过鼻尖，因此外科医生可以选择所有的修复方法。缝合技术可明显缩小鼻尖，缩短鼻尖表现点的间距。鼻骨的长度适中，表明可以成功行再截骨术来缩窄鼻锥，使眉毛—鼻尖的美学线条更美观。如果鼻骨较短，可考虑使用扩展移植物。

27.2　鼻尖不对称

术中和既往术后可能会出现各种鼻尖不对称和不规则的情况。常见的原因是活动性不足，采用暴露不足的"微创入路"导致切除不对称。在多数病例中，微调鼻翼软骨内侧脚和中间脚的形状不会影响鼻尖的形状。如果既往手术曾经调过偏离的 S 形中间脚，未切除附着的脚间纤维组织，术后可能会出现既往不存在的问题。

鼻翼软骨单侧或双侧不对称分离可能是引起鼻尖不对称的另一潜在原因。此时适用软骨移植物重建修复或采用适当的缝合技术（鼻顶平衡缝合、穹隆内缝合）。如果鼻翼软骨足够柔韧，穹隆顶部重塑可以采用穹隆生成缝合或外侧脚褥式缝合。采用单侧或双侧滑动法即 Lipsett 手法可平衡不对称的穹隆高度（图 27.4a、b）或垂直分离鼻小叶。鼻小柱支撑移植物是撑起穹隆对称的主要结构（图 27.4c）。

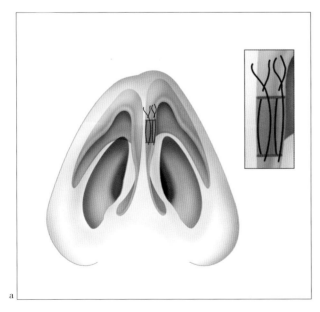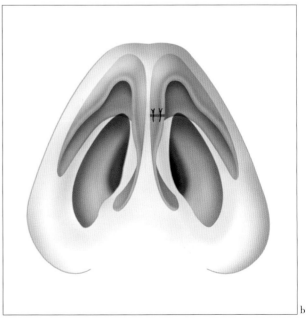

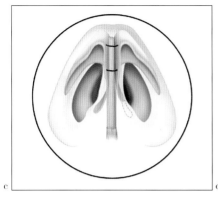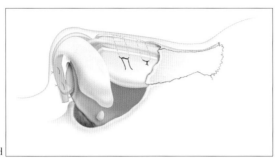

图 27.4　（a、b）Lipsett 手法。（c、d）用鼻小柱支撑物重塑鼻前庭的对称性

　　如果求美者的皮肤厚、软骨脆弱，首次鼻成形术后易出现鼻尖难定形。此时可用帽状或盾状移植物改善鼻尖形状。建议完全切除皮下瘢痕，但是不能过度削薄皮层，因为有可能会引起皮肤营养障碍和发绀、红肿。如果求美者的结缔组织反应强烈且反复发作或皮下瘢痕较厚，可少量注射曲安西龙。如果鼻尖支撑因过度切除受到永久性破坏，则仅余唯一的选择是通过移植物重塑缺失的软骨（第 33 章病例 2）。

病例 2

简介
　　求美者为一名 35 岁的男性，3 年前做过鼻中隔成形术，术后出现鼻尖变形。他希望通过重建让鼻尖变圆，别那么突出，看起来更协调，以及消除鼻尖畸形。

检查所见
　　正面图（图 27.5a）显示鼻尖不对称，鼻尖对裂和皮肤较薄。侧面图（图 27.5b）显示鼻尖过度突出，鼻形突兀不自然。

　　图 27.5c、d 显示修复手术 2 年后的求美者。

手术过程
　　（1）经开放入路，暴露鼻尖的解剖结构。右侧鼻翼软骨中间脚部分有明显的单侧 S 形弧度，从而导致明显的不对称。

　　（2）切除 S 形畸形，用 6-0 PDS 缝线缝合中间脚。自鼻中隔插入鼻小柱支撑物。用耳屏软骨沿着鼻小柱支撑物"由下至上"重塑对称的鼻穹隆。可使用细针将内侧脚固定于鼻小柱支撑物上并调整好位置。用耳屏软骨膜包裹鼻尖（图 27.5e、f）。

心理学、动机、个人背景
　　是否行修复性鼻成形术应基于客观的局部研究。

讨论
　　皮肤较薄的求美者，唯一可以有效矫正鼻尖的方法是使用缝合技术来重新固定鼻翼软骨。皮肤薄的求美者禁用移植物。鼻尖形状可通过覆盖薄软骨膜来柔化轮廓。

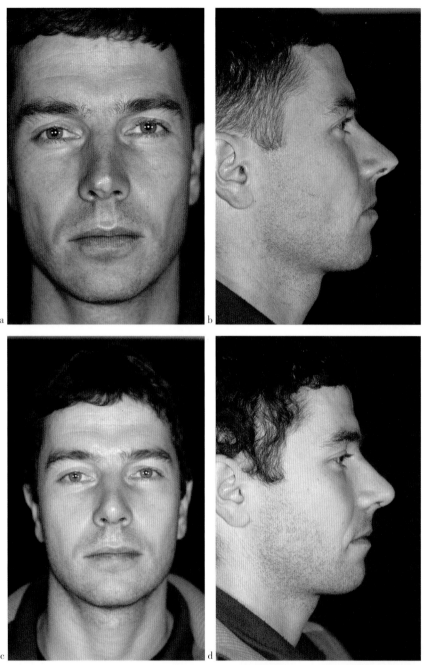

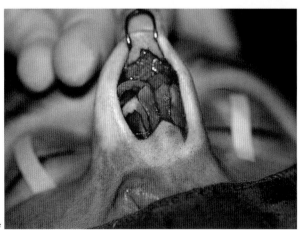

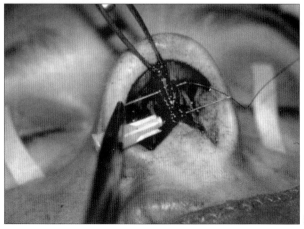

图 27.5　（a、b）修复性鼻成形术术前。（c、d）修复性鼻成形术术后 2 年。（e）鼻尖解剖结构的可视化。鼻尖区域下部软骨非常不对称，形成一个软骨性后凸。（f）以鼻小柱支撑物为框架和支柱，由下至上塑造对称结构

27.3　鼻翼软骨不对称突出（Bossae）

鼻成形术术后鼻翼软骨不对称突出是一个备受关注和具有争议的情况。出现鼻翼软骨不对称突出现象的主要原因是既往手术中鼻尖成形使用的技术。诱发因素很多：如间断缝合带技术、鼻尖皮肤过薄、垂直穹隆分离技术、薄皮肤三裂、软骨厚和鼻尖对裂。其他因素包含术后瘢痕形成、结缔组织长期收缩和鼻尖上的软组织包膜。头侧部分切除后，厚软骨边缘锐利也可导致明显可见的鼻翼软骨不对称突出，同时也导致内侧脚和外侧脚缺少组织张力。

鉴于各种潜在原因，只有根据病因和个人具体情况进行矫正才有可能成功。选择前庭入路切除不对称的部分，温和地磨平穹隆区域的突出部分，缝合鼻翼软骨（如外侧脚褥式缝合）和将鼻小柱支撑物固定在鼻尖上并进行穹隆缝合固定。大多数病例中，微整可以收到良好效果。如果重新定位不成功，仅剩的唯一选择就是鼻尖重建。

病例 3

简介

求美者是一名41岁的女性，7年前做过鼻中隔成形术，现主诉慢性鼻窦炎反复发作。行筛骨手术期间，她通过鼻成形术进行轮廓矫正。2年后，她再次前来就诊，她认为自己的鼻尖不对称，左侧出现鼻翼软骨不对称突出。

检查所见

首次手术前的正面图（图 27.6a ~ c）。修复性鼻成形术前的正面图（图 27.6d）显示因左侧鼻翼突出所致轻微鼻尖不对称。侧面图（图 27.6e）显示未矫正的驼峰。底位图（图 27.6f）显示左侧有鼻翼软骨不对称突出。图 27.6g ~ i 显示修复性鼻成形术 6 年后的对应视图。

手术过程

双侧经开放入路做内侧软骨间切口。用新型显微手术器械去除瘢痕。左侧经前庭内入路，切除头侧部分。首先轻柔地用一把宽而钝的 Adson 整形镊磨平穹隆区域，然后用 5-0 PDS 线行穹隆间缝合（图 27.6j、k）。

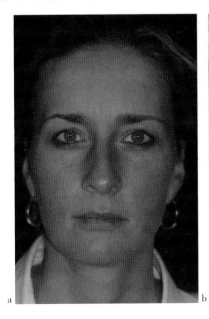
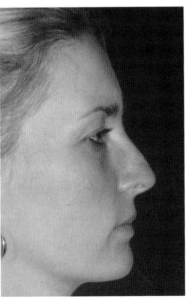
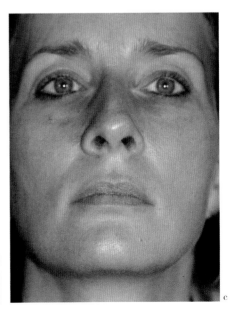

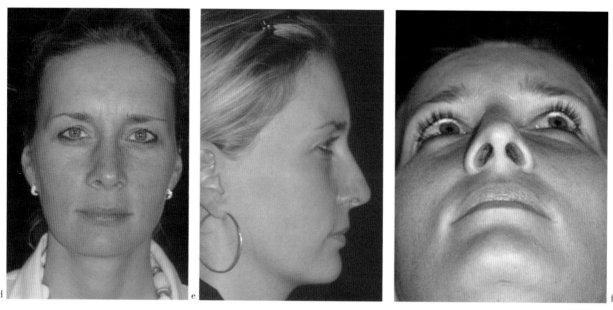

图 27.6 （a～c）首次鼻成形术术前结果。（d～f）修复性鼻成形术术前结果

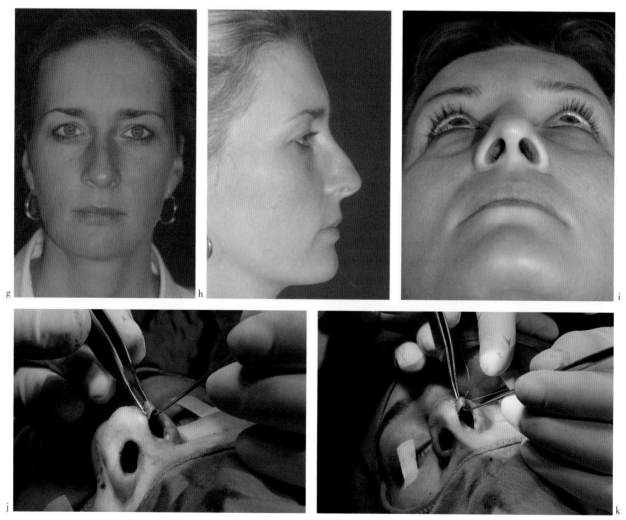

图 27.6（续） （g～i）修复性鼻成形术术后结果。（j、k）切除头侧部分后，用单箭头钩拉起活动的鼻翼软骨后可见穹隆，轻柔地磨平穹隆两侧的软骨。用鼻翼软骨对缝固定穹隆位置和高度

心理学、动机、个人背景

尽管求美者认为鼻翼软骨不对称突出只是"有点不美观"，但她仍然想将其矫正。

讨论

术后分析鼻尖畸形的病因不同需要采用不同的手术入路和技术。最合适的入路和技术由个人情况决定，而且通常需随机应变（见上文）。

27.4　鼻尖变形

鼻翼软骨变形可能会导致鼻尖变形，有些求美者甚至被认为是毁容了。典型的例子是鼻翼软骨明显不对称或形状异常。

病例 4

求美者长期鼻尖过度突出 [由霍格尔·加斯纳（Holger Gassner）手术]。

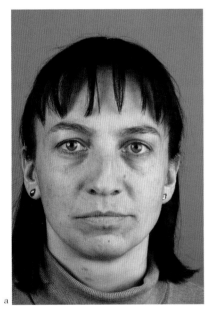
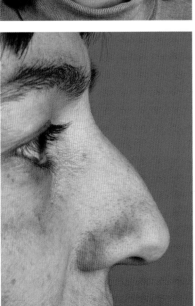
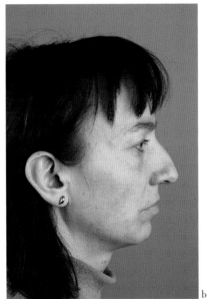
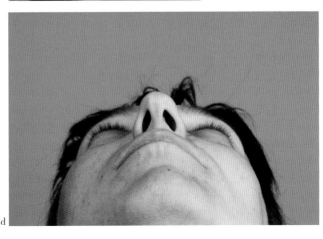

图 27.7　（a ~ d）术前照片显示鼻尖明显不对称、脚间槽过于突出，右侧出现鼻翼软骨不对称突出、鼻尖中度向下扭曲，以及有骨性和软骨性驼峰

手术过程

由于此前存在跨鼻小柱瘢痕和鼻尖明显不对称，再次采用开放入路（图 27.7e）。检查鼻翼软骨，发现此前的右侧穹隆分离使右侧穹隆与中线重叠（图 27.7f）。既往改变已修复，缝合分离部分，然后用鼻小柱支撑物和双侧鼻翼支撑移植物重塑鼻尖，推进双侧外侧脚，并用跨穹隆缝合和鼻翼软骨对缝进行固定。

通过修复使鼻尖不对称得到改观，中拱形状得以改观，并恢复了正常鼻功能（图 27.7g ~ j）。

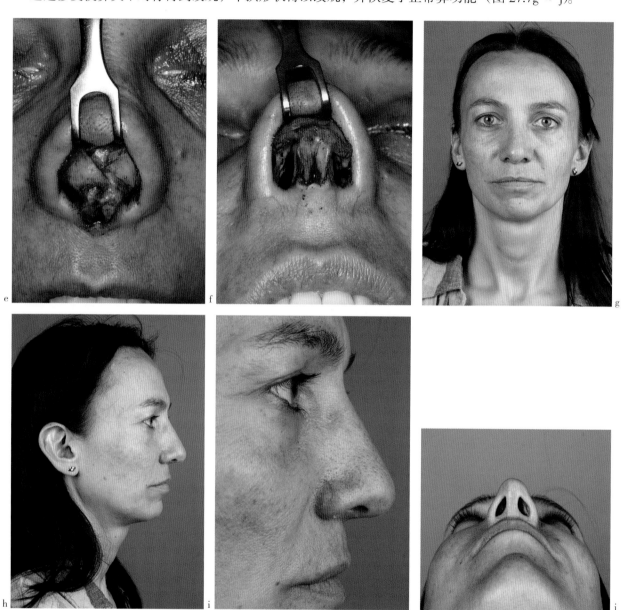

图 27.7（续） （e、f）术中的不寻常发现：右侧穹隆分裂，右侧穹隆缝合覆盖左侧穹隆。仍可见既往手术置入的不可吸收的缝合材料。（g ~ j）该求美者要求修复结果要看起来自然。手术后鼻尖恢复对称，鼻尖扭曲稍作上提，鼻背驼峰稍减

心理、动机、个人背景

求美者十分担心可能会过度切除驼峰，留有"手术调整"的痕迹。通过计算机模拟，她选择了有轻微残留的鼻背凸度。中年女性人群中这种情况并不少见。另一方面，年轻女性在做鼻成形术时通常选择笔直或有点凹陷的鼻背。我们必须告知求美者，随着年龄的增长，即使是轻微凹陷的鼻背也可能会使面部逐渐变得不协调。25 岁时有点凹陷的鼻背看起来很好，但 65 岁时鼻子可能就变形了。因此，作者更建议年轻女性选择呈直线的鼻背轮廓，比起明显凹陷的鼻背，它能让鼻部美观维持得更久。

讨论

修复手术通常与穹隆分离或其他影响鼻翼软骨解剖结构连续性的手法有关。大多数病例中，术者保留鼻翼软骨解剖结构的连续性，最大限度地降低鼻尖不对称、扭曲和不规则的风险。在对修复病例做出改变时，首先恢复正常的解剖结构，然后用更保守的技术使鼻尖成形，比如鼻尖重塑。

病例 5

简介

求美者为一名 30 岁的女性，想矫正鼻尖并缩短鼻子。她在 4 年前做过鼻中隔成形术，突出的鼻尖令她十分烦恼。

检查所见

正面图（图 27.8a）显示该求美者皮肤薄，外侧脚凹陷，鼻尖不对称且对裂，鼻尖和鼻锥不协调。侧面图（图 27.8b）显示鼻尖过于突出，轮廓明显，且下颌前凸。底位图（图 27.8c）显示鼻尖不对称对裂。

图 27.8d ~ f 显示修复性鼻成形术术后 2 年的照片。

手术过程

使用开放入路和"翻转"技术。在穹隆水平面分离鼻翼软骨，移动并翻转。这时在同侧将其缝合回原处（图 27.8g、h）或作为交叉移植物缝合于对侧。

心理学、动机、个人背景

该修复的目的通常是为了美学原因，还可以缓解求美者的鼻敏感，减轻疼痛。

讨论

该技术可用于严重塌陷、弧度反常的鼻翼软骨。关键在于操作细节。固定好位置对于防止尾部软骨边缘移位十分重要。较轻微的病例可选择鼻翼板状移植物矫正凹陷。另一种方法是外侧脚褥式缝合，或用支撑移植物确保重新定位的软骨固定。

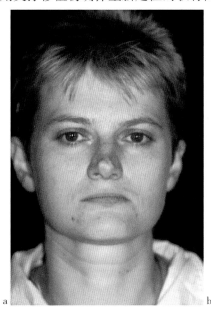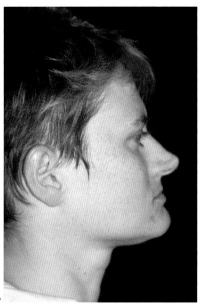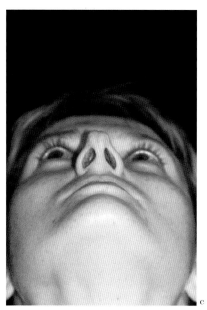

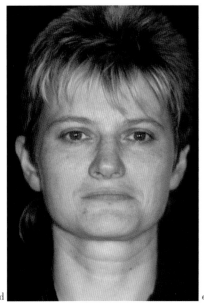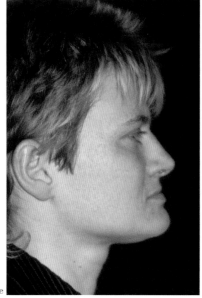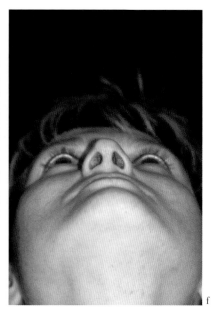

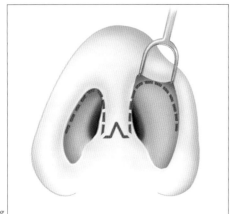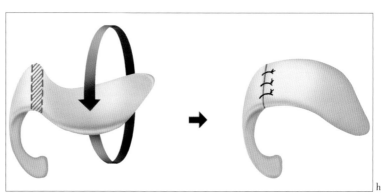

图 27.8 （a ~ c）修复性鼻成形术术前。（d ~ f）修复鼻成形术术后 2 年。（g）"翻转"技术需经开放入路。（h）使用翻转技术的原则是将鼻翼软骨换位到对侧

参考文献

[1] Eichhorn–Sens J, Gubisch W. Ästhetische Chirurgie der Nasenspitze[M]. Von Heimburg D，Lemperle G. Ästhetische Chirurgie, vol 2a. Heidelberg, Germany: ecomed Medizin, 2010: 1–28.

[2] Kridel RWH, Yoon PJ, Koch RJ. Prevention and correction of nasal tip bossae in rhinoplasty[J]. Arch Facial Plast Surg, 2003, 5（5）: 416–422.

[3] Gillman GS, Simons RL, Lee DJ. Nasal tip bossae in rhinoplasty. Etiology, predisposing factors, and management techniques[Z]. Rhinoplasty 2001, Chicago, Course Manual, 525–531.

[4] Tardy ME. Transdomal suture refinement of the nasal tip[J]. Facial Plast Surg, 1987, 4: 317.

[5] Tardy ME. Rhinoplasty, the Art and the Science, Vol. II[M]. Philadelphia, PA: WB Saunders, 1997.

[6] Gassner HG, Mueller–Vogt U, Strutz J, et al. Nasal tip recontouring in primary rhinoplasty: the endonasal complete release approach[J]. JAMA Facial Plast Surg, 2013, 15（1）: 11–16.

第 28 章　组织缺损重建：鼻小柱和鼻尖

早产儿吸氧的鼻插管长时间留置，会对新生儿精细的鼻孔周围软组织形成压力，从而造成压疮、坏死和重复感染等不同程度的损伤（图28.1）。下面的病例是一名曾经接受过两次鼻小柱坏死重建术的年轻女性。

病例 1

简介

求美者为一名 20 岁的女性，之前做过两次手术治疗。因早产缘故求美者曾放置鼻插管数周，在此期间发生鼻小柱坏死。在第 1 次治疗中，没有重建鼻小柱软组织缺损，仅针对创面进行简单的缝合。第 2 次行 VY 鼻小柱成形术。

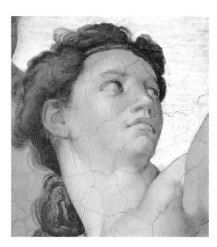

图 28.1　米开朗琪罗，《原罪》（细节图），西斯廷教堂，梵蒂冈博物馆

检查所见

正面图（图 28.2a）显示鼻尖形态不规则并发鼻翼轮廓不清晰。底位图（图 28.2b）显示，鼻小柱基地过宽并发瘢痕。侧面图（图 28.2c）显示全鼻缩短以及鼻尖过度上旋。

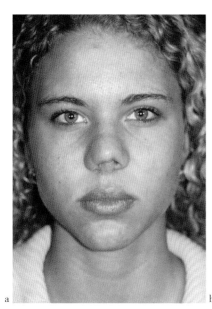
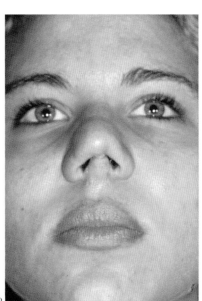
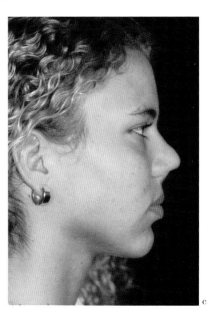

a　　　　　　　　　　　b　　　　　　　　　　　c

图 28.2d ~ f 为鼻整形修复术术后 4 年的照片。

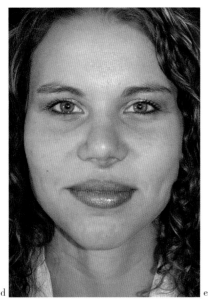
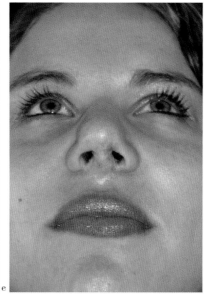
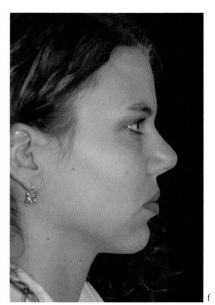

图 28.2 （a ~ c）修复性鼻成形术术前的外观。（d ~ f）术后 4 年的照片

手术过程

沿瘢痕切开，锐性分离并切除瘢痕组织。用较长的盾牌移植物重建鼻小柱，用鼻尖移植物增高鼻尖，置入两片鼻翼缘移植物扩张鼻孔（图 28.2g）。

心理学、动机、个人背景

这位年轻、有魅力而且自信的女士在酒店行业工作，并且十分擅长与公众互动。尽管既往手术效果不佳，但是她十分自信。不过，她仍想改善鼻尖—鼻小柱复合体的美学外观。

讨论

此病例的结果表明，虽然鼻子可以得到明显的改善，但是很难达到理想的结果。修复方案包括切除增生瘢痕，松解挛缩，让硬化区域变少，以及重建鼻尖的组织结构。

病例 2

简介

因切除基底细胞癌后导致鼻尖缺损，求美者希望重建鼻尖的正常外观。

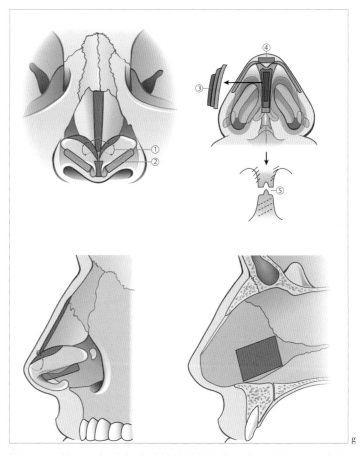

图 28.2（续） （g）沿鼻翼软骨前缘分离一个小腔隙，置入鼻翼缘移植物，形成鼻翼轮廓线并扩张外鼻阀，还可用于矫正鼻翼塌陷和退缩，以及在鼻尖和鼻基底之间形成自然柔顺的过渡。①经鼻孔贯穿缝合鼻翼软骨，悬挂穹隆。②鼻翼缘移植物。③盾形移植物。④鼻尖移植物。⑤红色，切除部分

图 28.3a、d 显示求美者行癌症手术前(a)和刚刚手术后(d)的情况。

检查所见

正面图（图 28.3b）显示因鼻翼软骨部分切除后，鼻尖轮廓线扁平。侧面图（图 28.3c）显示鼻尖缺如。图 28.3e、f 为重建术 1 年后的照片。

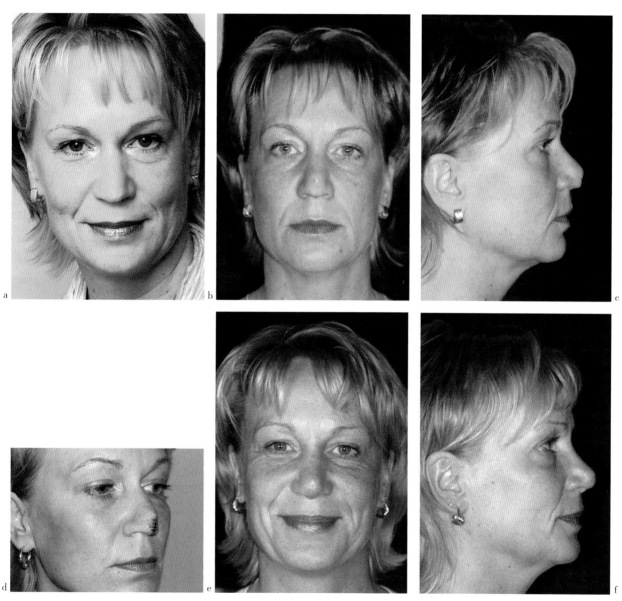

图 28.3 （a）癌症手术前求美者的情况。（b、c）鼻尖重建前的情况。（d）求美者基底细胞癌切除后的情况。（e、f）鼻尖重建术 1 年后的情况

手术过程

通过开放入路置入一个较厚的盾形鼻尖移植物来重建鼻尖轮廓（图 28.3g、h）。

心理学、动机、个人背景

求美者感觉自己毁容了，由于鼻尖缺损的严重残疾、畸形而饱受折磨。她的预期符合实际，并非常希望接受手术。

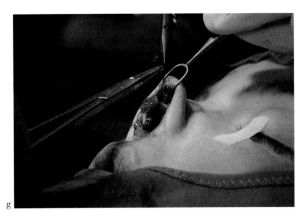
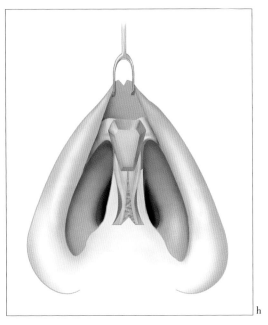

图 28.3（续）　（g）用盾形鼻尖移植物重建鼻尖。（h）盾形移植物的位置

讨论

由鼻中隔软骨、耳郭软骨或肋软骨制成的自体软骨移植物非常适用于重建鼻翼软骨的组织缺陷。在本病例中，我们使用由耳郭软骨制成的多层移植物。为了让鼻尖轮廓柔和，我们建议用一层软骨膜或筋膜来包裹软骨移植物。

参考文献

Menick F. Nasal Reconstruction: Art and Practicep[M]. Philadelphia, PA: WB Saunders, 2008.

第 29 章　肿瘤手术后的鼻成形术

鼻和鼻窦发生的肿瘤中，最常见的恶性肿瘤是上皮性肿瘤，如鳞状细胞癌、腺样囊性癌和腺癌。来源于嗅觉上皮的鼻腔神经胶质瘤（嗅神经母细胞瘤）很罕见，间叶组织来源的肉瘤也很少见。肿瘤位置越靠近颅底，预后越差。如下述病例描述的，鼻腔通常是内翻性乳头瘤恶变为鳞状细胞癌的常见位置。主要症状是鼻塞、鼻出血、嗅觉减退、头痛，可能还伴有因中耳道通气障碍引起的耳痛。许多求美者求医过晚，肿瘤已经发展到晚期大小（T2 分期以上）。所有可能的肿瘤治疗选择（如辅助放化疗、传统或分次放疗和射波刀治疗）应在治疗开始前通过跨学科病例会诊进行讨论和协调。（关于该主题的更多信息请参阅第 34 章。）

病例 1

简介

2005 年，一名 48 岁的女性出现鼻中隔肿块压迫鼻中拱下表面的情况。1999 年，她接受了鼻腔内翻性乳头状瘤切除术（图 29.1）。术中快速病理诊断为腺样囊性瘤，完整切除，周缘及基底阴性。切口愈合后进行辅助放疗。随后的分期检查一致确认状态为 R0 M0 N0。该求美者烟瘾很大，于 2011 年因急性肺栓塞去世。

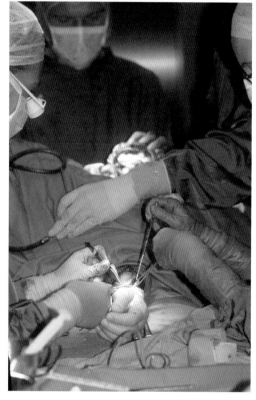

图 29.1　两个手术团队负责的肿瘤手术。第 1 小组负责切除肿瘤。第 2 小组（显著位置）负责收集桡动脉游离组织瓣进行微血管吻合术

检查所见

正面图（图 29.2a）显示骨性及软骨性鼻骨切除后鼻背出现畸形。侧面图（图 29.2b）显示了鼻背鞍状凹陷、伪驼峰和鼻翼退缩。图 29.2f 为求美者修复手术 5 年后的照片。

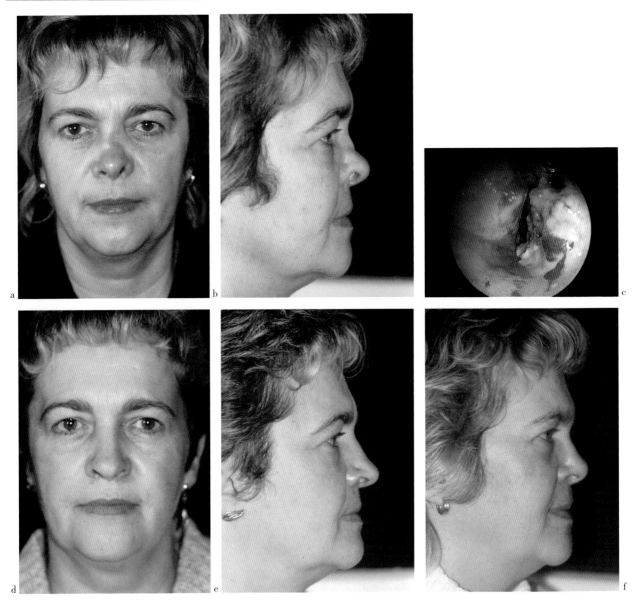

图 29.2　（a）鼻内肿瘤切除后和放疗后求美者的正面图和（b）侧面图；（c）鼻腔腺样囊性癌；（d）骨性和软骨性鼻骨重建后 4 年求美者的正面图；（e）重建后 4 年求美者的侧面图、鼻翼退缩；（f）用鼻翼缘移植物进行第 2 次鼻翼退缩修复手术 5 年后求美者的侧面图

手术过程

（1）切除肿瘤：经贯穿切口完全切除鼻中隔前后部分。鼻翼软骨和鼻前庭无肿瘤，经软骨间入路切除上外侧软骨，尾侧鼻骨和上颌骨前突的一部分，切缘阴性。取右侧耳软骨，雕刻后缝合固定以代替骨性鼻锥体（图 29.2h）。

（2）重建手术：术后鞍鼻畸形共接受了 3 次重建手术。首先，构成鼻背的管状软组织表面需要 1 年的时间上皮化。

■ 在首次手术中，将碗状耳软骨植入准备好的皮内袋中。还移植了一个鼻小柱支撑物以增加对鼻翼软骨的保护。

■ 通过右侧增强使鼻锥体更加稳定，并在双侧前庭插入复合组织移植物以矫正鼻翼退缩。

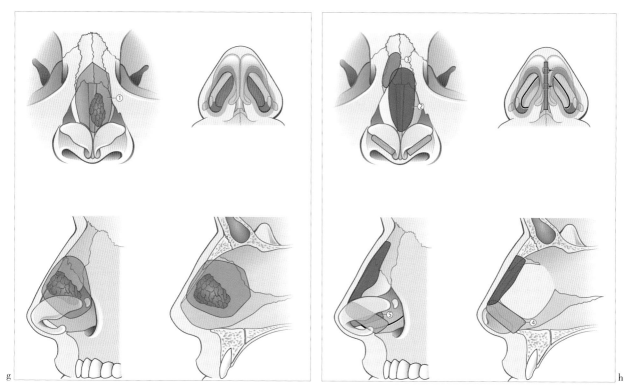

图 29.2（续）　（g、h）重建鼻部骨性和软骨性支架的步骤。①组织学肿瘤切除术。②皮内耳软骨植入物。③耳软骨植入代替骨组织以重建外侧鼻锥体。④结构性鼻小柱状支撑移植物。⑤鼻翼缘移植物

心理、动机、个人背景

求美者在手术和放射治疗后继续自己的护士工作。她心态稳定，这多亏了她不再疾病缠身以及重建手术的成果可喜。

讨论

在鼻腔或鼻中隔恶性肿瘤求美者中，是否保留外覆软组织取决于术中发现和冰冻切片的病理学结果。①重要的是尊重肿瘤学的根治性、功能性和美观性原则，重要性依次递减。当然，在不必完全重建鼻部的情况下，手术和求美者的心理两方面都会占有很大的优势。鼻内肿瘤清除情况通过鼻内镜组织取样进行定期评估，并将指导选择辅助治疗方案。②面部的美容康复至关重要，因为求美者治愈肿瘤但却毁容将容易产生心理上的问题。

病例 2

求美者为一名女性，接受了鼻中隔鳞状细胞癌的鼻内切除，其鼻中隔的重要部分已被破坏。经鼻内切除了骨性鼻锥体、上外侧软骨和鼻中隔软骨，使鼻尖完全失去稳定性，鼻尖在放疗后向头侧退缩严重。实际缺损涉及鼻中拱区域。由于放射引起的组织变化问题导致重建停滞，医师给求美者准备了一个外部鼻赝复体（图 29.3a、b）。

病例 3

求美者为一名 90 多岁的男性，鼻小柱区域发生创伤性坏死（图 29.4a、b）。第 1 次就诊时的整形修复手术没有完全闭合缺损。因此，该缺损部分用定制赝复体替代（图 29.4c ~ e）。

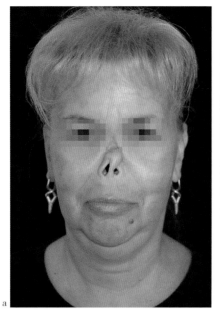
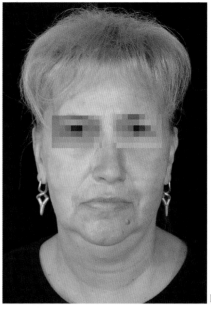

图 29.3 （a）肿瘤切除后和放疗结束后的求美者。（b）置入鼻赝复体的求美者

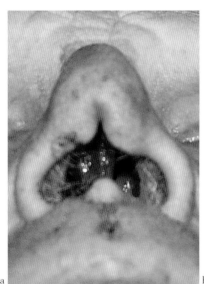
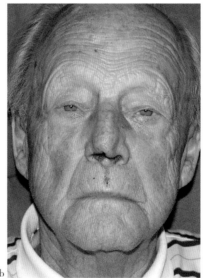
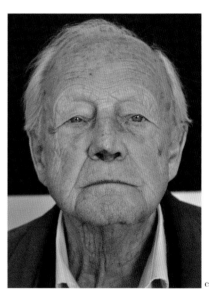

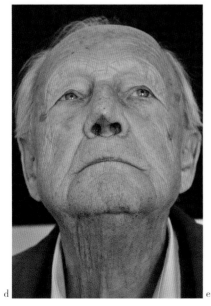
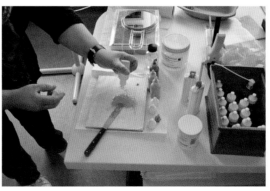

图 29.4 （a、b）鼻小柱缺损。（c、d）用假体闭合缺损部分。（e）定制赝复体

参考文献

[1] Lund V, Howard DJ, Wei WI. Endoscopic resection of malignant tumors of the nose and sinuses[J]. Am J Rhinol, 2007, 21（1）：89–94.

[2] Lund VJ. Malignant sinonasal tumors[M]// Kennedy DW, Hwang PH, eds. Rhinology. Diseases of the Nose, Sinuses, and Skull Base. New York: Thieme, 2012：409–424.

第30章　针对全身性疾病求美者的鼻成形术

有多种全身性疾病会表现为鼻部及鼻黏膜疾病，并且可能导致鼻外部形状改变。因此，术前鼻内检查应注意可能出现的鼻中隔穿孔和异常黏膜病变，因为它们可能是既往未诊断的全身性疾病的首发临床表现。特别是患有鞍鼻畸形的求美者，一定要仔细寻找可能的潜在疾病，并在行再造手术之前进行治疗。有些情况是手术治疗的禁忌证。这包括一些恶性疾病，例如原发性鼻 NK/T 细胞淋巴瘤（由于潜在疾病的严重性）和复发性软骨膜炎（由于该病的易复发性）。

可能导致鼻部病变的系统性疾病包括传染病，如结核病或麻风病，以及获得性免疫缺陷综合征（HIV）、恶性肿瘤和慢性炎症性肠病（克罗恩病、溃疡性结肠炎）。其他可能在鼻部有症状的重要疾病包括肉芽肿性疾病（结节病）、各种类型的血管炎（韦格纳病、邱－斯综合征），以及复发性多软骨炎。在采集求美者病史时，应详细询问求美者是否有可卡因滥用史，因为它可能导致鼻黏膜肉芽肿。

这些全身性疾病中，简单的术前检查可能只能发现轻度的鼻黏膜损伤，其临床意义甚少。但这些病变可能会影响术后伤口愈合问题，甚至导致鼻外部畸形。如果在术前怀疑为系统性疾病，应进行进一步的检查以避免手术失败，尤其是针对有潜在危害的系统性疾病要进行及时治疗。检查通常应包括血清学测试（pANCA、cANCA、ANA、IgG、IgE 等）、病理学活检以及影像学检查（胸片、关节成像等）。理想的情况下，并发系统性疾病的求美者需通过长期服药支持治疗使该疾病处于完全稳定状态下才能进行全鼻再造术。

病例

简介

求美者为一名 50 岁的女性，10 年前出现过一次化脓性鼻炎发作，快速发展为鞍鼻畸形和鼻中隔穿孔。起初怀疑她患有韦格纳血管炎，但鼻黏膜组织活检并未证实这一点。检查结果证实其患有非特异性鼻炎和软骨膜炎。初步推测诊断为 p-ANCA 相关性血管炎，用泼尼松龙、硫唑嘌呤、环磷酰胺（Endoxan）和 MTX 对求美者进行药物治疗。症状控制后求美者表示希望通过鼻整形手术改善鼻部的功能和外观。

检查所见

正面图（图 30.1a）显示鼻背呈倒 V 形畸形。侧面图（图 30.1b）显示严重且带有膨胀的鞍鼻畸形、鼻中隔穿孔和假驼峰鼻。求美者在数次修复手术之间也曾出现复发性炎性肿胀，偶伴有严重脓性术后并发症。初步手术后，求美者又经历 9 年的漫长再造术，最终拍照留念。

手术过程

在过去 8 年内行 4 次手术重建鼻骨骨架：

（1）2003 年：切除假驼峰加双侧内外弧形截骨术。用耳郭软骨充填鞍鼻畸形凹陷。用耳屏软骨膜矫正键石区和梨状孔（图 30.1c、d）。

（2）2004 年：用耳郭软骨和结缔组织充填中部穹隆和骨—软骨连接处。

（3）2005 年：发生术后感染和肉芽炎症（金黄色葡萄球菌）后，自鼻背切除肉芽组织（图 30.1f）。

图 30.1h、图 30.1i 和图 30.1j 为感染痊愈后拍摄。

（4）2006 年：对左侧鼻侧粘连进行松解（图 30.1k ～ m）。

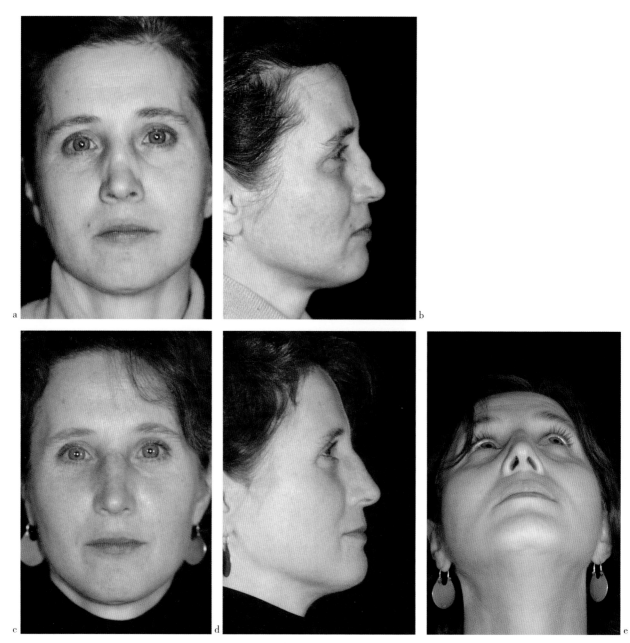

图 30.1　（a、b）第 1 次手术前。（c ～ e）第 1 次修复术术后。清楚显示鼻背有波动性炎症的发红和肿胀

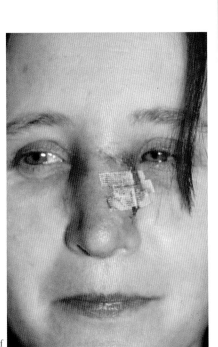

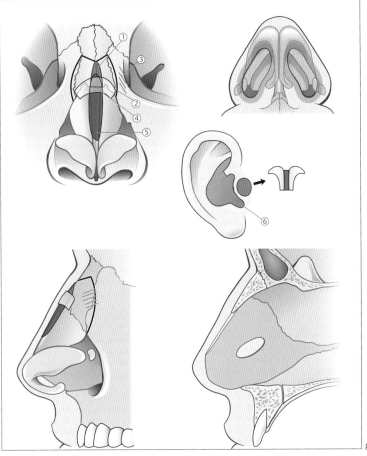

图 30.1（续） （f）发生术后伤口感染，因此置入引流器。（g）术中详情。红色 = 被切除的区域；蓝色 = 用软骨充填的区域；黑色 = 截骨处；紫色 = 用结缔组织、软骨膜或筋膜矫正处。①切除假驼峰。② 外侧截骨术。③ 软化、松解粘连和瘢痕。④矫正鼻缝点区域。⑤鼻背贴附植骨。⑥从耳郭软骨和耳屏软骨区采集软骨

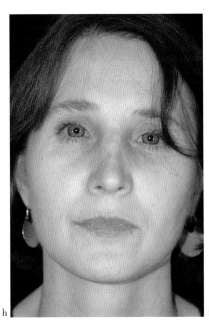

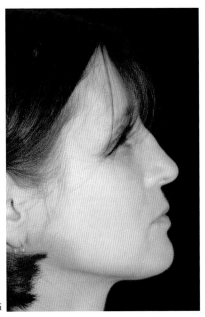

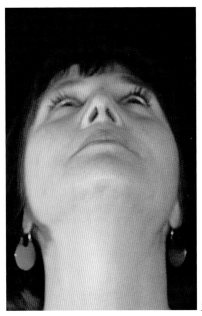

图 30.1（续） （h ~ j）第 3 次修复后的求美者

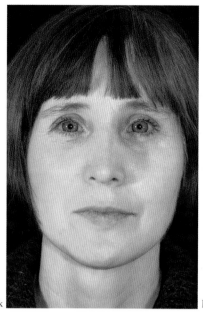
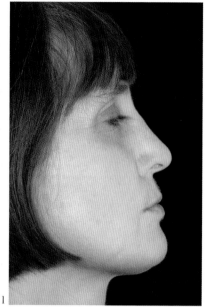
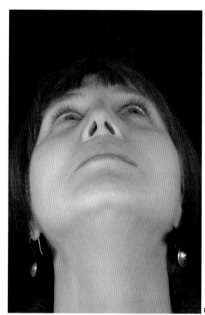

图30.1（续） （k～m）4次修复后的最终结果

讨论

　　该病例阐述了对患有全身性疾病如血管炎、软骨膜炎或韦纳肉芽肿病的求美者行全鼻再造术时可能出现的具体问题。虽然对相关血清学和组织学的研究甚少，但临床过程展示了该疾病是由过度活跃的组织炎症反应所引起，并以常年的反复性炎症和气球样肿胀、术后感染及肉芽炎症为特征。

参考文献

[1] Døsen LK, Haye R. Nasal septal perforation 1981–2005: changes in etiology, gender and size[J]. BMC Ear Nose Throat Disord, 2007, 7: 1.

[2] Alic B, Askar I. Cutaneous tuberculosis on the nasal dorsum[J]. Ann Plast Surg, 2001, 47（3）: 348–349.

[3] Merkonidis C, Verma S, Salam MA. Saddle nose deformity in a patient with Crohn's disease[J]. J Laryngol Otol, 2005, 119（7）: 573–576.

[4] Paulsen JI, Rudert H. Manifestations of primary vasculitis in the ENT region[J]. Z Rheumatol, 2001, 60（4）: 219–225.

[5] Buttgereit F, Kaschke O, Krause A, et al. Protrahiert verlaufende Polychondritis als Ursache für progrediente Nasendeformität, sub glottische Trachealstenose und Innenohrschwerhörigkeit[J]. Laryngorhinootologie, 1997, 76（1）: 46–49.

[6] Lowry TR. Sarcoidosis of nasal ala and lower lip[J]. Otolaryngol Head Neck Surg, 2004, 131（1）: 142.

[7] Sachse F, Stoll W. Rhinochirurgie bei Systemerkrankungen[J]. Laryngorhinootologie, 1999, 78: 307–312.

[8] Sachse F, Stoll W. Nasal surgery in patients with systemic disorders. Rhinologic functions—functional rhinosurgery[J]. Current Topics in Otorhinolaryngology Head and Neck Surgery, 2010, 4: 217–241.

[9] Pirsig W, Pentz S, Lenders H. Repair of saddle nose deformity in Wegener's granulomatosis and ectodermal dysplasia[J]. Rhinology, 1993, 31（2）: 69–72.

第31章　石蜡瘤（脂肪肉芽肿）

很多材料可导致肉芽肿的形成。众所周知，身体暴露于滑石粉或铝环境下可诱导体内不同部位形成肉芽肿。矿物油脂如石蜡和凡士林对鼻子的影响特别明显。在鼻成形术和鼻窦手术术后已多次报道过石蜡瘤。术后鼻内填塞使用的软膏内含有矿物油脂。例如，石蜡可以通过开裂部位或截骨处进入皮下组织或肌肉，引起肉芽肿性反应形成石蜡瘤。形成石蜡瘤的潜伏期不定。其典型的临床表现为坚硬且进展缓慢的肿胀。组织学分析显示出石蜡瘤中含有大量的巨细胞，且去除石蜡后通常会残留许多空腔。涂于伤口和肌肉上的各种软膏可能会引起球状红细胞增多症或肌小球体病。组织学分析显示存在由组织细胞和多核巨细胞包围的大小不一的囊性腔。其致病机制与石蜡瘤相似。

病例

简介

求美者为一名女性，她32岁时在她的祖国匈牙利接受了多次鼻部手术：2003年的鼻中隔成形术，2004年的驼峰鼻矫正术以及2008年的另一次修复手术。求美者希望对其鼻部形状进行美学改善，并且就第2次手术形成的多个面部肿块寻求治疗。

检查所见

正面图（图31.1a）和正面俯视图（图31.1b）显示在鼻翼内侧、内眦和左侧眶周区域存在3个光滑、坚硬且无痛的肿块。相关的发现包括宽鼻、倒V形畸形；鼻骨、中间穹隆、鼻尖和鼻尖上区不对称；术后毛细血管扩张症。侧面图（图31.3c）显示出一个鼻尖下垂、鼻唇角小和鼻翼—鼻小柱关系不良的鹰钩鼻。

图31.3d～f显示了求美者行修复术术后2年的情况。

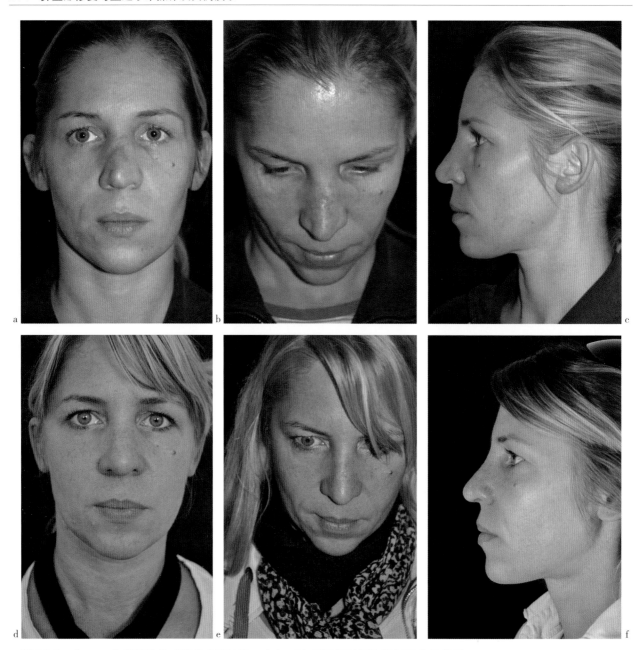

图31.1 （a～c）前两次鼻成形术术后结果。（d～f）后又经过两次修复手术的术后

手术过程

后进行的两次修复手术：

第1次手术：

（1）收集带有结缔组织的耳郭软骨。

（2）使用面中部掀翻入路暴露并抬高面部和两侧窦壁的软组织。露出两侧的眶下神经，并在显微镜下切除肿块。病理学分析确定该病变为石蜡瘤。采用软骨间手术入路（图31.1g）。

（3）从软组织包膜抬高的软骨间手术入路切除不对称的瘢痕组织，并用源自耳郭的结缔组织对键石区进行矫正。用耳郭软骨充填外侧鼻翼。行内、外侧弧形截骨术。

第2次手术是为了进一步完善。收集耳屏软骨后，经半贯穿切口重建前鼻中隔。切除瘢痕，并在双侧再行截骨术。

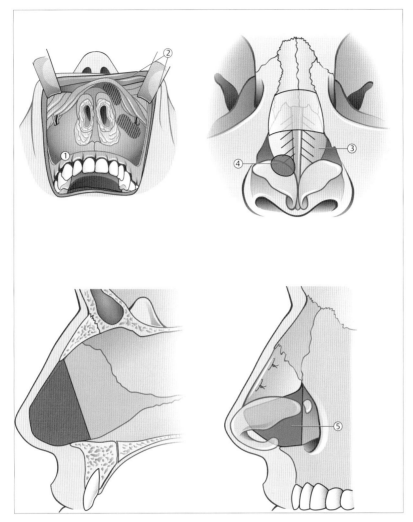

图 31.1（续）　（g）用于切除石蜡瘤的面中部掀翻入路。①面中部掀翻入路。② 切除石蜡瘤。③将瘢痕和粘连处进行松解和切除。④用耳郭软骨充填。⑤ 在鼻骨、上部软骨和鼻棘行体外鼻中隔成形术并固定

讨论

对该求美者的治疗有两个目标。首要任务是彻底切除石蜡瘤，手术是唯一有效的选择。使用面中部掀翻入路可获得足够手术视野，然后又做了一次手术来改善美学效果。最佳的治疗：应避免在鼻内使用油性软膏，只应使用凝胶！

参考文献

[1] Bachor E, Dost P, Unger A, et al. Paraffinoma—a rare complication following endonasal surgery [in German][J]. Laryngorhinootologie, 1999, 78（6）: 307–312.

[2] Hintschich CR, Stefani FH, Beyer-Machule CK. Paraffinome als Spätkomplikation nach Nasennebenhöhlenoperationen[J]. ORL Nova, 1996, 6: 205–210.

[3] Becker H. Paraffinoma as a complication of nasal packing[J]. Plast Reconstr Surg, 1983, 72（5）: 735–736.

[4] Rettinger G, Steininger H. Lipogranulomas as complications of septorhinoplasty[J]. Arch Otolaryngol Head Neck Surg, 1997, 123（8）: 809–814.

[5] Weber R. Nasentamponaden und Stents. [OL]http：//www.rainerweber.de/Nasentamponaden-und-Stents-Seite14.html. 1996; accessed 3 June 201.

第32章 唇裂修复后的鼻成形术

在所有唇裂（CLP）求美者中，鼻畸形是唇裂的主要伴发畸形，并影响求美者的鼻功能和美学外观。这种复杂的畸形是由先天性异常导致的，也可能部分是既往手术的结果。单侧唇裂求美者的鼻畸形与双侧唇裂求美者的畸形完全不同。

32.1 单侧唇裂鼻畸形矫正

通常在早期唇裂修复期重建鼻腔底和鼻孔槛，应特别注意对分离的口轮匝肌环行肌纤维进行修复。将裂侧鼻翼根据健侧位置重新进行对称性定位，有时也以对称的方式固定下外侧软骨。只有少数外科医生会试图将移位的鼻中隔尾侧端定位于中线处，而该中线总是随着移位的前鼻棘偏至非裂侧。新的观念尝试着通过细微技术在不会干扰软骨生长的情况下达到鼻孔和鼻尖的早期对称，并避免发生让求美者感到屈辱的典型的严重鼻畸形。

32.2 外科解剖

根据胡夫曼和利勒的观点，典型唇裂鼻畸形包含 22 个特征，尽管并非每名求美者会都显现出所有的典型特征。

由于特殊的鼻中隔畸形，外部检查显示出鼻子偏向健侧。鼻中隔前部随着移位的前鼻棘（ANS）偏向非裂侧。因此，中隔尾缘总是半移位到非裂侧。很多时候，鼻骨也不对称，所以不仅是鼻软骨偏曲。

由于前鼻棘的错位引起鼻中隔尾侧端畸形，因此产生伴随着鼻孔不对称的鼻小柱倾斜。此外，裂侧的鼻小柱缩短，裂侧的下外侧软骨（LLC；鼻翼软骨）呈 S 形扭曲，并且出现坍塌、外展和 / 或凹陷。因此，裂侧的鼻孔是水平朝向并呈椭圆形，与非裂侧鼻孔的生理倾斜朝向相反。

鼻内检查显示偏向裂侧的鼻中隔偏曲变形，并且鼻中隔在所有 3 个解剖平面中都有偏曲，即为所谓的"困难的鼻中隔"。作为这种典型畸形的代偿，非裂侧的下鼻甲通常较肥大。裂侧外侧脚的最外侧部分倾斜至前庭并形成前庭皱襞。鼻槛通常是缺失的，这取决于大部求美者在 10 岁时进行的牙槽突植骨的手术效果。可能会由于骨质缺乏出现凹陷。

32.3 适应证

在许多单侧 CLP 畸形求美者中，鼻畸形矫正优先级很高，因为它位于面部中间，鼻畸形会让人感到屈辱。在与另一个人见面时，通常你会看着他们的眼睛，但像唇裂鼻畸形求美者那样明显的鼻畸形通常会吸引你的目光。这些求美者就会注意并意识到鼻畸形对他们产生的影响。但让他们担心的不只是典型的鼻畸形外观，鼻功能受损同时也困扰着他们。通常，裂侧存在阻塞，而且经常会阻塞双侧的呼吸。

因此，鼻整形修复是 CLP 求美者康复的重要组成部分。

32.4 手术原理

手术的目的是矫正鼻内部和外部的偏曲，恢复鼻孔的对称性，使鼻尖轮廓清晰。通过矫正解剖上的畸形也可以实现良好的鼻功能。

我们的理念认为，大多数严重变形的鼻中隔需要进行体外鼻中隔重建，这意味着需要临时将整个鼻中隔外植。因为这样做会严重影响生长区，我们只在女孩初潮后或男孩变声期后 1 年之内进行这种手术。

32.5 手术技巧

由于手术的复杂性，所有唇裂鼻畸形的矫正都是在全身麻醉下进行的。

术中有 5 个复杂的问题需要解决：

（1）变形的鼻中隔：要使鼻子变直，我们需要有一个笔直的鼻中隔。因为鼻中隔主要呈现三维畸形，在大多数情况下，我们须行体外鼻中隔重建。

（2）移位的鼻棘：不仅必须让鼻中隔处于中线位置，错位的鼻棘也必须固定于正常的解剖位置上。因此，在所有明显的鼻棘移位中，我们对鼻棘行截骨术，将其移到中线位置，并用微型螺钉和微型骨板固定。

（3）鼻偏曲：因为大多数情况下直接可见鼻锥不对称，我们通过旁正中位内侧截骨术以及经皮侧位和横向截骨术来矫正骨性鼻锥。

（4）扭曲的鼻翼和变形的鼻尖：为了达到鼻孔对称，我们通常在裂侧行外侧脚递进，然后用软骨移植物来代替缺失的外侧脚。

（5）鼻翼基部移位：鼻翼基部修复非必须的操作，因为唇裂鼻畸形在很大程度上取决于既往手术。典型的鼻翼基部不对称多种多样，但在大多数情况下，裂侧鼻翼会很大程度地偏向外侧和尾侧。

32.6 鼻中隔矫正，第一部分

经开放入路仔细分离鼻中隔前角，暴露鼻中隔尾侧端，进行黏膜外解剖分离，并将上外侧软骨（ULC）从鼻中隔上分离下来。然后分离双侧上下通道。为了切除整个鼻中隔（如果可能的话，将其完整取出）我们施行了旁正中位内侧截骨术。作者更喜欢用林德曼（Lindemann）铣刀进行该操作，因为使用该工具可以实现精确、直接的骨切割，同时还能去除一些会影响碎骨片塑形改建的骨骼。为了避免波及筛骨区域的任何不良骨折，我们以 60° 的角度从鼻背骨向下进行骨切割。从上颌骨嵴分离出鼻中隔基部后，用 5 mm 的平凿凿断鼻中隔骨性连接。在此步骤之前，要将整个黏膜壁从鼻中隔上剥离下来，这样黏膜在移除鼻中隔时不会被撕裂。

为了形成笔直的新鼻中隔，或至少形成具有足够尺寸的直 L 形支架，必须测量原先鼻背和鼻中隔尾侧端的长度。很多时候，移植的鼻中隔可以旋转 90°，以使骨—软骨连接处成为新的鼻背，而原来的鼻背变成鼻中隔的尾缘。最好用薄的筛骨垂直板固定鼻中隔偏曲或易弯的部分。为了重建内鼻阀并让新鼻中隔保持笔直，我们会使用撑开移植物。也可使用撑开瓣，但操作十分困难。鼻中隔增厚的部分可用圆柱形钻头磨薄。

32.6.1 鼻棘矫正

在重新植入新鼻中隔之前，必须将鼻棘定位在中线上。只有将鼻棘的移位控制到最低限度，才能将鼻中隔重新植入并相对固定。然后用钻头对鼻棘进行钻孔，经骨内固定移位鼻棘旁的新鼻中隔。

大多数情况下，我们用林德曼（Lindemann）铣刀切下移位的 ANS，并将其放在中线，然后用附着微型螺丝钉的四孔成角微型骨板将其固定于该处。鼻中隔本身在重新植入后（见下文）即可直接缝合于微型骨板上。

32.6.2　骨性鼻锥的矫正

在植入鼻中隔之前，必须先矫正骨性鼻锥的偏斜和不对称。

旁正中位内侧截骨术是移植鼻中隔所必须的。经皮行外侧及横向截骨术。我们未特意避开韦伯斯特（Webster）三角，因为经 1 万多例鼻成形术后，我们还没有发现下鼻甲头侧出现内移的情况。在标记出低 – 低外侧截骨线后，我们做一垂直切口达骨面，在骨面用摩擦的方法进行钝性分离，避开血管，然后用 3 mm 的骨刀连续横切上颌突。用类似的方法于眦间线行横向截骨术。

32.7　鼻中隔矫正，第二部分

在将骨片矫正到正确的位置后，重新植入新鼻中隔。妥善安全地固定新鼻中隔是手术成功的关键。

用钻头切削鼻骨并用剪刀对侧鼻软骨进行处理使鼻背线平整后，放回新鼻中隔。为了避免额外再需要鼻小柱支撑，我们通常将新鼻中隔放置在一个更靠尾侧的位置，从而可以用榫卯技术矫正鼻尖。

首先，用水平褥式缝合将新鼻中隔固定在侧鼻软骨上重建软骨性鼻拱，然后重建键石区。这是最重要的一步。将新鼻中隔固定在鼻骨上的最佳最便捷的方法是使用十字交叉技术：在右侧鼻骨的颅尾部钻一个洞后，将 4–0 PDS 缝线向下缝合，并穿过左侧侧鼻软骨的上缘。然后对左侧鼻骨进行穿孔，并用相同的方法将同一根缝线穿过右侧的侧鼻软骨，最终于鼻骨到右侧侧鼻软骨的接合处的外侧将该缝线打结。

最后，将新鼻中隔分别固定在鼻棘及微型骨板上（见上文）。可以通过修剪鼻中隔背侧来调整中隔尾侧缘长度。然后在鼻棘上钻孔，用不可吸收线来回 3 次将鼻中隔尾侧端固定，如果鼻棘需要转移和骨接合，则可将鼻中隔尾侧端直接固定到微型骨板上。

32.7.1　鼻尖矫正

直而稳固的鼻中隔尾缘对矫正鼻尖也是必不可少的。我们操作的目标是建立鼻翼软骨的对称软骨支架。如果其非裂侧的头部修剪得适当，我们可以不切除这部分，而是将前庭皮肤从鼻翼软骨上分离下来，并将多余部分往下折，从而使其更坚固。此外，这个步骤有助于使外侧脚更平坦。在裂侧，我们倾向于彻底地分离出外侧脚，使用外侧脚递进技术，形成对称的穹隆。将外侧脚彻底松解后，软骨会有向非裂侧对称性复位的趋势。将软骨向内侧转移，可能导致外侧缺损，而这可以通过外侧脚支撑移植物，从鼻中隔残留部分取板条移植物，从耳郭取较直的软骨，或从肋软骨取材来矫正。

为了稳定鼻唇角并防止术后下垂，我们常用榫卯技术将内侧脚固定在新鼻中隔的尾侧边缘。如果不能遵循这一原则，我们会使用鼻中隔延伸移植物来达到相同的目的。如果这也无法达到目的，用双层耳郭软骨做鼻小柱支撑移植物是我们的最佳选择。

用贯穿穹隆缝合来形成鼻尖本身的轮廓，有时还会再用穹隆间缝合。可以通过外侧脚跨越缝合塑造出坚固的外侧脚。与鼻尖悬吊缝合相结合，将鼻尖复合体固定到背侧鼻中隔上（利用后吊技术的鼻尖悬吊）。在不产生医源性畸形风险的情况下，如果需要进行跨越缝合来获得更坚固的外侧脚，我们更倾向于使用格鲁贝尔（Gruber）建议的水平褥式缝合使鼻翼软骨更平整和坚固。

软组织并不总是随着支架改变而变化，所以可能还是会出现不对称。在这种情况下，我们应用 3 种皮瓣进行修复。这种技术的原理是，鼻小柱设计皮瓣，在切开鼻前庭皮肤后，将其内折 90°，以延长鼻小柱裂侧。于鼻翼设计第 2 个皮瓣，将其抬高并相应向内折，将裂侧悬挂着的鼻翼抬高到正常位置。这两个皮瓣的移位会在鼻孔顶部产生缺口。为了恢复鼻孔环的完整性，用皮瓣转移后仍多余的前庭皮肤做成第 3 个皮瓣。

32.7.2　鼻翼基部的矫正

裂侧鼻翼基部的位置和形状主要取决于对裂处的首次缝合及骨移植的影响。如果存在上颌骨缺损，我们用同种异体阔筋膜和自体耳软骨或肋软骨制成的碎软骨筋膜(DCF)进行充填。我们常使用肋软骨进行操作，因为它的数量更充足。轻度不对称时，我们使用细切的碎软骨作为游离移植物。

大多数情况下，裂侧鼻翼发生侧向和 / 或多方向移位。

如果双侧鼻翼是位于同一水平线上，则鼻肌岛状皮瓣可以从对侧移位进行从内到外的矫正。这种技术也可反向使用，并且具有明显优势，通过肌肉蒂的拉动，可以增加缩短或加宽的效果。此外，这种线性轮廓皱褶流畅，因此外观会更自然。

如果同时存在垂直的不对称，我们使用皮瓣转移进行矫正。如果鼻翼基部的位置过于偏向头侧，我们会在上唇内侧鼻翼尾部取一个皮瓣。下切口必须位于健侧鼻翼位置的同一水平。将前庭皮肤切开，用皮瓣转移填充间隙，并且通过关闭供区将鼻翼调整到对称位置。如果鼻翼基部太靠近尾侧，则反之使用相同的原则。

病例 1

求美者为一名 18 岁、左侧 CLP 畸形的女性，因需要对既往鼻裂畸形矫正进行修复手术前来就诊 [由沃尔夫冈·古比希（Wolfgang Gubisch）进行手术]。

求美者的轴线偏向非裂侧，且鼻小柱偏斜，鼻孔也不对称。前鼻棘移位到非裂侧，而鼻中隔尾缘半脱位到同一侧。中间的鼻中隔倒向左侧，右侧下鼻甲肥大。裂侧鼻翼被挤压，鼻翼基部向上外侧移位。从侧面看，因上颌骨发育不全，对鼻尖的支撑不足，呈现鼻尖悬吊的外观（图 32.1a ~ f）。

采用外部入路经倒 V 形横切口暴露典型畸形后，我们发现鼻棘从中线（图 32.1g、h）向非裂侧偏移

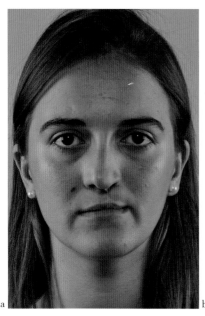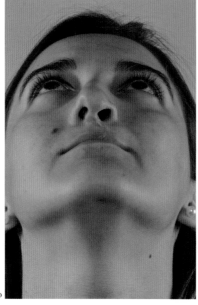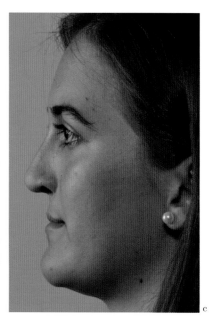

图 32.1　（a ~ c）18 岁、左侧 CLP 畸形的女性，既往曾行鼻畸形矫正术，来我院做修复手术术前

9 mm。鼻中隔的尾缘以同样方式发生移位。

　　从移位的鼻棘切开偏斜的前鼻中隔前部（图 32.1i）后，我们用林德曼（Lindemann）铣刀切割鼻棘（图 32.1j），并将其置于中线上，用成角四孔微板和微型螺丝将其固定（图 32.1k，l）。固定鼻棘之前，我们用自体肋软骨移植物和同种异体阔筋膜（Tutoplast）制成的 DCF（图 32.1m）充填发育不全的上颌骨。在 DCF 顶部，我们置入从鼻中隔中央部分采集的鼻中隔延伸移植物（图 32.1n）。我们将其固定在鼻中隔前部上，然后直接将其固定到微型骨板上（图 32.1o），以确保鼻棘固定于中线。该鼻中隔延伸移植物使变形的鼻中隔保持笔直。

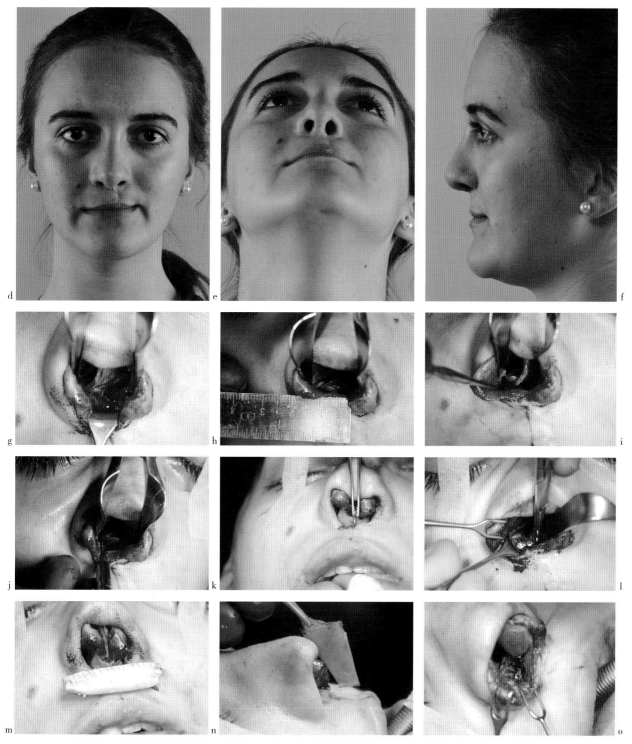

图 32.1（续）　（d ~ f）术后。（g ~ o）手术操作过程

经黏膜下切除术切除右侧增厚的鼻甲骨。

通过榫卯技术（图 32.1p）结合外侧脚递进技术（图 32.1q），将内侧脚缝合到鼻中隔延伸移植物上以平衡鼻尖的不对称。在修剪不对称头部后（图 32.1r），通过穹隆内缝合对穹隆进行重塑，然后通过贯穿穹隆缝合重塑鼻尖（图 32.1s）。将肋软骨制成的非常薄的延长盾形移植物缝合到位，然后将其向后翻覆盖整个鼻尖（图 32.1t）以增加突出度。为了避免出现任何不规则形态，用单层同种异体阔筋膜（Tutoplast）覆盖移植物（图 32.1u）。将皮瓣放回前，先把板条下移植物置入右侧鼻翼（图 32.1v）上，经皮缝合固定（图 32.1w），再将鼻翼缘移植物置入右侧。缝合鼻小柱之后及缝合软骨下切口之前，用细切的膏状碎软骨进行最后的轮廓塑形（图 32.1x），该膏状软骨作为游离移植物可通过 1mL 注射器进行注射（图 32.1y）。

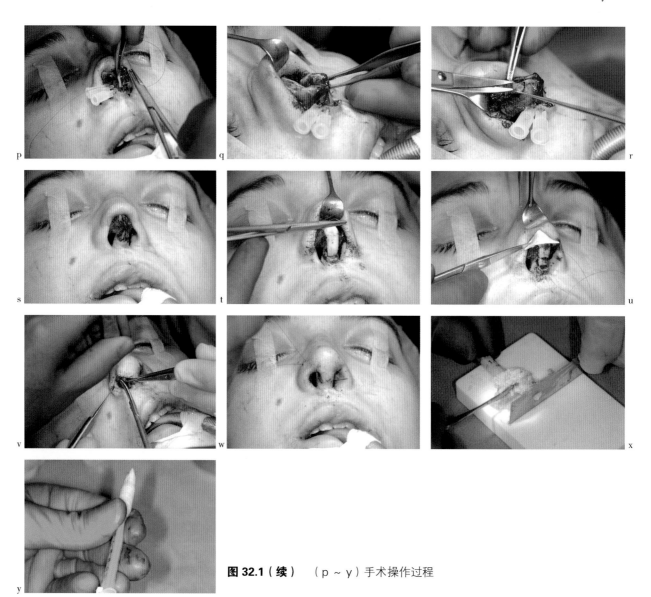

图 32.1（续） （p ~ y）手术操作过程

病例 2

简介

求美者为一名 55 岁的女性，她既往曾做过 6 次唇腭裂修复手术。她现在希望对鼻中部 1/3 和鼻翼的对称性进行改善，并改善鼻尖突出度。

检查所见

图 32.2a ~ c 显示了在经过之前的 6 次手术操作之后的状况，她希望修复唇腭裂并改善其鼻子的功能和外观。

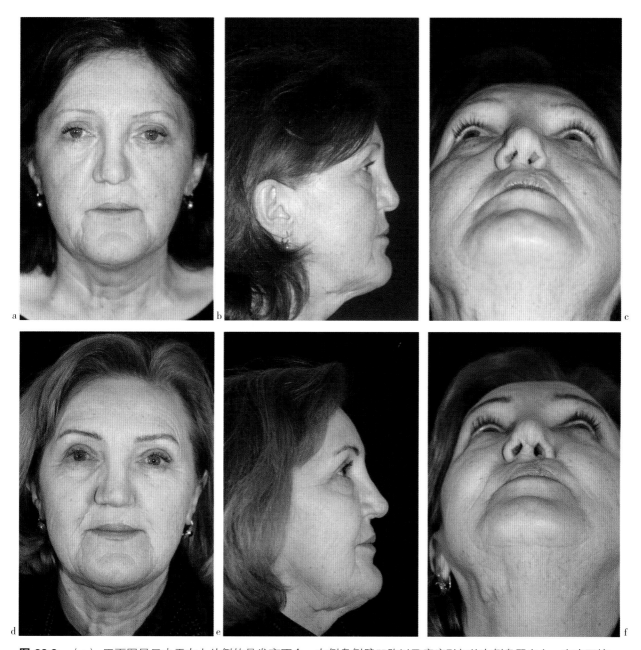

图 32.2　（a）正面图显示由于左上外侧软骨发育不全、左侧鼻侧壁凹陷以及瘢痕引起的左侧鼻翼向上、向内回缩，造成了眉—鼻尖美学线条不对称。（b）侧面图显示鼻尖突出度不足，并伴有鼻面角较尖锐以及与唇腭裂相关的典型轮廓扁平。（c）底位图显示严重的前庭狭窄和瘢痕造成的鼻翼内陷。（d ~ f）修复术术后 2 年的结果

手术过程

由汉斯·贝雷博姆（Hans Behrbohm）完成了 3 次修复鼻成形术：

（1）2006 年：收集耳屏软骨，经半贯穿切口将鼻中隔内移。加强左侧鼻侧壁和穹隆。转移并重新定位左侧鼻翼基部。

（2）2007 年：用耳后结缔组织再次充填相同区域以对鼻子进行改良。

（3）2009 年：从对侧采集坚固稳定的耳屏软骨，制成一个鼻小柱支撑，将其通过开放入路插入并用 5-0 PDS 缝线固定。用耳郭软骨对左侧鼻侧壁进行再次矫正（图 32.2g）。

心理、动机、个人背景

唇腭裂不仅是一个外科上的问题，它对求美者个人整体都有影响。畸形的康复治疗需要一系列步骤，最后以鼻外科手术为终点。手术成功有助于治愈求美者多年来存在的心理创伤。

讨论

鼻成形术是唇裂畸形求美者康复的最后一步。建立一个闭合的鼻槛很重要，因为它将为构建对称的鼻小柱和鼻翼解剖结构打下基础。以前的唇裂修复手术会留下需鼻外科手术治疗的瘢痕。在上述病例中，求美者逐渐开始渴望得到进一步的改善，从鼻对称性的轻微改善开始，逐渐进展到要求加强鼻尖突出度。唇裂会

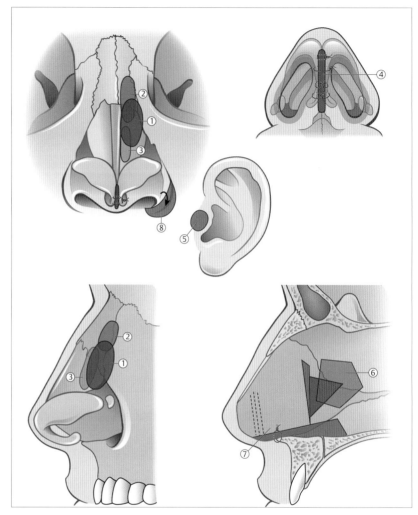

图 32.2（续） （g）术中详情：蓝色 = 软骨植入物（鼻背盖板移植物、鼻小柱支撑移植物）；红色 = 切除部分。①～③耳郭软骨盖板移植物。④鼻小柱支撑移植物。⑤耳屏软骨取出。⑥重建软骨和骨性鼻中隔。⑦对矫直的鼻中隔软骨进行固定。⑧对鼻翼进行重新定位

产生典型的解剖学变化，这取决于畸形是单侧还是双侧。唇裂修复会留下坚硬的瘢痕，容易使周围组织挛缩变形。当计划行唇裂鼻成形术并置入稳定、无张力的植入物时，必须考虑这些因素。

术语"唇腭裂"的表达并不完整，因为它并未表达出与唇裂始终共存的鼻部重要的功能和美学问题。通常主要治疗目标集中在唇裂的修复上，其次才考虑优化鼻部形状和功能的治疗。二次鼻整形术的治疗目标由先天性畸形本身和首次修复手术的结果决定。单侧与双侧唇裂畸形行鼻中隔成形术具备的条件不同。双侧唇裂求美者鼻小柱较短小。其鼻尖宽阔平坦，鼻孔呈横向椭圆形。通常无鼻槛，并且鼻翼基部侧向移位并有凹陷。鼻翼软骨显示为 S 形畸形。

单侧裂通常出现鼻向对侧偏斜，并有明显的鼻中隔偏曲。鼻中隔前部移位是朝向受影响的一侧，通常偏至健侧。鼻中隔后部偏离到裂侧。鼻棘则移位到非裂侧。

鉴于这种初始情况，鼻中隔成形术是一种非常复杂的手术，其涉及范围和所需时间与其他鼻成形术大不相同。通常是无法实现完全对称，而且许多病例需要分阶段进行手术治疗，只能通过软骨重置和软组织包膜重塑来实现鼻尖和鼻孔的最佳对称。

还需要解决以下具体问题：鼻中隔畸形、鼻甲增生、骨性鼻锥变形、鼻尖变形、裂侧鼻翼移位，以及鼻小柱短小。

（1）鼻中隔：将鼻中隔接近腭突这一点非常重要。鼻中隔是重要的中央支撑结构。需要充分显露鼻中隔时，可在鼻小柱上做一个 U 形切口，并将其两侧延伸到鼻翼软骨内。通常建议行体外鼻中隔成形术。

（2）必须在与偏移相反的一侧对下鼻甲增生进行适当、保留结构的切削。

（3）轴向偏移通常影响鼻子的软骨和骨骼。通常需要事先进行精确测量的截骨术。

（4）与常见的步骤顺序相反，应在矫正鼻中隔和骨性鼻椎后再解决鼻尖问题。经 U 形入路来松解并延长鼻小柱这一点非常重要。

（5）切除一块椭圆形皮肤将裂侧往侧面或侧上方移位的鼻翼基底部重新定位，并将其缝合到位。

（6）可以在鼻底做 V-Y 推进皮瓣来延长鼻小柱。将鼻翼基部向内侧转移。

参考文献

[1] Anderl H. Simultaneous repair of lip and nose in unilateral cleft（a long term report）[M]// Jackson IT, Sommerlad BC, eds. Recent Advances in Plastic Surgery. Vol 3. Edinburgh: Churchill Livingston, 1985.

[2] Salyer KE. Primary correction of the unilateral cleft nose: a 15-year experience[J]. Plast Reconstr Surg, 1986, 77：558-566.

[3] McComb H. Primary correction of unilateral cleft lip nasal deformity: a 10 year review[J]. Plast Reconstr Surg, 1985, 75: 791-797.

[4] Huffmann WC, Lierle DM. Studies on the pathological anatomy of the unilateral harelip nose[J]. Plastic Reconstr Surg, 1949, 4（3）：225-234.

[5] Gubisch W[M]// Naumann HH, ed. Head and Neck Surgery. Vol. 1. Face, Nose and Facial Skull, Part 1. New York: Thieme, 1995: 286-301.

[6] Gubisch W. Treatment of the scoliotic nose with extracorporeal septoplasty[J]. Facial Plast Surg Clin N Am, 2015, 23（1）：11-22.

[7] Gruber RP, Nahai F, Bogdan MA, et al. Changing the convexity and concavity of nasal cartilages and cartilage grafts with horizontal mattress sutures. Part II：clinical results[J]. Plast Reconstr Surg, 2005, 115: 595-606.

[8] Gubisch W. How to obtain symmetry in a unilateral cleft nose. A new technique[J]. Eur J Plast Surg, 1990, 13：241-246.

[9] Grzonka M, Koch H, Koch J. Die Lippen-Kiefer-Gaumen-Spalte: Ausprägung, Auswirkungen, Korrektur der Nasenfehlbildung[J]. Forum HNO, 2005, 7: 192-198.

[10] Pausch N, Hemprich A. Möglichkeiten und Grenzen, Komplikationen und Fehler der chirurgischen Korrektur spaltbedingter Nasendysplasie[J/OL]. Journal DGPW Chir, 2009, 21（40）：32-39 http://www.dgpw.org/fileadmin/dgpw.org/PDF-Dateien/Journal_Ausgabe_Nr.40.pdf.

[11] Stellmach R.（1973）Operative Korrektur und Nachbehandlung der spaltbedingten Schiefnase[M]//Schuchardt K, Steinhardt G, Schwenzer N, eds. Lippen-Kiefer-Gaumenspalten: Primär-und Sekundärbehandlungen. Fortschritte der Kiefer- und Gesichtschirurgie 16. Stuttgart，West Germany: Thieme, 1973: 261-265.

[12] Tolhurst DE. Secondary correction of the cleft nasal deformity[J]. Br J Plast Surg, 1983, 36: 449-454.

[13] Gubisch W. Principles of cleft nose correction [in German][J]. Laryngorhi-nootologie, 1997, 76（11）：682-685.

[14] Nolst Trenité GJ. Secondary rhinoplasty in the cleft lip patient[J]. B-ENT, 2006, 2（Suppl 4）：102-108.

第33章 对鼻支架的医源性过度切除的重建

病例 1

该病例涉及因丧失对鼻中隔前部支撑而严重畸形的鼻尖 [由沃尔夫冈·古比希 （Wolfgang Gubisch） 进行手术]。

简介

求美者在儿童时期在其他机构做过两次手术后，出现影响美学的鼻尖畸形和鼻通气不畅。

检查所见

检查显示鼻尖明显畸形，且鼻尖失去支撑，无突出 （图 33.1 a ~ c）。鼻尖表现点间隔很远，并且鼻尖的轮廓不清 （图 33.1a、b）。触诊时，发现鼻中隔前部和前鼻棘缺失。鼻内检查发现鼻中隔严重偏曲。

手术过程

经标准的倒 V 形鼻小柱中部切口行开放手术入路。见鼻尖处形成大量瘢痕 （图 33.1g）。剖查鼻尖后，发现下外侧软骨过度切除，剩余的软骨已经变形。前鼻棘缺失。鼻中隔软骨前部缺失，其余部分发生偏曲。切开鼻底瘢痕后，鼻中隔软骨变直。在一侧收集耳郭软骨，并将双层的耳郭软骨置于鼻中隔两侧以延长鼻中隔软骨 （图 33.1h）。于缺失的前鼻棘区进行 V 形钻孔，将夹层移植物固定于前上颌骨以及鼻中隔软骨的前缘上。我们使用弯曲技术重建下外侧软骨 （图 33.1i、j）。因为该病例鼻中隔软骨甚至耳郭软骨都没有足够的材料进行软骨重建，所以还采集了部分肋软骨。用钻头雕刻两条肋软骨片，以便在新的穹隆区形成一个轮廓清晰的拱形。将新的鼻翼软骨缝合至软骨内侧脚残余部分内侧及鼻中隔延伸移植物上。将它们固定在前庭黏膜外侧。再利用穹隆间缝合、贯穿穹隆缝合、外侧脚跨越缝合重建鼻尖。

心理、动机、个人背景

既往在儿童期经过两次手术后，求美者出现严重的术后遗留鼻中隔偏曲，并导致严重的呼吸问题。鼻尖严重变形，导致求美者多年来出现严重的情绪困扰。

她有强烈的意愿想再一次进行修复性鼻成形术来改善鼻子的功能和外观。术后 1 年，她对功能和美学效果非常满意 （图 33.1d ~ f）。

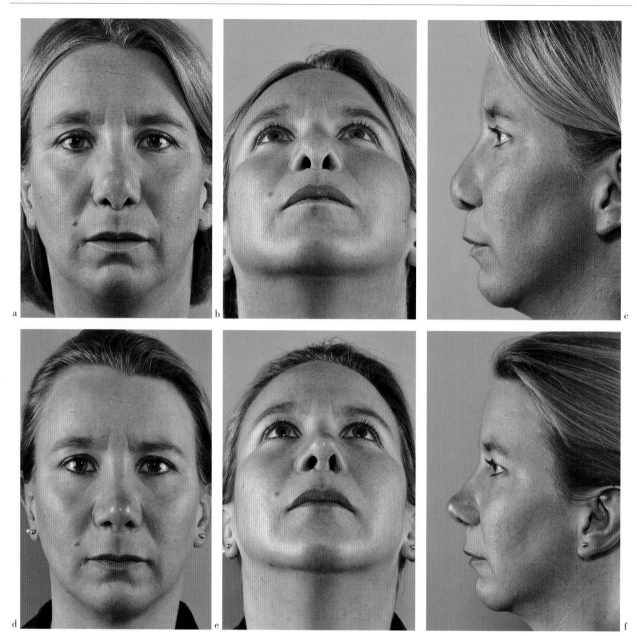

图 33.1　术前和术后视图。（a）术前正面图显示鼻尖严重畸形，以及短鼻。鼻尖表现点间距太远。鼻子与面部其余部分不协调。（b）底位图显示鼻尖轮廓不明显。（c）侧面图显示鼻尖突出度缺失。鼻尖支撑出现明显缺失，轮廓不清。（d）鼻成形术修复术术后 1 年的正面图。鼻尖已矫正，鼻长与面部其余部分变得协调。（e）修复术术后的底位图。（f）鼻修复术后 1 年的侧面图显示出对鼻尖突出度和鼻尖支撑的矫正

讨论

　　还可以将鼻小柱支撑移植物与撑开移植物固定于适当位置来实现延长。但是这个手术会让前庭出现一种不自然和不舒服的充实感，求美者也会反对。如佩雷罗萨（Pedroza）所述，可以使用耳软骨来代替肋软骨，但因在这种情况下软骨形状不固定，更适合使用肋软骨。

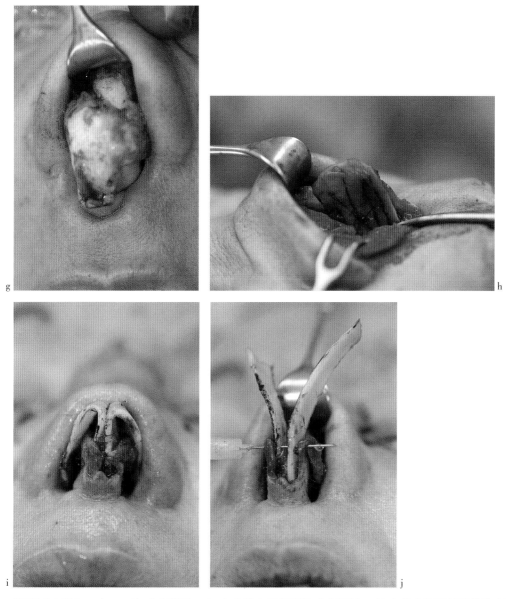

图 33.1（续）　（g～j）术中视图。（g）鼻尖大量瘢痕的术中视图。（h）鼻中隔延长移植物（双层耳郭软骨移植物）固定后的视图。（i、j）利用弯曲技术重建下外侧软骨。（i）将两条肋软骨片固定于软骨内侧脚残留部分内侧。（j）将新鼻翼软骨缝合到前庭黏膜侧面，通过脚间缝合一起固定于内侧

病例 2

简介

求美者为一名 36 岁的女性，在其他机构做过鼻中隔鼻成形术，术后 1 年来医院就诊。她希望改善鼻子的外观和鼻通气，特别是鼻左侧。

检查所见

经检查发现，求美者鼻骨的骨部和软骨部支架均严重不稳定。治疗包括修复手术结合完善外形（图 33.2a～f）。

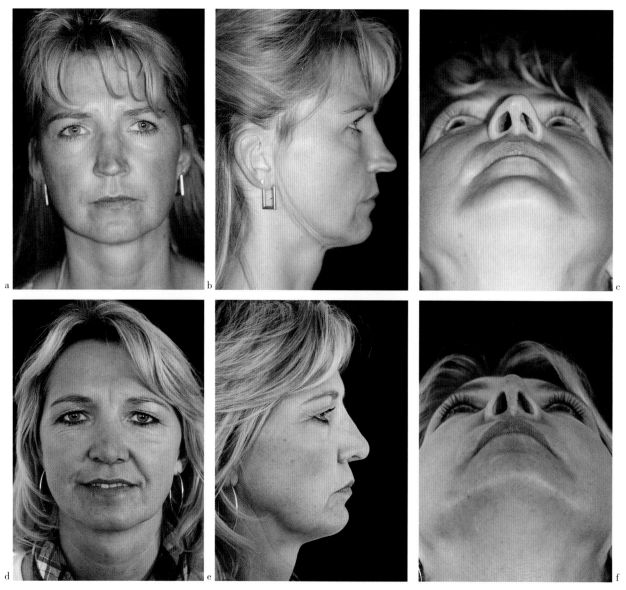

图 33.2 （a）正面图显示由于既往过度切除，形成了鼻尖轮廓不清、开放式屋顶畸形和鼻翼软骨反常的宽鼻。（b）侧面图显示假驼峰、鞍鼻畸形、鹰钩鼻。（c）底位图显示鼻中隔偏向右侧。鼻内镜检查显示前庭右侧狭窄。（d）修复后 10 年的正面图。（e）修复后 10 年的侧面图。（f）修复后 10 年的底位图

手术过程

（1）在右侧采集耳郭软骨。使用开放入路和双开门式技术行鼻中隔成形术，并置入一个鼻小柱支撑移植物、鼻翼板条移植物、一个鼻背盖板移植物和一个鼻尖移植物。双侧行内外侧弧形截骨术。

（2）右侧重新行截骨术，以修复鼻背并消除其向侧方偏斜的趋势。双侧置入撑开移植物以扩大左侧狭窄的鼻阀（图 33.2g）。

心理、动机、个人背景

求美者之前的鼻成形术可认为是失败的。这位非常失望的求美者长途跋涉来到我院寻求治疗。她非常希望进行修复鼻成形术，以改善鼻子的功能和外观。

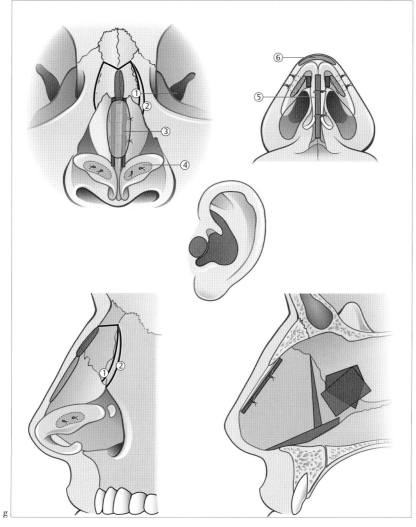

图 33.2（续）　（g）术中详情。①、②侧面截骨术。③鼻背盖板移植物。④鼻翼支撑移植物。⑤鼻小柱支撑移植物。⑥用筋膜覆盖。红色，切除部分

讨论

该病例介绍了涉及鼻子所有组成结构的一次综合性重建。修复获得了功能和美学方面的显著改善。也可选择其他术式，如随后病例所示的术式。

病例 3

简介

求美者为一名 51 岁的女性，年轻时她便想要一个"新鼻子"。在 29 岁时她做过鼻尖和鼻中隔的手术，但随后出现了严重的鼻畸形伴有呼吸问题。

检查所见

检查显示鼻部有严重的软骨畸形，并出现与双侧吸气鼻翼塌陷有关的显著呼吸困难（图 33.3a ~ f）。

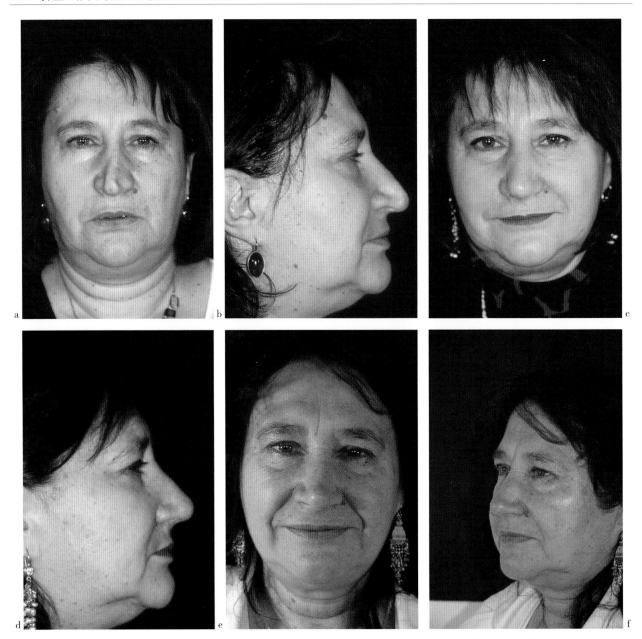

图 33.3 （a）正面图显示倒 V 形畸形的软骨性扭曲鼻、鼻翼软骨过度切除导致反常曲率，以及右侧更突出的鼻尖夹捏畸形。（b）侧面图显示长鼻梁带有骨性和软骨性驼峰和下垂的鼻尖。鼻内检查显示鼻中隔向右侧偏曲和鼻阀狭窄。（c ~ f）修复鼻成形术后 4 年和 10 年的视图

手术过程

收集耳郭软骨后，通过开放式手术入路行体外鼻中隔成形术。软骨移植物由一个鼻小柱支撑移植物、鼻翼板条移植物、鼻尖移植物及盾形移植物组成，用软骨膜覆盖。在双侧行内外侧弧形截骨术（图 33.3g）。

心理、动机、个人背景

作为一名作者，求美者在一部引人入胜的自传小说中记录了她的生活。她对一个"新"鼻子的渴望深深源于她对美学和功能的要求。她通过长期的寻觅才决定在纽约进行这次手术，我在术后多年还遇见过她。她在她小说中描述了她的探索经历。她对她的新鼻子很满意。

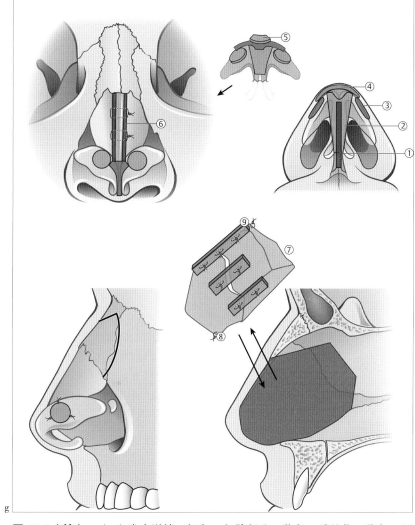

图 33.3（续） （g）术中详情。红色＝切除部分；蓝色＝移植物；紫色＝用软骨膜进行覆盖。①鼻小柱支撑移植物。②盾形移植物。③鼻翼板条移植物。④用筋膜覆盖。⑤鼻尖移植物。⑥撑开移植物。⑦用撑开移植物行体外鼻中隔成形术。⑧将其缝合与固定于前鼻棘。⑧和⑨键石区

讨论

对所有不稳定或经过过度切除的鼻内结构进行复合重建需要借助体外鼻中隔成形术，并通过开放式手术方法构建笔直且对称的鼻子形状。

参考文献

[1] Gubisch W, Eichhorn-Sens J. Overresection of the lower lateral cartilages：a common conceptual mistake with functional and aesthetic consequences[J]. Aesthetic Plast Surg, 2009, 33（1）：6-13.

[2] Eichhorn-Sens J, Gubisch W. Ausgedehnte Resektion der Flügelknorpel—ein falsches Konzept zur Verschmälerung der Nase[J]. HNO, 2009, 57（11）：113-120.

[3] Pedroza F, Anjos GC, Patrocinio LG, et al. Seagull wing graft: a technique for the replacement of lower lateral cartilages[J]. Arch Facial Plast Surg, 2006, 8（6）：396-403.

第34章 重建手术

本书的教学目的是为鼻整形手术修复和鼻修复再造手术提供实践指南。本书涉及的手术范围从改善一处或多处容貌特征的微创手术到鼻部部分或完全重建再造手术。

我们从分析与病例相关的形态、美学或功能问题开始介绍每个病例。这样可以从一般原理分析到具体问题、从简单到复杂逐步深入。另一方面，某种方法并不能适用于所有鼻部问题，因为每个人对于自己的鼻子问题的看法都与医生不同。

手术采用开放入路还是闭合入路，这取决于医生的个人喜好，我们无法左右。每一种入路都有其优势和劣势。根据具体情况，在一个病例中，术者可能喜欢采用闭合入路，而在另一个病例中，术者可能更倾向于采用开放入路。重要的是，医生应该掌握尽可能多的手术方法，而不是千篇一律地使用同一种手术方法。

心理学在鼻整形修复手术和鼻修复再造手术中发挥了着重要作用。雅克·约瑟夫（Jacques Joseph）在其作品中反复强调这一点：

手术的动机并非虚荣心，而是感觉自己的容貌有缺陷，并且厌恶这种缺陷及其导致的心理学后果。鼻整形手术的目标其实是通过恢复鼻子的正常形状来解决求美者的心理问题。它的社会意义无可争辩，是外科心理疗法的一个重要分支。

此章向读者介绍了一些实用的技巧，包括：鼻部缺陷的分析及如何制订各种小型、大型、复杂的组织缺损的修复"手术计划"。最后介绍了鼻修复再造手术，鼻修复再造手术适用于外伤或肿瘤切除后造成的鼻缺损。

病例 1：鼻假体植入术后 51 年假体顶出

简介

求美者为一名 68 岁的女性，她出现了鼻假体顶出皮肤的问题。她在 17 岁时做过隆鼻手术，那时置入了一个 L 形鼻假体。40 年后，假体周围组织开始逐渐萎缩并形成蜘蛛痣，影响了美观。4 周前求美者鼻尖区假体顶出，无痛及其他症状（图 34.1a ~ c）[手术由乔基姆·奎茨（Joachim Quetz）完成]。

检查所见

目视检查鼻部可见明显的植入物轮廓，被萎缩的皮肤紧紧包裹，皮肤可见明显的蜘蛛痣。鼻尖缺损的直径为 4mm（底部），延伸至 6 mm（外缘），外露的假体位于中央。伤口边缘已经上皮化，无明显炎症迹象。触按鼻子发现植入物被覆皮肤高度萎缩、没有弹性，眉间区皮肤膨胀。手术的目的是移除假体并用肋软骨替换假体重新植入、强化皮肤罩，视条件力争做到一期闭合缺损。

手术过程

首先切取肋软骨，以便切割、观察并调整植入物。立即从肋软骨表面切下第 1 层，制备两个相同的软骨片。特殊情况：由于软骨高度钙化的缘故，在切割软骨时必须将 10 号刀片换成微型圆锯和切割钻。然后再切取一些筋膜备用。采用平行于软三角边缘方向的切口并向两侧延长，将缺损部位扩大成横向的椭圆形（图 34.1d）。为了降低闭合时的张力，可向眉间方向做广泛的皮下剥离。取出原假体非常容易，扩大了的瘢痕化的腔隙适合作为软骨移植物的受植床。将经典的鼻小柱支撑移植物和精雕细琢的鼻背支撑移植物植入合适的位置并做缝合固定。将 25mm 长的鼻小柱支撑移植物牢牢固定在鼻中隔残端和鼻棘区（5–0 号单丝缝线），以防止鼻尖向上旋转及鼻背缩短。增高被假体压低的鼻翼软骨，并将其固定到支撑移植物上。将 45mm×11mm×5mm 的鼻背软骨移植物雕刻成腹侧面有凹槽、与鼻骨连接处良好的形态（图 34.1e、f），缝合固定在衬垫组织上，前端牢固缝合到鼻小柱支撑移植物上。用软骨膜和筋膜填塞无效腔。用单层阔筋膜条加强萎缩的皮肤，用双层筋膜加强新鼻尖（图 34.1g）。可以在附加切口低张力条件下关闭原来的缺损。可用灼烧术去除蜘蛛痣。

术后 10 天内，鼻尖不幸出现小面积坏死，并发展成旧缺损的大小（图 34.1h、i）。缺损边缘有小的肉芽组织形成，但并不能阻止中心部位双层筋膜坏死。5 周后，坏死区肋软骨外露。在第 6 周末，移植组织基本成活稳定，缺损区面积略有缩小。根据缺损区的特点，术者选择耳郭复合组织瓣而不是额部皮瓣进行移植。

术后 6 周，重新切开缺损边缘，用耳郭复合组织移植瓣（切取时皮肤直径为 7mm）闭合底部直径为 5 mm 的缺损（图 34.1j ~ l）。愈合过程很顺利，早期和远期结果都很好（图 34.1m、n）。

心理、动机、个人背景

临近第二次世界大战结束，一名 4 岁女孩的开放性鼻创伤无法得到充分治疗。这名女孩的鼻子轮廓严重塌陷，并且中线有凹槽。17 岁时，她在一家大学诊所接受了现代整形植入物——这在当时是"别无选择的方法"。求美者自己、家人和朋友都对手术结果很满意。他们认为，与求美者之前用假体的形状相比，使用肋软骨移植物进行鼻整形的术后鼻形态更协调、更自然，并且不那么"紧绷"。

讨论

在我们的大多数病例中，使用肋软骨替换植入物同时加强皮肤以及一期缝合皮肤都是可以实现的。本病例中，即使一期缝合时皮肤的张力很低，但在这种条件下同时延长鼻背就有些过了。在几周以前筋膜仍然完整时，采用皮片进行二期修复是可行的。用这种皮片（例如从眉间切取的皮片）可使颜色更匹配，鼻子的轮廓也更好。

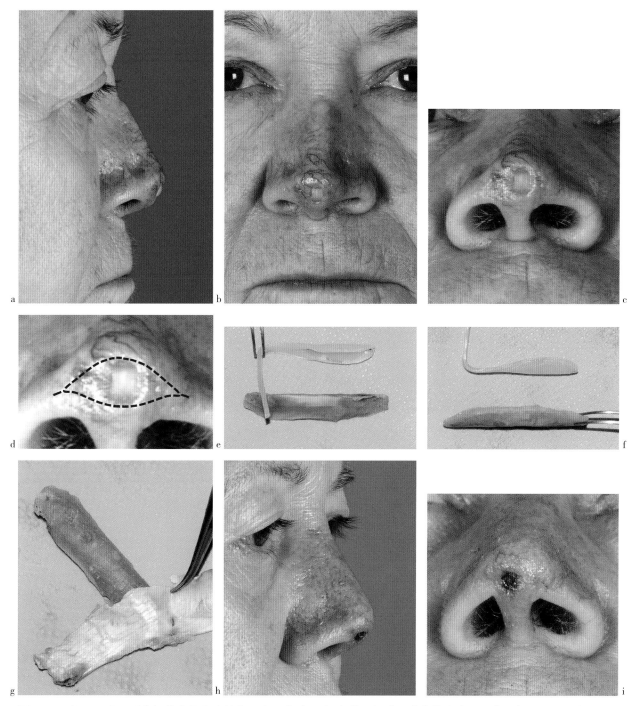

图 34.1 （a ~ c）L 形鼻假体在最上边的位置穿透皮肤。（d）梭形切除一些萎缩皮肤，形成改良的开放入路，如果皮肤活动度良好，可以实现一期缝合。（e、f）雕刻好的肋软骨，鼻背移植物 5 mm×11 mm×5 mm 与刚取出的假体进行对比。注意，软骨移植物的边缘要修薄，与鼻骨及鼻小柱移植物过渡良好。（g）用于保护和增强萎缩皮肤的阔筋膜条。（h、i）虽然周围皮肤的状况良好且放松，但鼻尖下出现小面积坏死。之后：轻微二期愈合、筋膜丢失和肋软骨移植物暴露但没有顶出

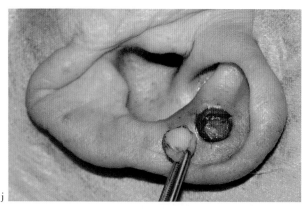

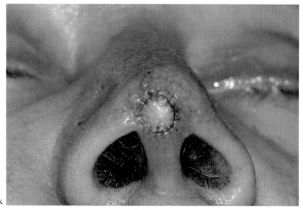

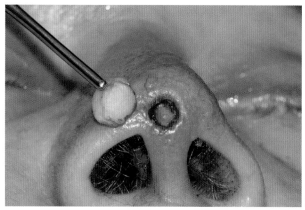

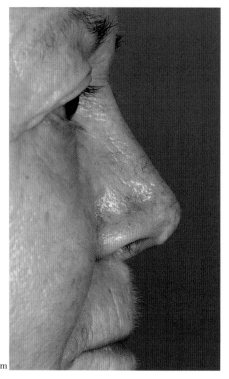

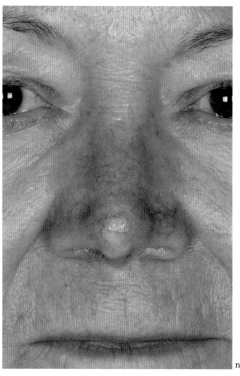

图 34.1（续） （j～l）切取耳郭复合组织移植物用于修复全层皮肤缺损。注意移植物的软骨边缘倾斜，皮肤部分的直径略小。这种设计可以确保移植物贴合良好，利于存活。（m、n）术后 1 年，鼻正面图和侧面图显示形状和皮肤状况均有改善。复合移植物有轻微的颜色失调和形状不规则

病例 2：韦格纳（Wegener）肉芽肿导致的重度鞍鼻畸形

简介

求美者为一名 27 岁的女性，有严重的鞍鼻畸形。求美者 2 年前才确认患多血管炎性肉芽肿（GPA；Wegener 肉芽肿），尽管她在 17 岁时就已经出现典型症状：左中耳和鼻中隔重度炎症。不久求美者开始出现鞍鼻畸形，随后求美者接受了鼓室成形术。24 岁时，求美者在其他地方接受了异体软骨闭合入路隆鼻术。1 年后由同一位医生进行修复手术，但没有得到改善（图 34.2a、b）。我们不得不花费 5 年时间等求美者完全缓解，又用 1 年时间等她缓解稳定，然后在她 33 岁时施行重建性鼻整形术（手术由 Joachim Quetz 实施）。

检查所见

望诊和触诊发现，求美者有严重的鞍鼻畸形以及明显不协调的肋软骨移植物的轮廓，被瘢痕和收缩的皮肤紧紧包裹。侧面图显示求美者面中部明显塌陷，鼻棘区和鼻骨被破坏。鼻内窥镜检查显示中隔软骨完全消失，表现为鼻中隔部分穿孔。塌陷鼻尖的保护层几乎正常。头颅侧位片（图 34.2c）提供了和面中部骨骼相关的软组织的详细信息，并为传统手术规划（用透明纸和铅笔以 1：1 的比例绘制）提供了依据（图 34.2d）。

手术过程

与大多数病例一样，首先切取肋软骨，以便切割、观察、修整移植物（图 34.2h）。立即从软骨表面切下第一层，以便之后制备两个相同的软骨条。根据被破坏的鼻棘区的情况和术前规划，制备约 4cm 长的鼻小柱支撑物和 5cm 的鼻背移植物（图 34.2i、j）。实施围术期抗生素预防疗法和反复精确消毒——对高危求美者的基本防范措施。通过半贯穿切口的鼻内入路部分暴露残余的中隔软骨（已经变成一块细窄的镰形软骨），并剥离掀起鼻背皮肤（小心避免损伤、萎缩的内衬）、移除旧移植物（图 34.2e）。将鼻小柱支撑移植物试验性地插入剥离的囊袋，由于弹性皮肤不足，导致鼻背鞍状畸形、鼻尖过度上旋（图 34.2k）。

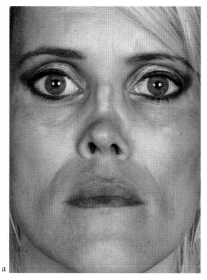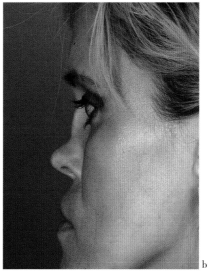

图 34.2　(a、b) 鼻棘和鼻骨破坏导致的重度鞍鼻畸形伴塌陷。求美者已经经历两次肋软骨隆鼻手术

大面积剥离周围的面部皮肤可以获得充足的皮肤来重建鼻背轮廓和高度（图34.2l）。鼻小柱支撑移植物和鼻棘区之间，以及移植物之间的坚强固定连接对于保持鼻轮廓、对抗皮肤张力至关重要。出于同样的原因，将鼻背移植物用长钛钉固定在鼻骨区（图34.2f、g）。在张力状态下关闭切口，导致数天后半贯穿切口处有小面积坏死和移植物外露。使用长效抗生素敷料填塞换药治疗伤口不愈合。4周后，用口腔前庭黏膜瓣闭合缺损，再没有出现其他问题。1年后，求美者接受了一次右侧鼻翼边缘退缩的修复手术，结果手术不成功。这个问题之前就存在，但隆鼻术后变得更加明显。手术的计划是用耳皮肤软骨复合组织移植物将鼻翼边缘向下推。移植物会被放在预制的前庭口袋中，皮肤部分朝向鼻前庭。

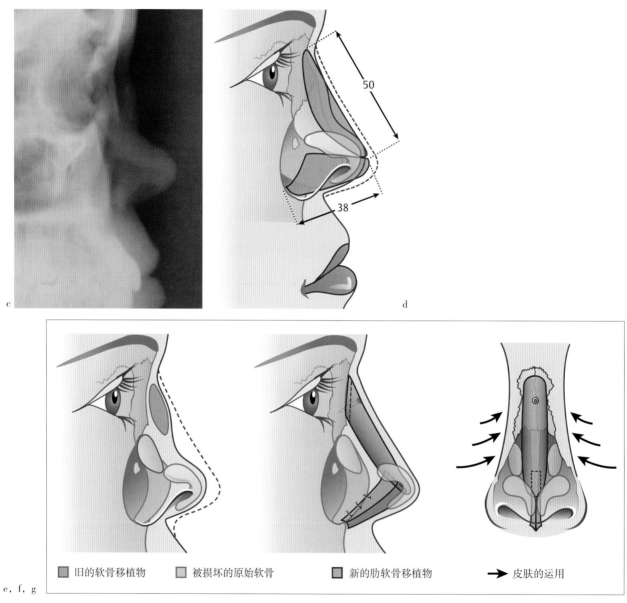

| ■ 旧的软骨移植物 | ■ 被损坏的原始软骨 | ■ 新的肋软骨移植物 | ➡ 皮肤的运用 |

图34.2（续） （c、d）头颅侧位片检查为与中部骨骼相关的软组织提供了详细信息，并为传统手术规划（用透明纸和笔以1∶1的比例绘制）提供了依据。术前（e）和术后（f、g）的鼻支架演示。（e）注意鼻小柱支撑物和原有鼻棘之间的连接。（f）靠永久性缝合到残余鼻中隔上来支撑。（f、g）用长钛钉将支架鼻背部分固定到残余鼻骨上

心理、动机、个人背景

求美者在 14 岁时局部（耳和鼻）开始出现 GPA（多血管炎性肉芽肿），之后没有接受进一步的诊断和治疗，逐渐发展成全身性血管炎，累及多个器官（淋巴结、肾、肺和脑，伴轻微卒中）。关心她的家人、一位富有同情心的老板（求美者在理发店工作过）和一段美满的婚姻帮助她在遭受面中部毁容和长期严重疾病的折磨时能保持精神稳定。她经过两次不很成功的鼻成形术之后，不再迫切要求做重建手术。术后她很高兴，但对结果并不热心。家人、朋友和理发店客户积极帮助她接受和欣赏她的新鼻子（图 34.2m、n）。特别提示：化浓妆是她应对鞍鼻畸形的方法。

讨论

GPA 修复前，1 年的时间足够求美者完全缓解。选择闭合入路的原因是不需要处理鼻尖，当时我们认为这种方法对于 GPA 伴鼻中隔大穿孔的求美者来说更安全。同时，开放入路同样很安全。即使在接受类固醇药物治疗和抗风湿药物治疗的求美者中，大多数求美者也能完全愈合。克氏针是代替钛钉固定鼻背移植物的好选择。本病例中有 3 个必须解决的问题并已经得到成功解决：松解周围皮肤、制作牢固的支架以及半刚性固定，即用榫卯连接和螺钉将支架固定到损坏的骨残基上，以防解体和错位。

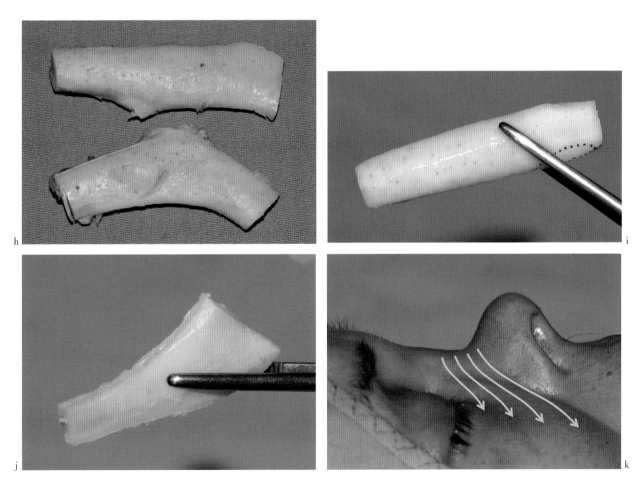

图 34.2（续）　（h～j）切取的肋软骨移植物，鼻背部分长 5cm，鼻小柱部分长 4cm 长。（i）注意放在穹隆下的修窄的鼻尖部分（蓝色虚线）和（j）与鼻中隔尾侧残端嵌合在一起的鼻小柱支撑移植物弯曲的凹槽。（k）将鼻小柱支撑物试验性插入切开的口袋中，由于缺少弹性皮肤，导致严重马鞍畸形和鼻尖过度上旋。蓝色箭头：需要大范围剥离周围皮肤下组织的方向

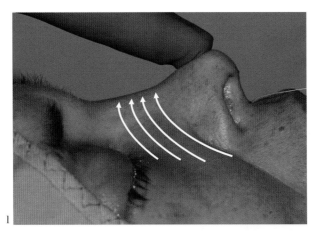

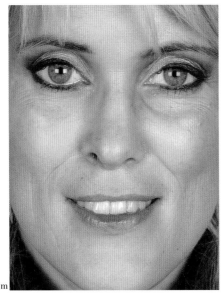
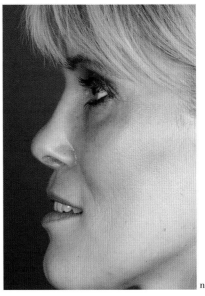

图 34.2（续） （l）正在进行皮下剥离，使一部分隆鼻所需的皮肤松动（白色箭头）；尝试将鼻尖推到最终位置。（m、n）术后 1 年的正面图和侧面图：鞍鼻畸形、突度不足和鼻尖过度上旋以及唇后缩都通过闭合入路手术得到最大限度的纠正。下一步计划用复合耳移植物降低右侧鼻翼缘

病例 3：软骨支架部分缺失

简介

求美者最开始在其他地方做了鼻旁窦手术，之后做了 4 次鼻中隔成形术：大鼻驼峰切除、修复性鼻成形术、二次修复（用聚二恶烷酮薄片进行体外鼻中隔重建），以及数周后脓肿形成后的第 4 次手术（必须移除薄片和软骨）。最后一次修复手术是在 1 年后，也就是首次鼻旁窦手术 9 年后，求美者（当时 37 岁）鼻呼吸受损、软骨支架缺失导致鼻子变形 [手术由雅克·约瑟夫（Jacques Joseph）实施]。

检查所见

视诊发现鼻子变形、表面不规则、歪斜、塌陷（图 34.3a、b）。右侧软三角的挛缩性瘢痕特别明显。触诊显示严重塌鼻，而增厚的皮肤硬度对于维持整个鼻子的稳定性起着重要作用。内镜检查显示鼻中隔向左侧偏斜、下鼻甲增生。准备实施手术的目的是恢复鼻子的形状和功能。重建支架必须足够牢固，能够撑开僵硬的皮肤，并承受之后的瘢痕收缩。

手术过程

用肋软骨制成新的中隔薄板需要花费数小时的时间来观察和调整形状，以克服翘曲问题。因此，在处理鼻子之前，首先要切取肋软骨并制作移植物。用 10 号刀片切下软骨表层，制作成弯曲薄片（图 34.3e）。小心保存不同形状的薄片，以备之后替换表面下的框架。采用开放入路，以方便观察并矫正被破坏和变形部分的重建的解剖位置。暴露残余鼻骨，并利用手术显微镜分离鼻中隔黏膜。只能发现上外侧和右下外侧软骨的外侧段（图 34.3c）。重建过程从替换鼻中隔开始，替换物由两个薄板组成，宽度小于 3mm（图 34.3d ~ g）。取较大的薄板切割成与鼻中隔缺损的鼻背末端匹配并且与鼻棘区相吻合的形状（图 34.3i）。通过钻孔和永久性缝合将它固定到鼻棘上。将上方薄板嵌入剩余的缺口；通过直接相对组装来平衡两个部分的微小偏曲。交替使用单纯间断缝合和 8 字缝合将它们相互连接在一起（图 34.3d）。在原位设计和修整新鼻中隔的最终形状，下缘的尺寸与延长移植物相似（图 34.3c、d、i）。在两侧用撑开移植物连接两个软骨板，从而使其牢牢固定在预期的直线位置。用细注射针将尺寸为 20 mm × 3 mm × 2 mm 的移植物试验性进行固定，并与上外侧软骨连接：沿注射针的方向进行水平褥式缝合，以便之后在不剪断缝线的情况下调整鼻背形状（图 34.3j）。最后，选择合适的弯曲薄片替换右鼻翼软骨的整个左侧和内侧部分（图 34.3k）。采用永久性褥式缝合法将内侧脚固定到鼻中隔尾部延伸处，并用改良穹隆间缝合法和跨穹隆缝合法调整新鼻尖的形状。

心理、动机、个人背景

求美者不喜欢讨论他之前做鼻整形手术的动机及其严重并发症的发生发展情况。他想要恢复鼻子的功能和形状，这个要求很容易达到。与外科医生的评估和良好结果不同（图 34.3b、m），求美者对结果并不是完全满意。

讨论

当内衬和软组织包膜完整时，用肋软骨矫正、重建鼻框架是最佳方法，其效果最好，具有可预测的长期稳定性。用所述方法能够充分控制肋移植物的扭转力。

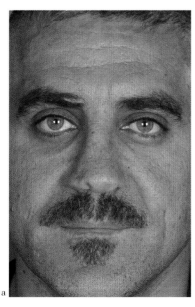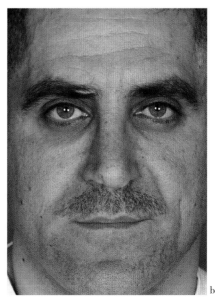

图 34.3　鼻框架重建。（a）术前。（b）术后 1 年的正面，只显示了有限的变化：鼻底缩窄、鼻尖和鼻翼小叶略有改善

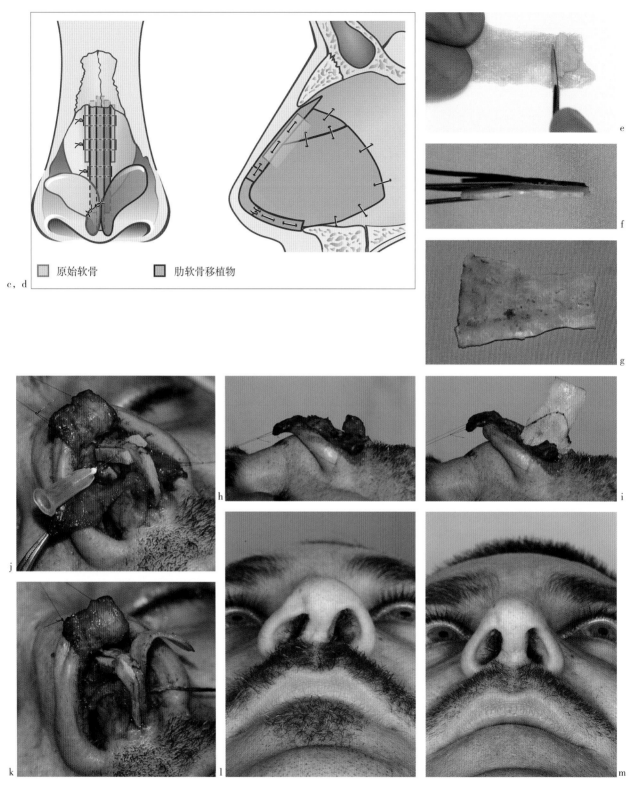

图34.3（续） （c、d）正面透视图和旁正中矢状面显示软骨移植物的形状、位置和连接。注意直线位置上连接并牢牢固定两个中隔板的支撑移植物。（e～g）切割两个平衡软骨板，用于重建鼻中隔，宽度小于3mm。通过相对组装来平衡微小偏曲。（h）利用手术显微镜分离鼻中隔黏膜后：暴露残余鼻骨。（i）在原位调整新鼻中隔的最终形状，下缘的尺寸与延长移植物相同。（j）用细注射针固定撑开移植物，并用水平褥式缝合将其与新鼻中隔和上外侧软骨连接，采用这种缝合方法可以在不剪断缝线的情况下调整鼻背形状。（k）用合适的弯曲薄片替换右鼻翼软骨的整个左侧和内侧部分。（l、m）术前和术后1年底面图显示鼻高度、轮廓和对称性恢复

病例 4：明显的皮肤移植物

简介

5 年前，求美者 59 岁，切除鼻尖和鼻背的基底细胞癌后用游离皮肤移植物闭合缺损处。求美者要求修复前次手术的糟糕结果 [手术由雅克·约瑟夫（Jacques Joseph）实施]。

检查所见

之前的皮肤移植物的唯一优点是颜色匹配，其他所有方面都令人不满：移植物的位置不对称、亚单元原则被忽略、发亮的萎缩质地与周围分泌皮脂的皮肤不匹配、移植物与表面没有平齐，轮廓看起来不自然。最明显的是错位的高亮部分（图 34.4a、b、j、k）。修复手术的目的是纠正上述所有问题，包括将缺损向鼻尖亚单元移动以改变其形状，调整鼻翼软骨并用两段前额皮瓣替换皮肤（图 34.4c）。

手术过程

切除皮肤移植物，对称性扩大缺损，使它的形状尽可能与鼻尖部分接近（图 34.4e）。皮下潜行充分游离鼻背皮肤，并将它轻轻向下推，以缩小缺损，从而使它更接近所需的形状（图 34.4c、d）。将皮肤固定在新位置上，注意不要上抬鼻尖。鼻翼软骨的中间和外侧部分在鼻中隔上缘水平。用穹隆间缝合和跨穹隆缝合来调整位置和形状。用缝合包的箔纸精确剪切、制成缺损的三维复制模板（图 34.4f）。将箔纸压平并上下颠倒后平铺于前额。确定皮瓣蒂的长度和宽度后使用墨水沿模板的轮廓进行标记。皮瓣蒂底部 13mm，放在右侧。掀起皮瓣并铺在缺损表面。最后一步是在显微镜下来完成手术。切除远心侧半个皮瓣内多余的皮下脂肪，尽可能保留轴向皮肤血管。用 5–0 号皮下缝线将它嵌入最终位置，用 7–0 号尼龙线用单纯间断缝合和连续缝合法闭合皮肤（图 34.4g ～ i）。闭合供皮部位时，广泛游离邻近的前额和头皮组织后，在适度的张力下进行皮下缝合，用 7–0 号尼龙线连续缝合皮肤。张力较大的区域只使用可吸收线缝合，并切除上端的猫耳朵。随后的几周内，在永久性半封闭敷裹下，肉芽组织会填补空缺。3 周后，切断皮瓣蒂，近端缩小成一个小三角并长成对侧"眉间纹"的形状。仔细削薄，修整远端，嵌入缺损处并用 7–0 号尼龙线单纯间断缝合固定。削薄皮瓣蒂中部的多余皮肤作为游离移植物，按照邻近皮肤闭合前额上的残余缺损。

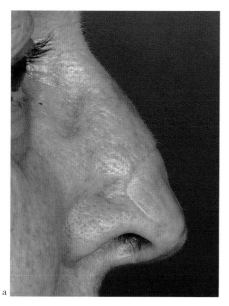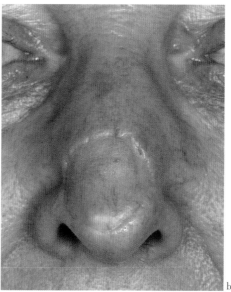

图 34.4　（a、b）不对称的皮肤移植物，与鼻子的亚单元不一致，低于周围表面，质地发亮、萎缩、高亮、部分错位

心理、动机、个人背景

求美者对手术结果一直不满意，医生也是。作为一个注重隐私的人和一名导游，她在别人评论自己的鼻子时一直以俏皮话来回应。她决定忍受这个缺陷。但有一天，她的孙子拒绝奶奶来接他放学，因为他的同学一直拿他奶奶鼻子上的"指甲"来开玩笑。那个时候她改变了想法，迫切地想要做修复手术。她对手术结果很满意，并反复说"新的鼻子代表新的生活"（图 34.4j ~ m）。

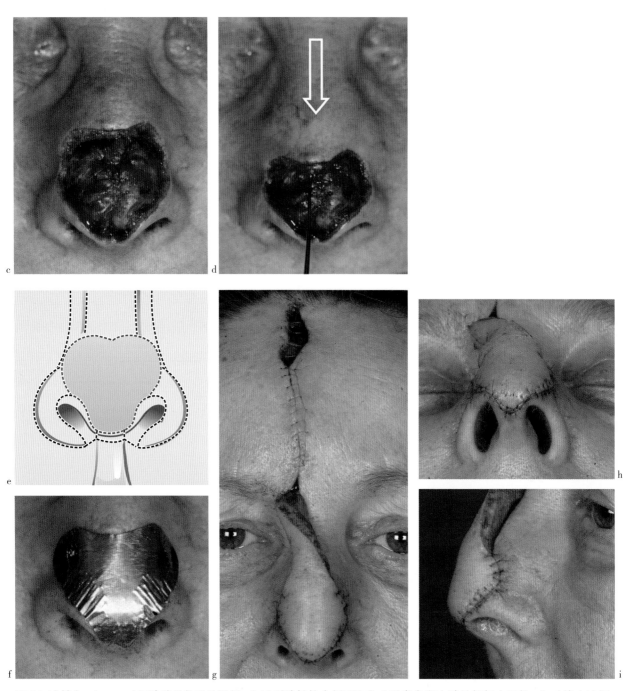

图 34.4（续） （c ~ e）切除移植物后的缺损。（d）对称性扩大创面和充分游离鼻背皮肤并轻轻向下拉。（e）缩小缺损，使它更接近亚单元的形状。（f）用缝合包的箔纸来制作缺损的三维复制模板。（g ~ i）提起并倒转皮瓣，将远侧的一半削薄并嵌入缺损处。一半供皮区采用一期缝合。需要中等以上张力的区域只用可吸收线缝合，并切除上端猫耳朵

讨论

　　"表面小缺陷"的修复可能比整个亚单元的全层缺损更具挑战性。求美者和医生经常低估它的困难程度。这种不足 15 mm 且其下框架完整的缺损可以用鼻背和侧壁薄皮区的皮肤移植物来充分修复。这个病例的问题是鼻尖区分泌脂质的厚皮中有一块成熟发亮的皮肤移植物，并且它的不对称和与亚单元的不协调使结果更加恶化。考虑到缺损的大小和上鼻背晒伤的皮肤，我们选择前额皮瓣而不是其他皮瓣（如 Rieger 皮瓣）来进行移植。

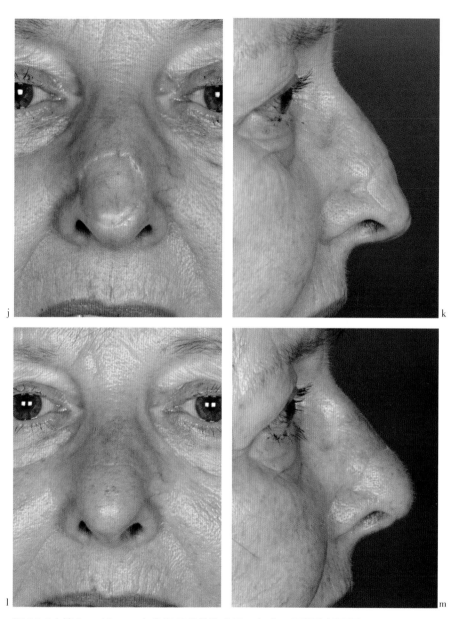

图 34.4（续） 　（j ~ m）修复手术前和术后 1 年的正面图和侧面图

病例 5：右鼻翼和鼻尖亚单元全层缺损

简介

求美者为一名 32 岁的女性，在基底细胞癌切除术后出现右鼻翼和鼻尖全层缺损。考虑到她患有转移性乳腺癌。重建手术方案设计以时间短、效果可靠为原则 [手术由雅克·约瑟夫（Jacques Joseph）实施]。

检查所见

鼻翼的前侧和鼻尖亚单元的外 1/4 已被切除（图 34.5a、b）。为了得到最好的结果，我们计划使用前额正中旁皮瓣，用中隔软骨移植物来支撑。我们决定采用二期手术（见下文的讨论部分）。对于鼻翼和鼻尖，均考虑扩大缺损以应用亚单元原则。鼻翼底部的残余皮肤一般会被切除并用一整块皮肤来代替。这样做可以将后面的瘢痕从显眼的区域移到阴影区（鼻翼和面部之间的沟）。这个想法被放弃了，因为牺牲的整块皮肤相对较大，而且亚单元内的一个小浅窝就能遮盖瘢痕。将鼻尖亚单元扩大到中线，从而产生矢状面的直边，看起来比较对称和自然。但是右鼻尖表现点是完整的，而且可见瘢痕会明显增多，这也是本病例中忽略亚单元原则的另外两个原因（图 34.5b）。标准照片始终对手术规划的成功至关重要。应该可以进行旋转、倒置、双侧对比，并预备测量和绘图工具。

手术过程

手术开始时先对皮缘进行清理和微调，以便于之后对齐皮瓣。本病例中不需要用墨水标出所有的亚单元或将对侧作为模板，因为缺损的尺寸相对较小且边缘稳定。用铝箔制作一个准确的内衬和覆盖物的模板，弯曲并卷起，在两个表面之间留下足够的距离，以便于折叠皮瓣（图 34.5c、d）。铝箔被展开并移到前额，上下颠倒，旋转 180°。将它垂直放在右侧滑车上血管上方，用于获取超长皮瓣蒂，以便为轻松地放置软骨移植物提供足够的皮肤（图 34.5e）。皮瓣蒂宽为 14 mm。切取全层前额皮瓣，内衬部分一直延伸到发际线。用短剪刀清除靠近毛囊球部的肌肉和脂肪，将远端的 2cm 小心削薄。用手术显微镜观察并尽量避开远端细小动脉。用小袋和用 6–0 和 7–0 号线永久缝合将鼻中隔移植物牢牢固定到残余部分和周围组织上（图 34.5f）。用薄皮瓣包裹移植物，作为内衬和覆盖物。用 6–0 号可吸收缝线将远端边缘缝合到残余黏膜内衬上。检查鼻翼边缘是否对称，并多次进行调整，然后将覆盖物缝合到外皮上（图 34.5g）。包裹软骨的两层皮瓣用 7–0 号缝线缝合数天，以防止移动和血肿形成。

关闭供皮区时，大面积游离邻近的前额和头皮组织，在中等张力下进行皮下缝合、用 7–0 号线连续缝合皮肤。需要中等以上张力的区域只用可吸收线缝合，同时切除上端的猫耳朵。接下来的几周内，在永久性半封闭敷料的覆盖下，肉芽组织填补了空缺。3 周后，切断皮瓣的蒂部、近端缩成一个小三角，并长成对侧"眉间纹"的形状。仔细削薄，修整远端，嵌入缺损处，并用 7–0 号尼龙线单纯间断缝合固定。削薄皮瓣蒂中部的多余皮肤作为游离移植物，按照邻近皮肤闭合前额上的残余缺损（图 34.5i）。

心理、动机、个人背景

这位年轻的求美者承受着癌症、鼻部缺陷以及恶性肿瘤的心理压力。身体上，转移癌和之后的颈椎稳定手术造成了轻度残疾。求美者希望用一次或最多两次手术完成鼻部重建，并且考虑到心理和肿瘤因素，手术结果必须非常好。

讨论

所有技术的替代方法，如复合移植物或邻近局部皮瓣都过于冒险，得到的结果可能不够好。为了快速完成手术并得到可预测的良好结果，本病例选择使用前额皮瓣进行二期手术。第一步手术中削薄并移植皮瓣，以便在 3 周后切断皮瓣蒂后完成重建，并取得令人满意的结果（图 34.5h、j、k）。但在其他很多病例中，这个组织太厚、太僵硬，无法在第 1 次手术中充分削薄，根本不可能放置软骨移植物。在这些病例中，必须采用三期手术才能充分解决问题。第 1 次手术中，只需要将前额皮瓣削薄到能够折叠的厚度即可，不需要放置软骨移植物。3～4 周后实施第 2 次手术：将皮瓣的外侧部分与内侧部分完全分开、暴露并削薄。内侧部分已成为周围正常内衬的一部分，不再依赖于皮瓣蒂的供血。软骨移植物的置入是在第 2 次手术中完成的。第 3 次手术在第 1 次手术后 6～8 周进行，切断皮瓣蒂并进行小幅修整。

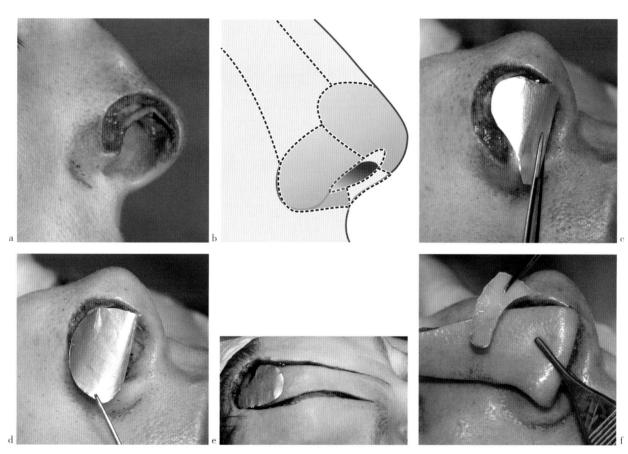

图 34.5　（a、b）全层缺损由前侧鼻翼和鼻尖亚单元的外 1/4 组成。（c）内衬和（d）覆盖物的模板由铝箔切割、弯曲和折叠而成，两个平面之间留有足够的距离，以方便折叠皮瓣。（e）铝箔被展开并移到前额，上下颠倒并翻转 180°。皮瓣垂直放在右侧滑车上血管上方，带有长蒂，以便轻松放置软骨移植物（本病例采用二期手术）。（f）鼻中隔移植物将被牢牢固定到残余的下外侧软骨上并用远端薄皮瓣小心覆盖内、外两侧

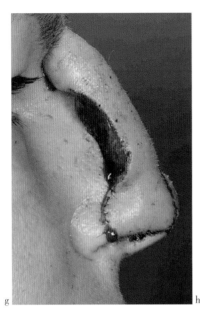

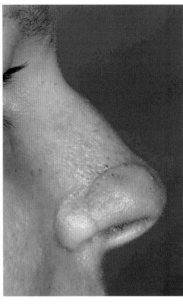

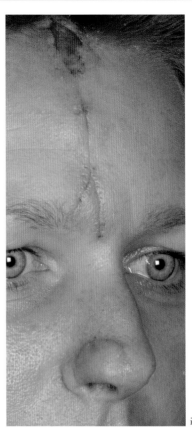

图 34.5（续） （g、h）第 1 次手术后 1 周和二期手术后 1 周的侧面图（皮瓣蒂切断）。（i）皮瓣蒂切断后 1 周——皮肤移植物的缝线和敷料刚刚被拆除：移植物有活力，前额瘢痕的修整区变红，之前的皮瓣蒂三角形底部位于预期的位置、皮瓣中度肿胀

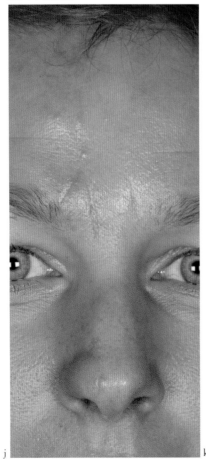

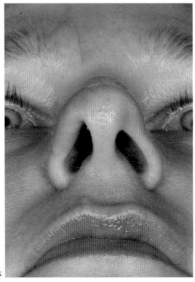

图 34.5（续） （j、k）最后一次手术 10 个月后：皮肤移植物形成上皮，前额瘢痕几乎消失，小三角看起来像左侧的"眉间纹"；供皮区已经不明显。鼻翼外形最重要的方面，重建效果很好：鼻孔（黑暗部分）之间的界线对称，邻近鼻翼边缘（明亮部分）与另一侧对称。由于采用二期手术，鼻孔上方稍大

病例 6：覆盖 3 个亚单元（鼻尖、鼻翼和鼻小柱）的全层缺损

简介

求美者为一名 74 岁的女性，她的软三角区出现了基底细胞癌复发。用切除术切除额外边缘后必须修复鼻尖和右侧鼻翼的全层缺损（图 34.6a）[手术由雅克·约瑟夫（Jacques Joseph）实施]。

检查所见

将近一半的右侧鼻尖和右侧鼻翼亚单元的腹侧 1/3 被切除了。半个鼻小柱和右内侧脚、双侧穹隆及下外侧软骨的右外侧脚的一部分缺失。4 周的延误导致二次愈合和收缩，但侧面图仍然显示缺损的真实尺寸和鼻尖高度明显降低。在这个病例中，我们决定采用扩大缺损的方法，从而应用亚单元原则对几乎整个鼻尖单元进行不明显的重建（图 34.6b）。计划分 2 ~ 3 次进行旁正中前额皮瓣移植术，用鼻中隔软骨移植物支撑以修复支架，尤其是鼻尖表现点。

手术过程

首先必须修复瘢痕缺陷，清理皮缘并使其恢复到原本的位置。设计一个偏小的鼻尖亚单元并在缺损周围做标记，小心控制并反复修改（图 34.6c）。切除单元内的残余皮肤并调整鼻中隔软骨移植物的形状，在表面刻痕并弯曲，用以替换穹隆和邻近缺失的结构。利用小袋和多次用 6-0 和 7-0 号线将其永久性缝合到残余部分和周围组织上，将其牢牢固定（图 34.6d、e）。然后将缺损及其最终尺寸转移到内衬和覆盖物的精准模板上。这个模板用铝箔切割、弯曲和折叠而成，两个平面之间留有足够距离，以便折叠皮瓣。将铝箔展开后移到前额、上下颠倒并扭转 180°（图 34.6f）。将它垂直放在右侧滑车上血管上方，内衬部分延伸到发际线。皮瓣带有超长蒂，以便达到鼻小柱，可能的话，还要在第 1 次手术中放置软骨移植物。皮瓣蒂底部宽度为 13 mm。切取全层前额皮瓣后发现供血状况非常好，组织比较薄，可以在第 1 次手术时进行削薄。因此，我们决定采用二期手术。清除远端靠近毛囊球部的肌肉和脂肪，将远端的 2cm 小心削薄。用手术显微镜观察并尽量避开远端细小动脉。用薄皮瓣包裹移植物作为内衬和覆盖物。用 6-0 号可吸收缝线将远端边缘缝合到残余黏膜内衬上。检查穹隆是否对称，并反复调整，然后将覆盖物缝合到外皮上。包裹软骨的两层皮瓣用 7-0 号缝线缝合数天，以防止移动和血肿形成。

闭合供皮区时，充分游离邻近的前额和头皮组织，在无张力下皮下缝合固定并用 7-0 号线连续缝合皮肤。需要中等以上张力的区域只用可吸收线缝合，同时切除上端的猫耳朵。接下来的几周内，在永久性半封闭敷料的覆盖下，肉芽组织填补了空缺（图 34.6g、h）。4 周后，切断皮瓣蒂，近端缩小成一个小三角，并长成对侧"眉间纹"的形状。仔细削薄，修整远端，嵌入缺损处，并用 7-0 号尼龙线单纯间断缝合固定。削薄皮瓣蒂中部的多余皮肤作为游离移植物，按照邻近皮肤闭合前额上的残余缺损。

心理、动机、个人背景

这位活泼、从容的前教师已经准备好接受任何必要的手术。但是她不过分在意自己的外表，选择不太完美的二期修复手术而非三期修复手术。她的鼻子一直很尖，并且对手术结果非常满意（图 34.6i ~ k）。

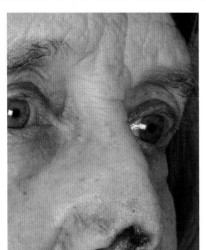
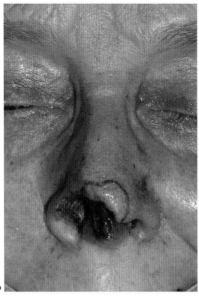
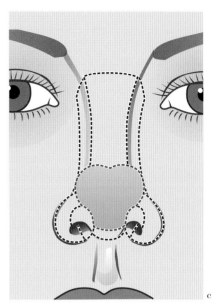

图 34.6 （a ~ c）每个亚单元的缺损：近一半的右鼻尖、右侧鼻翼的腹侧 1/3、半个鼻小柱、右内侧脚、双侧穹隆和下外侧软骨的右外侧脚缺失。（c）应用亚单元原则时，（d）缺损的最小扩增尺寸

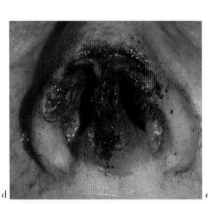
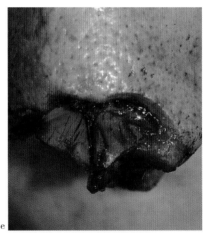
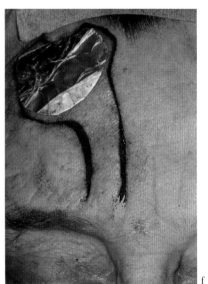

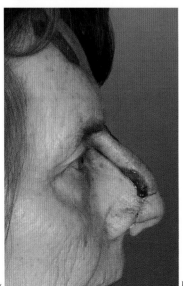
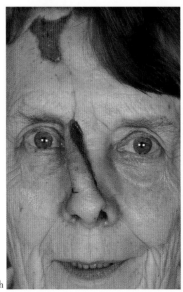

图 34.6（续） （d、e）调整鼻中隔软骨移植物的形状，在表面刻痕并弯曲，用以替换穹隆和邻近缺失的框架。利用小袋和多次用 6-0 和 7-0 号线将其永久性缝合到残余部分和周围组织上，将其牢牢固定。（f）用内衬和覆盖物的精准模板重现扩大的缺损和修复后的框架。将铝箔模板移到前额后展开、上下颠倒并扭转 180°。将它垂直放在右侧滑车上血管上方，内衬部分延伸到发际线。（g、h）第 1 次手术后 4 周、第 2 次手术和最后一次手术前 1 天。相对较短的皮瓣蒂会被切断，使稍微扭曲的鼻尖左侧放松。在永久性半封闭敷料的覆盖下，肉芽组织填补了一部分空缺。它会被来自皮瓣蒂的皮肤移植物覆盖

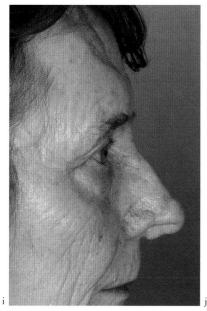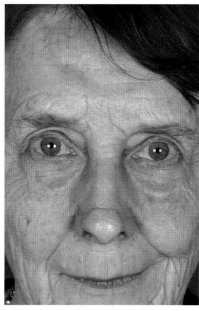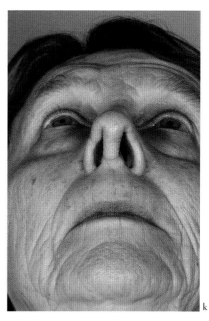

图 34.6（续） （i~k）最后一次手术 11 个月之后。注意尤为重要的鼻尖表现点的对称性、鼻孔的对称性（前面图显示黑暗的鼻孔和明亮的鼻翼边缘形成非常明显的对比），以及鼻尖亚单元的新表现点的对称性。求美者不需要修整微小的缺陷

讨论

在本病例中，皮瓣蒂收缩导致鼻尖暂时性扭曲，使用分层皮肤移植物可以防止这种情况。求美者不愿意在术后 12 个月修整小缺陷，例如弄平新鼻小柱的小缺陷。削薄和移植皮瓣可以在第 1 次手术中完成，以便开展二期前额皮瓣移植术。但在其他很多病例中，这个组织太厚、太僵硬，在第 1 次手术中无法充分削薄并放置移植物。在这些病例中，必须采用三期手术，在 3~4 周后的第 2 次手术中抬高鼻翼外部、削薄并放置移植物，才能充分解决问题。第 3 次手术在第 1 次手术后 6~8 周进行，切断皮瓣蒂并进行小幅度修整。

病例 7：鼻部部分缺损

简介

求美者鼻前庭鳞状细胞癌复发（王氏分级：T2），一直采用手术治疗，不使用放疗。其结果是鼻子内部结构几乎完全缺失以及外部有巨大的开放性缺损 [手术由雅克·约瑟夫（Jacques Joseph）实施]。

检查所见

大部分鼻中隔软骨和整个鼻背被切除。大约 50% 的外部皮肤被保留，但已被挖空，下面的框架和内衬部分缺失。由于缺乏支撑，残余鼻尖和鼻小柱下降（图 34.7a、b）。我们决定采用一期重建手术，并计划将鼻单元边缘内的皮肤全部置换。由于切除和重建之间间隔了 6 周时间，因此可以将皮肤作为翻转皮瓣用于内衬的部分修复。否则，鼻单元内的皮肤就必须完全丢弃。

手术过程

计划开展典型的三期手术。一期手术：用双蒂复合中隔旋转瓣重建鼻中隔，用全层旁正中前额皮瓣重建内衬和覆盖物。3~4 周进行二期手术：重新揭开前额皮瓣，削薄皮层，用自体肋软骨重建鼻框架。

4～8周后行三期手术：微调并切断皮瓣蒂。

一期手术

鼻中隔的内侧部分被保留，可作为旋转瓣用于重建鼻中隔。上唇动脉的中隔分支允许几乎整个中隔被抬高和向前转动。用直剪刀将枢轴瓣的上缘与前颅底分开，然后用60°角弯刀片和弯形骨凿穿透背侧缘并将它完全游离。最后，用手术刀和骨凿从腹侧切断下缘，保留至少12mm宽的黏膜桥。从黏膜桥之间切取楔形骨—软骨块后，整个中隔复合瓣能够向前旋出梨状孔（图34.7g）。与大多数病例一样，旋转瓣的底部与鼻棘区充分连接，轻轻扭转的血管蒂将其再次固定。上部被鼻骨的内部结构楔入，并通过钻孔和永久缝合固定。此时有充足的防护物来支撑内衬和随后的前额皮瓣（图34.7h）。将下垂的残余鼻尖和鼻小柱抬高并固定到新的鼻中隔上，达到之前鼻子的高度。清除两侧黏膜瓣之间多余的骨和软骨，以得到所需的鼻部轮廓。黏膜瓣向外侧转动时可以作为鼻穹隆的内衬（图34.7c、d、i）。然后根据鼻子的美学单元修改缺损的形状：沿着鼻单元切除残留皮肤，显著扩大缺损。在鼻子的上半部分，拉起皮肤并切除丢弃。在下半部分，将皮肤转变成翻转皮瓣以修复内衬，并连接到黏膜瓣和新鼻中隔的上缘。残留的缺口用全皮移植物连接（图34.7e）。在重建过程中，新内衬由弯曲的铝箔和纱布来支撑。取铝箔（多余的缝合包）进行切割、弯曲，根据缺损情况制作新鼻子的三维模型。伯尼特（Burget）和梅尼科（Menick）提供了一种有用的理想模式，制作模型时尺寸稍微放大，然后再修整，这样一来可以根据缺损情况进行缩减。展开平铺后，将它作为前额皮瓣的模板。选择的位置尽可能垂直，并延伸到头皮，皮瓣的底部缩窄到大约1.2 cm。提起全层旁正中前额皮瓣，使其高出骨膜。只沿着远端边缘部分切除皮下脂肪和额肌。这个病例中不需要鼻小柱延长物。将皮瓣翻转180°，然后再向下转动180°，以覆盖新鼻中隔和内衬（图34.7f）。闭合供皮区时，大面积提起邻近的前额和头皮组织，在轻微张力下进行皮下缝合固定。可以一期闭合的较短部分用7-0号尼龙线单纯间断缝合。需要中等以上张力的区域只用可吸收线缝合，同时切除头皮供区最远端边缘的3个小猫耳朵。接下来的8周内，在永久性半封闭敷料的覆盖下，肉芽组织会填补仍然开放的区域。将前额皮瓣小心对齐，并通过皮下缝合以及6-0和7-0号尼龙线单纯间断缝合和连续缝合固定到周围切缘上。用7-0号线通过连续褥式缝合法将内衬固定到皮瓣上数天，以防止移动和血肿形成。皮肤移植物有轻微张力，带血管皮瓣松散缝合。此外，用干棉球填塞新鼻腔至少2d。

小心控制前额皮瓣的供血。用耳显微镜经常检查内衬，检查时求美者取仰卧位。黏膜瓣和翻转皮瓣充分灌注，8d后皮肤移植物已经愈合。否则要立即开展中间手术，即在内衬的坏死区域再次进行全皮移植，或用局部或区域皮瓣修补大面积缺损。如果鼻中隔和内衬不能达到完美状态，则原定的二期手术都不得不推迟。当所有层都完美愈合时，才可以开展二期手术。此时，新的鼻子已经初步呈现最终形态，但看起来体积较大，也不平整。仍然缺乏典型的形状和美学特征（图34.7j、k）。

4周后行二期手术

手术开始时先切取肋软骨，以预留足够的时间对切取的材料做进一步处理、调整和观察。同时获取一些筋膜和软骨膜。切取两块5cm长的肋软骨后立即将其分割成各种尺寸的弯曲薄片和直支柱，并保存在生理盐水溶液中，然后进行观察、切割、再次观察，直到其被固定到受植床，从而降低之后移植物发生翘曲和变形的风险。同时，将整个前额延迟皮瓣轻松、安全地再次提起到无瘢痕的皮下平面并广泛削薄（图34.7l）。削薄操作是在手术显微镜下用短剪刀完成，以避免损伤轴向血管。对皮瓣的血管蒂区域和远端翼进行削薄时要谨慎，以免破坏血供。然后将皮肤移植物、黏膜瓣和翻转皮瓣的拼缀物与上覆的皮肤完全分离，形成柔软、均匀的表面，被前额皮瓣的脂肪包裹（图34.7l）。同时将这个表面小心削薄、修剪并切割成对称、匀称、有可靠血管的软骨移植物受植区。再次使用显微镜发现，下缘得到永久性控制，能够提供充分血供。此时通过广泛的、解剖结构准确的软骨移植替换表面下框架。在多个步骤中，在削薄时对直形和弯曲软骨片进行切割，直到得到想要的形状。用7-0号线进行永久性缝合，将鼻背支撑物固定到新鼻中隔的背侧缘。从稳定性和视觉上看，这个零件是新框架最重要的部分。它的下方有一个凹面，与凸起的底部正好吻合。鼻小柱支撑物，在这个病例中，它由两块软骨构成，加固了新中隔的下缘，并支持鼻背支撑物。它代替了鼻翼软骨的内侧角，并界定了鼻小柱的外观。鼻翼板条的重要性仅次于鼻背支撑物。它们是由弹性肋软骨板条制成，形状要接近典型的鼻翼小叶。其他零件延伸到软三角区，以支撑鼻孔边缘。用 7-0 号单丝缝线将板条和零件缝合到内衬的尾端。鼻翼软骨在替换之前不完整，现在也可能是不完整的。它们必须加强坚硬的鼻尖和鼻尖上区的覆盖物和形状。这种情况下用鼻甲软骨最适合；或者，也可以用切割和组装的肋软骨薄片。但是，后者最后必须用软骨膜层覆盖。其余没有保护层的侧壁表面用切成薄片的肋软骨固定。所有小空缺和腔隙用足够的软骨片和软骨膜来填充（图 34.7m ~ o）。

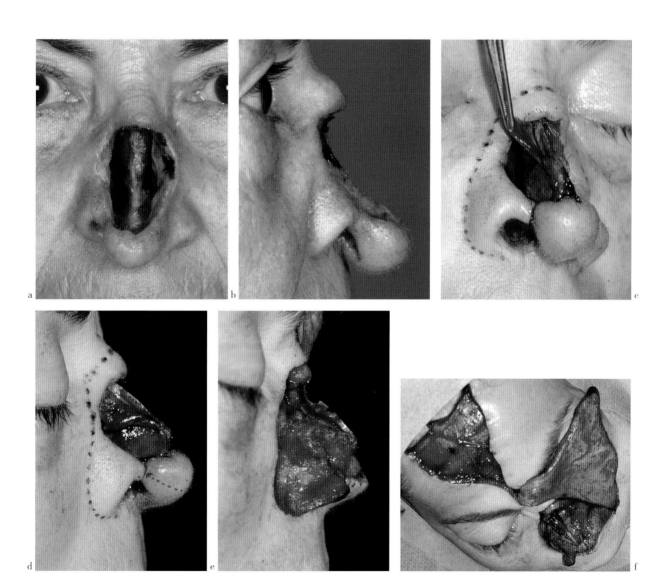

图 34.7　（a、b）鼻部部分缺损：大多数中隔软骨和外表皮下框架被切除。鼻背完全缺失。约 50% 的外部皮肤被保留，但已被挖空且内衬部分缺失。（c、d）中隔旋转瓣已经旋出梨状孔，多余的骨和软骨已经从双侧黏膜瓣之间切除，以得到所需的鼻部轮廓。皮瓣向外侧转动，以修复穹隆内衬。下垂的残余鼻尖和鼻小柱被抬高并固定到新的鼻中隔上，达到之前鼻子的高度。鼻单元的边缘已标记（蓝色虚线）。（e）根据鼻（美学）单元显著扩大缺损：上半部分的残留皮肤已经沿鼻单元切除、提起并丢弃，下半部分的皮肤转变成翻转皮瓣以修复内衬。残留的缺口用全皮移植物连接。（f）全层旁正中前额皮瓣被提起，所有层都在骨膜之上。皮下脂肪和额肌只沿着远端边缘部分切除。这个病例中不需要用延长移植物修复鼻小柱。邻近的前额和头皮组织被大面积提起，并在轻微张力下通过皮下缝合固定。需要中等以上张力的区域只用可吸收线缝合，同时切除头皮供区最远端边缘的 3 个小猫耳朵

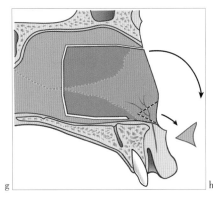
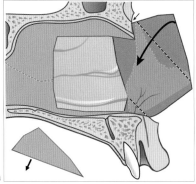
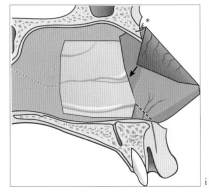

图 34.7（续） （g）鼻中隔瓣由 15mm 宽的黏膜桥内的上唇动脉供血。其他边缘完全切断。从黏膜桥之间切掉一个楔形骨软骨块（小箭头），使鼻中隔瓣能够旋转。（h）旋转时，弯折鼻中隔瓣，将它拉出鼻腔，而且在本病例中，还需要在鼻骨上凿一个沟（小箭头），在进行必要的黏膜分离和修整（大箭头）后，切除骨软骨段（中箭头），以打造鼻部轮廓。（i）多余黏膜向外侧转动，用以修复内衬。利用穿过鼻骨的缝合（星号）将旋转的鼻中隔瓣固定

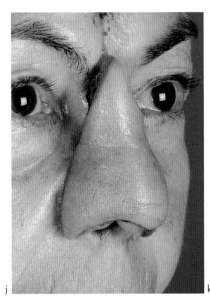
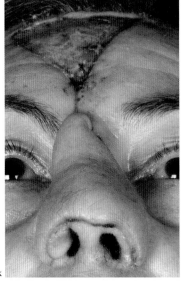
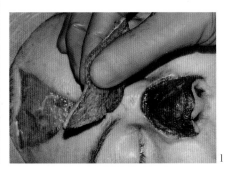

图 34.7（续） （j、k）二期手术前 3 天：所有层均已完美愈合。新鼻子已经初步呈现最终形态，但看起来体积较大，也不平整；仍然不具备吸引人的特征。（l）二期手术：前额延迟皮瓣被轻松、安全地再次提起到无瘢痕的皮下平面并进行广泛削薄。皮瓣的血管蒂区域和远端翼的削薄比较保守，以免破坏血供。然后，皮肤移植物、黏膜瓣和翻转皮瓣的拼缀物与上覆的皮肤完全分离，形成柔软、均匀的表面，被前额皮瓣的脂肪包裹

　　有些时候，鼻尖尤其需要用更多筋膜或软骨膜覆盖。在最后固定之前，将所有移植物都浸泡在消毒液中。此时，调整前额皮瓣的位置并通过松散的连续褥式缝合（7-0 和 6-0 号线）将它固定到受植床上，以封闭无效腔。几天之后必须拆除这些缝线，以免在皮肤上留下斑点。用干棉球填塞鼻腔至少 2 天。

　　小心控制前额皮瓣和内衬的血供。为了避免皮瓣下发生血清肿或血肿，可以沿皮瓣蒂方向做"滚压"动作，每天至少做 2 次。使用抗生素 10 天。

　　当移植物和覆盖物愈合且对称性和形状符合预期时，可以开展三期手术。否则就要增加一次中间手术，以修饰和调整移植物的位置或进行修复。只要有可能需要大修，就必须推迟皮瓣蒂的切断时间。二期手术 3 周后，当肿胀充分消退并考虑完成最后一步时，一些令人不满意的细节开始暴露：鼻背稍微向右倾斜、鼻尖过窄、鼻翼小叶太宽，而且两侧轮廓需要改善（图 34.7p ~ r）。最后决定对二期手术进行修复。

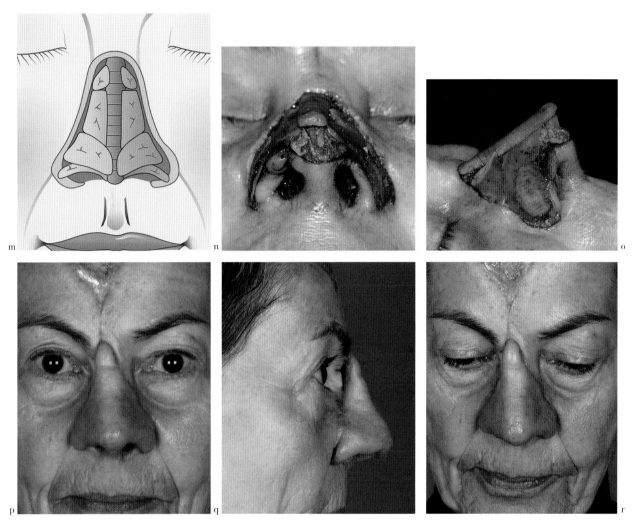

图 34.7（续） 　（m～o）由大量解剖结构正确的软骨移植物构成的（m）重建表面下框架的理想形态。鼻背支撑物将通过一系列 7–0 号线永久性缝合固定到新鼻中隔的背侧缘。它的下面有一个凹面，与凸起的底部正好吻合。在这个病例中，鼻小柱支撑物由两块软骨构成，它加固了新中隔的下缘，对鼻背支撑物提供额外的支持，并界定了鼻小柱的外观。其他零件延伸到软三角区，以支撑鼻孔边缘。其余没有保护层的侧壁表面用切成薄片的肋软骨固定。所有小空缺和腔隙用足够的软骨片和软骨膜来充填。（p～r）二期手术 3 周后，肿胀已充分消退。鼻子形状有所改善，但也有一些明显的令人不满意的细节问题：鼻背稍微向右倾斜、鼻尖过窄、鼻翼底部太宽，而且两侧轮廓需要改善

　　二期手术 6 周后的二期手术修复术：再次游离鼻部的前额皮瓣，没有出现任何问题。再次小心削薄、暴露并分析组织结构。从两个耳朵处切取足够大的耳甲软骨。调整鼻背支撑物的位置，缩小鼻翼小叶的移植物，用改良的盾形移植物改善鼻尖表现点，用零件延长鼻尖，以形成和支撑软三角（图 34.7s、t）。再次用足够的软骨和脂肪块填补所有的小缺口和腔隙，用软骨膜再次覆盖鼻尖（图 34.7u、v）。所有移植物在被安放之前浸泡在消毒液中。前额皮瓣位置的调整方式与二期手术一样，但要稍微修剪一下鼻翼小叶区周围。术后控制与二期手术相同。修复手术取得了令人满意的改善，且肿胀块减轻。

　　计划外的修复手术 10 周后开展的三期手术：切断皮瓣蒂，近端缩小成一个小三角，愈合后看起来像对侧的"眉间纹"。仔细削薄，修剪远端，整合缺损处，并用 7–0 号尼龙线简单地间断缝合固定。削薄皮瓣蒂中部的多余皮肤作为游离移植物，用于闭合前额残留缺损的下 1/3，此时缺损处已经几乎与邻近皮肤平齐（图 34.7 z）。

　　4 周后，取皮瓣留下的缺损处的肉芽组织完全被上皮覆盖，与皮肤移植物一致，不再显眼。手术的美容效果很好，鼻呼吸和嗅觉未受损（图 34.7aa～cc）。

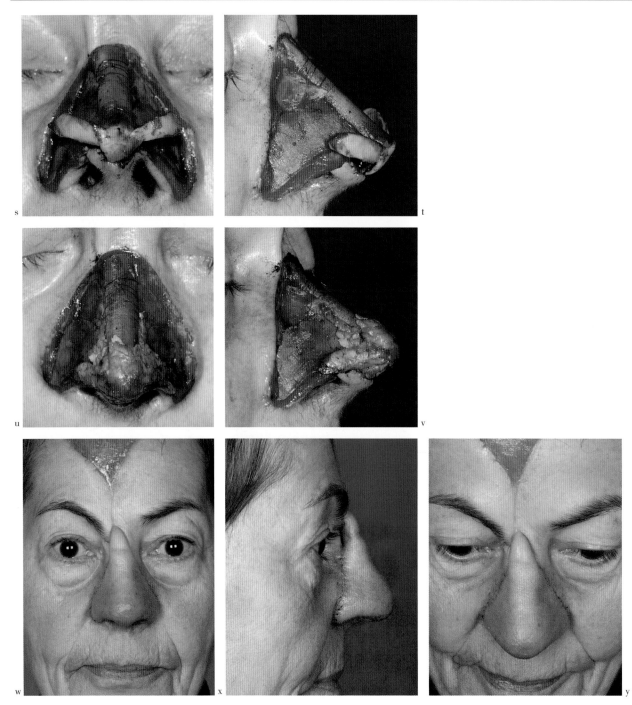

图 34.7（续） （s~t）二期手术 6 周后的修复术：鼻部的前额皮瓣被再次游离，以暴露和分析组织结构。一些移植物被缩小，鼻尖的体积和轮廓用改良的盾形移植物改善，用鼻甲软骨零件延长鼻尖，以形成和支撑软三角。（u、v）所有小缺口和腔隙用足够的软骨和脂肪块填补，鼻尖用软骨膜再次覆盖。所有移植物在被安放之前浸泡在消毒液中。前额皮瓣的鼻翼小叶区周围皮肤被稍加修剪。（w~y）修复术后 1 周：开始出现改善（见图 34.7p~r）

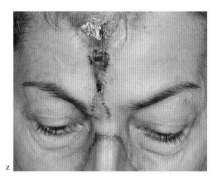

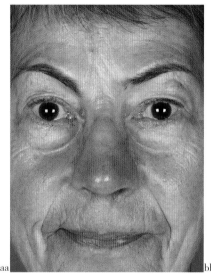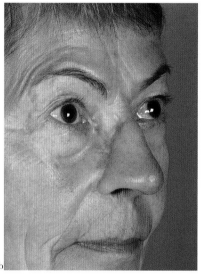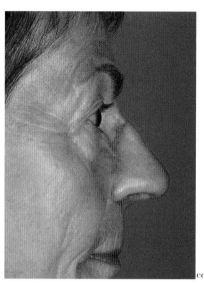

图 34.7（续） （z）三期手术：皮瓣蒂被切断，近端缩小成一个小三角形并愈合，远端被仔细削薄、修剪，嵌入缺损处，并用 7-0 号尼龙线缝合固定。皮瓣蒂的多余皮肤被削薄后作为游离移植物用于闭合前额残留缺损的下 1/3，此时缺损处已经几乎与邻近皮肤平齐。（aa～cc）最后一期手术 11 个月后：计划外的修复手术的效果已经完全显现出来（见图 34.7s～v）

心理、动机、个人背景

医生已经例行向求美者说明了她必须接受的手术范围，以及与近代植入物支撑的假体的对比，后者大多数情况下修饰效果很好、结果可预测、恢复快且不会发生供区病变。同时用中间手术和一般结果的图像对这两种方法加以说明。本病例中，求美者和蔼、谦逊、不抽烟，她毫不犹豫地决定直接做重建手术。她和所有求美者一样，知道在一期手术之后新鼻子看起来像"马铃薯袋"，但不用担心。二期手术后，求美者对结果很满意，但并不确定是否接受修复和改善。当缺陷越来越明显时，她最终同意了我们的建议，手术后她告诉我们，这个手术值得做。

讨论

采用常规的三期手术进行全鼻修复有很多优点。其中一个优点是可以在一期手术中使用皮肤移植物。重新游离鼻部的前额皮瓣（此时已经是延迟皮瓣）可以最大限度地削薄，将软骨移植物固定到可靠的、合适的表面，而不会带来任何风险。二期手术提供了调整皮瓣位置的机会，必要时可以使用多余的组织或切除重叠部分。同时，二期手术中还可以将鼻子长度稍微延伸或缩短。晚一点切断皮瓣蒂可以容许开展计划外的修复手术，以改善功能或外观，正如本病例中求美者的情况。因此，采用三期手术逐层重建鼻子更加稳妥。因而并发症和修复手术发生率下降、手术效果提高。

病例 8：超全鼻缺损

简介

求美者为一名 79 岁的女性，二次复发基底细胞癌，导致之前做过手术的小鼻子完全扭曲。完全切除后，只剩下左侧鼻孔。切除的部分包括但不仅限于鼻骨，还延伸到右脸颊。虽然年纪大了，但这位健康的老人决定不使用植入物支撑的假体，选择做完全修复手术 [手术由雅克·约瑟夫（Jacques Joseph）实施]。

检查所见

整个鼻子除左鼻孔外都已被切除，包括鼻骨和右侧壁，并延伸至右脸颊，到达右上唇，包括鼻棘和构成右侧梨状孔的骨骼。鼻中隔的内部状态良好，但上唇的软组织已被切除，并深至骨骼，因而破坏了中隔黏膜和右侧上唇动脉之间的血管（图 34.8a、d）。

手术过程

计划开展典型的三期手术。一期手术：用双蒂复合中隔黏膜旋转瓣重建鼻中隔，用全层旁正中前额皮瓣重建内衬和覆盖物。3~4 周后行二期手术：重新揭开前额皮瓣，削薄皮层，用自体肋软骨重建鼻框架。4~8 周后行三期手术：微调并切断皮瓣蒂。

一期手术：

鼻中隔的内侧部分被保留，可作为旋转瓣用于重建鼻中隔。上唇动脉的中隔分支允许抬高，几乎整个中隔被抬高和向前转动。但在本病例中，右侧已经被彻底破坏，严重阻碍了旋转瓣的获取。即便如此我们还是尝试着转动中隔：用直剪刀将旋转瓣的上缘与前颅底分开，然后用 60°角的弯刀片和弯形骨凿穿透背侧缘，将它完全游离。最后，用手术刀和骨凿从腹侧切断下缘，保留至少 12mm 宽的黏膜桥。从黏膜桥之间切取楔形骨—软骨块后，整个中隔复合瓣能够向前旋出梨状孔（图 34.8e、g）。右侧中隔黏膜的血供比预期更好，因此我们决定在修复 1h 后继续原定的手术。在这 1h 中，根据鼻子的美学单元修改缺损的形状：缩小缺损的尺寸，用面颊推进皮瓣为之后的右侧新鼻翼小叶提供基础（图 34.8b、c、g）。旋转瓣的底部与鼻棘区充分连接，轻轻扭转血管蒂将其再次固定。上部被残余鼻骨楔入，并通过钻孔和永久性缝合进行固定。此时有充足的防护物来支撑内衬和随后的前额皮瓣。

清除两侧黏膜瓣之间多余的骨和软骨，以得到所需的鼻部轮廓（图 34.8f）。向外侧转动黏膜瓣，以修复穹隆内衬（图 34.8f、h）。大部分内衬用全皮移植物来修复，移植物被固定在黏膜瓣、新鼻中隔上缘处，并沿双侧梨状孔的外侧面覆盖。重建鼻骨时，切取颅盖骨移植物，分割后用小型钛钉和钛板固定（图 34.8n）。重建过程中，新内衬由弯曲的铝箔和纱布来支撑。取铝箔（多余的缝合包，图 34.8l）进行切割、弯曲，根据缺损情况制作新鼻子的三维模型。伯吉特（Burget）和梅尼科（Menick）提供了一种有用的理想模式，制作模型时尺寸稍微放大，然后再修整，这样一来可以根据缺损情况进行缩减（例如，鼻根到鼻小柱底部之间，以及鼻翼—面部沟之间的标准距离约为 8cm）。将模型展开平铺后放到前额作模板（图 34.8m）。选择的位置尽可能垂直，并延伸到头皮。用多普勒超声确定滑车上动脉后，将皮瓣蒂的底部缩窄到大约 1.2 cm。提起全层旁正中前额皮瓣，使其高出骨膜（图 34.8i）。只沿着远端边缘切除皮下脂肪和额肌，以便形成鼻小柱和鼻孔边缘。将皮瓣翻转 180°，然后再向下转动 180°，以覆盖新鼻中隔和内衬（图 34.8j、n）。闭合供皮区时，大面积游离邻近的前额和头皮组织，在轻微张力下进行皮下缝合固定。可以一期闭合形的较短部分用 7-0 号尼龙线单纯间断缝合。需要中等以上张力的区域只用可吸收线缝合，同时切除头皮供区最远端边缘的两个小猫耳朵（图 34.8j）。接下来的 10 周内，在永久性半封闭敷裹下，肉芽组织会填补仍然开放的区域。将前额皮瓣小心对齐，并通过皮下缝合以及 6–0 和 7–0 号尼龙线单纯间断缝合和连续缝合固定到周围切缘上。用 7–0 号线通过连续褥式缝合法将内衬固定到皮瓣上数天，以防止移动和血肿形成（图 34.8j）。此外，用干棉球填塞鼻腔至少 2d。

　　小心控制前额皮瓣的供血。用耳显微镜经常检查内衬，检查时求美者取仰卧位。7d 后，旋转瓣的黏膜完全存活，皮肤移植物已经明显愈合。此时，新的鼻子已经初步呈现最终形态，但看起来体积较大，也不平整。仍然缺乏典型的形状和任何美学特征（图 34.8o、p）。用鼻唇沟皮瓣置换最远端的左侧新鼻翼上的小面积坏死伴明显体积缺失（图 34.8q、r）。为此，原定的二期手术不得不推迟 2 周。当所有层都愈合后，再开展二期手术。

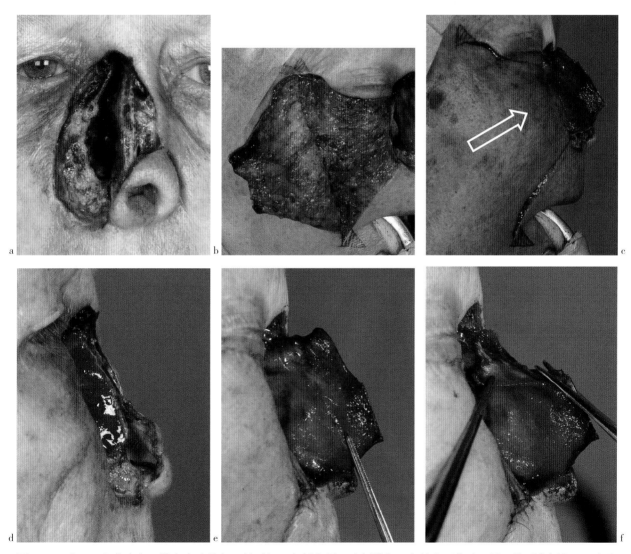

图 34.8　（a、b）整个鼻子除左鼻孔外都已被破坏，包括鼻骨、内侧脸颊、鼻棘和梨状孔，并延伸到右侧上唇。鼻中隔的内部状态良好，但中隔黏膜和右侧上唇动脉之间的血管已被切除。即便如此，医生还是计划进行中隔旋转。（c、d）中隔旋转瓣已经旋出梨状孔，血供比预期更好。多余的骨和软骨已经从双侧黏膜瓣之间切除，以得到所需的鼻部轮廓。皮瓣向外侧转动，以修复穹隆内衬。（e、f）根据鼻（美学）单元使用面颊部推进皮瓣缩小缺损

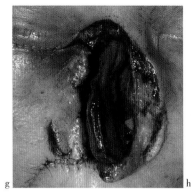
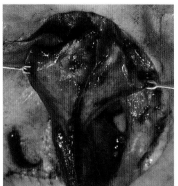
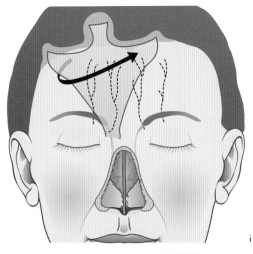

图34.8(续) （g）鼻中隔旋转瓣的正面图。之后面颊推进皮瓣的"蓝边"会被部分切除。注意新鼻翼底部的切口。（h）旋转瓣的多余黏膜被转向外侧，以修复穹隆内衬。（i、j）可行的话，用鼻中隔旋转瓣完成全鼻重建的首期手术，用全层旁正中前额皮瓣修复鼻内衬和覆盖物。内衬（红色）的一部分用多余的旋转瓣（蓝色）黏膜修复，一部分用全皮移植物（灰色）修复。可行的话，可以将旧鼻子的残余部分制成的翻转皮瓣并入拼缀物中。用铝箔制作新鼻子的三维模型，展开平铺后放到前额上作模板，放置位置尽可能垂直，皮瓣蒂的底部缩窄到1.5 cm 以下。提起全层旁正中前额皮瓣，使其高出骨膜，翻转并向下转动180°。削薄皮瓣的远端边缘，以便形成鼻小柱和鼻孔边缘。将皮瓣缝合到最终位置上。内衬用连续褥式缝合法固定到前额皮瓣：皮肤移植物紧密，带血管皮瓣松散，用干棉球填塞撑开。用结实的可吸收缝线缝合松动的供区切口边缘（短箭头），供区最远端边缘的两个小猫耳朵被切除（长箭头）。在永久性半封闭敷料的覆盖下，残留的缺损会二次愈合。（k）大约4周之后的二期手术：重新游离并削薄前额皮瓣，削薄和修整鼻内衬，以及用自体肋软骨重建鼻框架。在无瘢痕的皮下平面内，整个前额延迟皮瓣被再次提起并削薄，从而将内衬与上覆的皮肤完全分离，被前额皮瓣的脂肪包裹。同时小心削薄、修剪内衬，使其形成对称、匀称、带可靠血管的软骨移植物受植区。通过广泛的软骨移植物修复表面下框架：鼻背支撑物是新框架最重要的零件，单独的支撑物界定了鼻小柱的外观（正面图中不可见），鼻翼板条塑造并固定鼻孔。没有保护层的侧壁表面必须用切成薄片的肋软骨固定。鼻尖最需要用更多筋膜或软骨膜覆盖。用细线在移植物之间或穿过移植物进行连续褥式缝合，再次将内衬固定到前额皮瓣上。用干棉球紧密填塞有助于清除无效腔

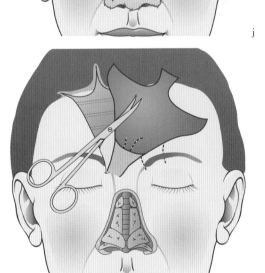

5 周后行二期手术

　　手术开始时先切取肋软骨，以预留足够的时间对切取的材料做进一步处理、调整和观察。切取两块 5cm 长的肋软骨后立即将其分割成各种尺寸的弯曲薄片和直支柱，并保存在生理盐水溶液中，然后进行观察、切割、再次观察，直到其被固定到受植床上，从而降低之后移植物发生翘曲和变形的风险。同时，在无瘢痕的皮下平面内再次将整个前额延迟皮瓣轻松、安全地提起并广泛削薄（图 34.8s）。在手术显微镜下用短剪刀完成削薄操作，以免损伤轴向血管。对皮瓣的血管蒂区域和远端翼进行削薄时要谨慎，以免破坏血供。然后将内衬与上覆的皮肤完全分离，形成柔软、均匀的表面，被前额皮瓣的脂肪包裹。

同时将这个表面小心削薄、修剪并切割成对称、匀称、带可靠血管的软骨移植物受植区（图 34.8t）。再次使用显微镜发现，下缘得到永久控制，能够提供充分血供。此时通过广泛的、解剖结构准确的软骨移植物修复表面下框架。在多个步骤中，在打薄的同时对直形和弯曲软骨片进行切割，直到得到想要的形状（图 34.8u）。用 7-0 号线进行永久性缝合，将鼻背支撑物固定到新鼻中隔的背侧缘。从稳定性和视觉上看，这个零件是新框架最重要的部分。它的下方有一个凹面，与凸起的底部正好吻合。本病例中不需要鼻小柱支撑物。鼻翼板条的重要性仅次于鼻背支撑物。它们是由弹性肋板条制成，形状接近典型的鼻翼小叶和边缘。这些板条延伸到软三角区，以支撑鼻孔边缘。用 7-0 号单丝缝线和一些可吸收细缝线将板条和零件缝合到内衬的尾端。鼻翼软骨的替换可能不完整：它们必须加固鼻子，对坚硬的鼻尖和鼻尖上区进行覆盖和塑形。这种情况下用鼻甲软骨最适合，但也可以用切割和组装的肋软骨薄片（图 34.8v、w）。但是，最后后者应该用软骨膜层覆盖。其余没有保护层的侧壁表面用切成薄片的肋软骨固定。在最后固定之前，所有移植物都浸泡在消毒液中。此时，调整前额皮瓣的位置并通过松散的连续褥式缝合（7-0 和 6-0 号线）将它固定到受植床上，以封闭无效腔。几天之后必须拆除这些缝线，以免在皮肤上留下斑点。

当移植物和覆盖物愈合且对称性和形状符合预期时（图 34.8x、y），可以开展三期手术。否则就要增加一次中间手术，以修饰和调整移植物的位置或进行修复。只要有可能需要大修，就必须推迟皮瓣断蒂的时间。

8 周后行三期手术

切断皮瓣蒂，近端缩小成一个小三角，愈合后看起来像对侧的"眉间纹"。仔细削薄、修剪远端，嵌入缺损处，并用 7-0 号尼龙线单纯间断缝合固定。用从耳前区切取的皮肤移植物覆盖前额的肉芽组织。

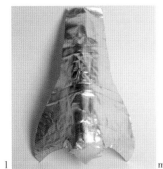
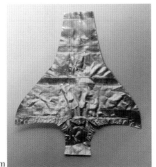
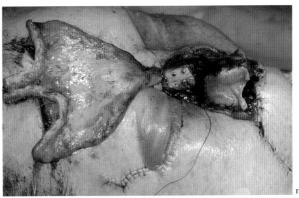
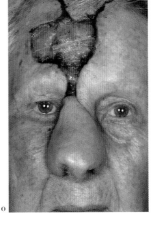
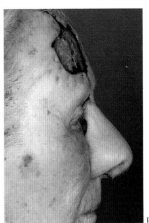

图 34.8（续）　（l、m）取铝箔（0.06～0.09mm，如缝合包）进行切割、弯曲，根据缺损情况制作新鼻子的三维模型。模型展开平铺后放到前额作模板。（n）提起全层旁正中前额皮瓣并翻转 180°，削薄远端边缘，形成鼻小柱和鼻孔边缘。鼻骨用颅盖骨移植物修复并用小钛钉和钛板固定。内衬一部分用多余的黏膜旋转瓣修复，主要用全皮移植物修复。（o、p）此时新的鼻子已经初步呈现最终形态，但看起来体积较大，也缺乏典型的形状和任何美学特征

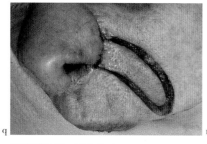
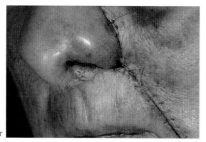
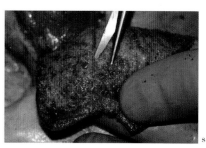

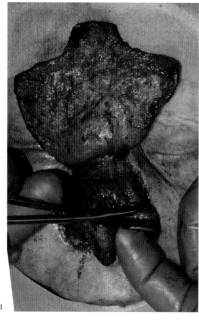
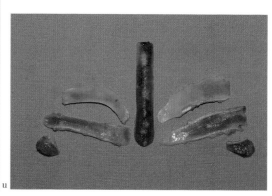

图 34.8（续） （q、r）用鼻唇沟皮瓣置换最远端的左侧新鼻翼上的小面积坏死伴明显体积缺失。注意：一期手术时不可使用局部皮瓣进行重建！（s、t）在手术显微镜下削薄前额皮瓣和内衬，以免损伤轴向血管并永久性控制最远端边缘的血供。皮瓣的血管蒂区域和远端翼的削薄非常谨慎。（u）由肋软骨制成新皮下框架的主要部分，这些软骨是在重新揭开和削薄时切割的

心理、动机、个人背景

医生已经例行向求美者明确说明了两种修复方法：重建或植入物支撑的假体，并用中间手术和一般结果的图像对这两种方法加以说明。本病例中，求美者是一位从容的老人，她的丈夫始终陪着她。她并不担心自己不得不面临的手术范围，并决定接受全鼻重建手术。她对手术的美学结果很满意，甚至还发现重建后的鼻子与她以前的鼻子有一些相似之处（图 34.8z ~ dd）。

讨论

三期全鼻重建手术基本上按计划完成，最后的结果也很好。鼻呼吸和嗅觉没有受到损害。左鼻翼小叶的愈合有点小问题，导致皮瓣蒂的切断被延迟了几周。本病例中，中隔旋转皮瓣非常稳定，且没有接受右侧唇动脉的供血。用颅盖骨移植物重建鼻骨耗时较长，并且会让手术变得更加复杂，例如，二期手术中调整鼻背支撑物，使它与骨骼平齐，在本病例中，这是小驼峰形成的原因。在本病例中，使用软骨和骨的复合移植物效果更好，支撑物更长，可防止阶梯形成，甚至还能降低翘曲的风险。

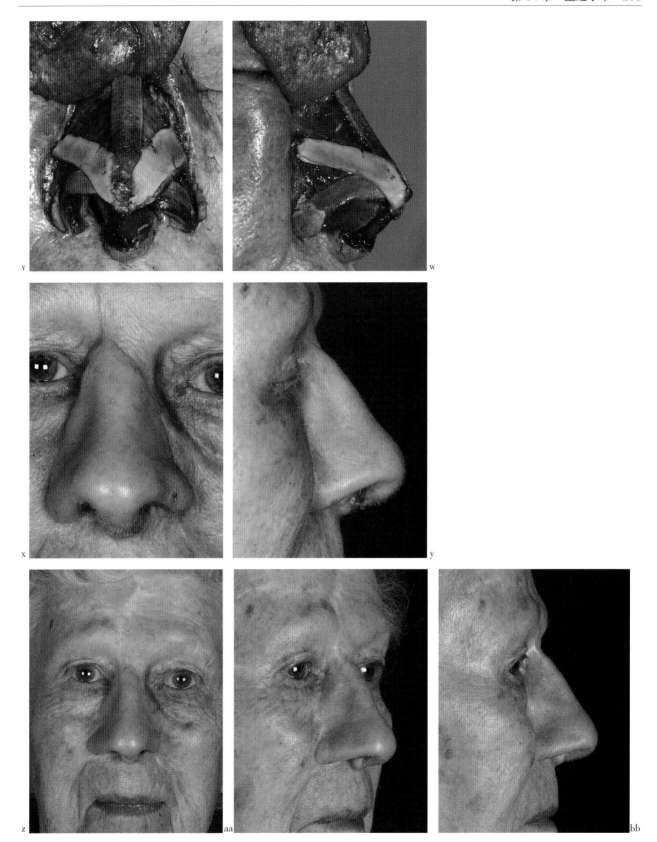

图 34.8（续）　（v、w）固定在内衬上的新框架的主要部件。（x、y）3 周后：移植物和覆盖物已经愈合，其对称性和形状符合预期。（z ~ bb）重建手术 3 年后的结果

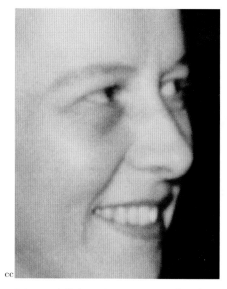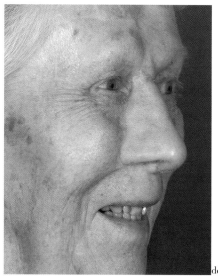

图 34.8（续） （cc、dd）重建的鼻子与求美者 50 岁时的鼻部照片的对比

参考文献

[1] Sherris DA, Kern EB. The versatile autogenous rib graft in septorhinoplasty[J]. Am J Rhinol, 1998, 12（3）: 221-227.

[2] Quetz J. Sattelnase bei M. Wegener: Rekonstruktive Rhinoplastik mit autologen Rippenknorpetransplantaten durch geschlossene Technik[J/OL]. Presented at the 79th Annual Meeting of the German Society of Oto-Rhino-Laryngology, Head and Neck Surgery, April 30-May 5, 2008, Bonn, Germany. http://www.egms.de/static/en/meetings/hnod2008/08hnod540.shtml.

[3] Sheen JH. Spreader graft: a method of reconstructing the roof of the middle nasal vault following rhinoplasty[J]. Plast Reconstr Surg, 1984, 73（2）: 230-239.

[4] Burget GC, Menick FJ. Aesthetic Reconstruction of the Nose[M]. St. Louis, MO: Mosby, 1994, 117-156.

[5] Burget GC, Menick FJ. The subunit principle in nasal reconstruction[J]. Plast Reconstr Surg, 1985, 76（2）: 239-247.

[6] Burget GC, Menick FJ. Nasal support and lining: the marriage of beauty and blood supply[J]. Plast Reconstr Surg, 1989, 84（2）: 189-202.

[7] Menick FJ. A 10-year experience in nasal reconstruction with the three-stage forehead flap[J]. Plast Reconstr Surg, 2002, 109（6）: 1839-1855, discussion 1856-1861.

[8] Quetz J, Ambrosch P. Total nasal reconstruction: a 6-year experience with the three-stage forehead flap combined with the septal pivot flap[J]. Facial Plast Surg, 2011, 27（3）: 266-275.

[9] Fischer H, Gubisch W. Nasal reconstruction: a challenge for plastic surgery[J]. Dtsch Arztebl Int, 2008, 105（43）: 741-746.

[10] Quetz J. Update on the Septal Pivot Flap[J]. Facial Plast Surg, 2014, 30（3）: 300-305.

附录

雅克·约瑟夫——我个人的悼念

每天在去上班的路上，我都会经过雅克·约瑟夫的墓地。在柏林—魏森塞，离帕克·克尼克（Park-Klinik）魏森医院不远有一处犹太人的公墓。我穿过公墓大门，向这位现代鼻整形术之父致以问候。据说，他的坟墓在二战期间毁于炮火，如今已经找不到了。但是今天，人们为他竖起了一块巨大的黑色花岗岩石碑，用烫金字记录他的生平和过往（图 A1）。

当然有人有不同的看法。虽然大多数人认为他的墓地已经被损毁，但是在 2003 年"鼻中隔成形术基础"国际会议的前几天，沃特·布里迪格基特（Walter Briedigkeit）教授告诉我，他经过多年的调查，已经确定了雅克·约瑟夫的墓地和墓碑的位置（图 A2）。

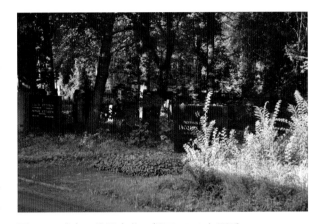

图 A1 雅克·约瑟夫墓，摄于 2012 年夏季

柏林·魏森塞的犹太人公墓是欧洲最大的犹太人公墓。其悠久的悲剧历史记录在布里塔·沃尔（Britta Wauer）和阿梅莉·洛西（Amelie Losier）创作的电影和图书《人间天堂（Himmel auf Erden）》中。

在这次会议的第二天，布里迪格基特教授号召来自 30 多个国家的参与者，一同为雅克·约瑟夫墓地重建筹集资金。塔迪（M. E. Tardy, Jr.）发起了倡议和支持，在全世界范围内寻找到了大量的捐赠者。

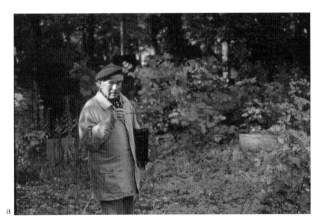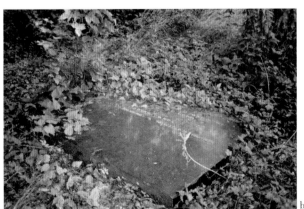

图 A2 （a、b）布里迪格基特教授站在已经被毁坏且部分被掩埋的雅克·约瑟夫墓碑旁

2004 年 10 月 17 日，杰出的拉比·安德烈亚斯·纳沙玛（Rabbi Andreas Nachama）建成此墓（图 A3）。在 2005 年举办的"鼻部和脸部"国际会议上，部分与会者参观了重建的约瑟夫墓（图 A4）。

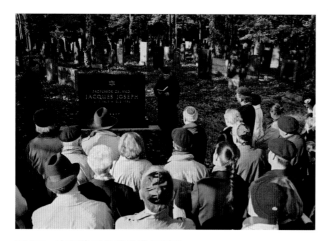

图 A3　在重建后的墓地进行吊唁

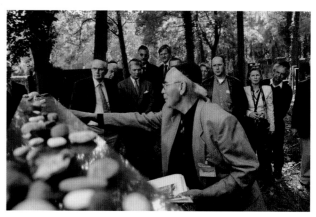

图 A4　在 2005 年举办的"鼻部和脸部"国际会议期间，参观重建的约瑟夫墓。参观者包括塔迪（M. E. Tardy Jr.）、雷加恩·托马斯（Regan Thomas）和瑞查德·古德（Richard Goode）

布里本迪格基特教授和我保存着雅克·约瑟夫的档案，我们从中找到了一些模糊的线索，指引我们找到了约瑟夫在柏林工作时期的档案。其中一个线索带领我们找到了施特尔马赫（E. Stellmach）夫人，她就是鲁道夫·施特尔马赫（Rudolf Stellmach）教授的遗孀。

我们通过托马斯·哈拉申斯科（Thomas Halaschinski）拍摄的一部纪录片《不要称之为思乡》得知，雅克·约瑟夫有一套独创的仪器存于世上（图 A5）。在他的一生中，约瑟夫为自己的手术开发了很多专门的仪器。他在每一件仪器上都刻有字迹"约瑟夫教授"。在纳粹时期，他的很多学生和战友都从德国逃了出来。他的独创仪器散落在世界各地，被著名的整形外科医生们珍若至宝。1969 年，鲁道夫·施特尔马赫（Rudolf Stellmach）教授（1924—2003）从帕布斯特（Pabst）医生处得到几件约瑟夫独创的仪器，而帕布斯特医生在柏林格鲁内瓦尔德从事整形外科工作。施特尔马赫本身也是一名德高望重的整形外科医生，是面部整形手术领域的专家，他从约瑟夫的明星学生处也收集到不少仪器，这些学生包括古斯塔·奥夫里希特（Gustave Aufricht）、雅克·萨非亚恩（Joseph Safian）、塞缪尔·福蒙（Samuel Fomon）、雅克·马里尼亚科（Jacques Maliniac）和约翰·毛里斯（John Maurice）。

我们上门拜访了施特尔马赫夫人，向她了解了关于罕有的大师仪器收藏的很多细节。然后，她给我们展示了她收藏的雅克·约瑟夫的独创仪器。临别的时候，施特尔马赫夫人非常慷慨地提议："你们为什么不带走这些仪器呢？由你们收藏会比留在我这里安全得多。"我们最终接受了这份好意。从 2007 年起，这些仪器就展出在柏林沙里泰（Charité）医学史博物馆，该博物馆永久收藏系列"生命的轨迹"（Dem Leben auf derSpur）的一部分。

本次展览包括"历史上的医院"专题，追踪了 8 名求美者的命运。参观者能够体会到，在历史的不同时期医药是如何影响着人们的生活。这些求美者包括一名教育家，卡尔·哈斯巴赫（Karl Hasbach）博士，他于 1914 年 11 月应征入德军，成为一名中尉。1915 年 2 月，哈斯巴赫在法国前线作战时，被炸弹碎片炸伤了鼻子和上颌。1915—1916 年间，他前后动过 19 次手术却收效甚微。最后他不得不戴上假鼻子。而后，1916—1918 年间，雅克·约瑟夫在柏林为他进行手术，矫正了其面部缺陷。

约瑟夫一直经营着私人诊所，直至 1916 年 6 月 2 日，普鲁士教育与文化事务部委任他为柏林夏洛特医院新成立的面部整形外科科长。他的耳部和鼻部临床部门在 1916—1922 年间大受求美者的欢迎。有轨电车直接将受伤的士兵从战场运到弗里德里希（Friedrichstrasse）火车站，然后送进约瑟夫的 8 号病房（图 A6、图

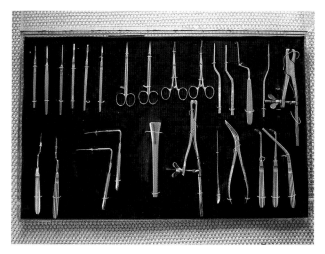

图 A5　雅克·约瑟夫的独创仪器

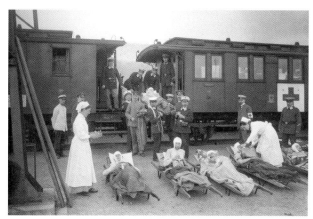

图 A6　前线送下来的受伤的德国士兵。士兵受到了前所未见的颅面伤

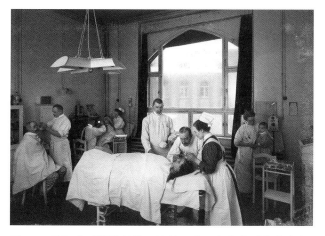

图 A7　约瑟夫时期的柏林夏洛特医院耳鼻临床科住院病房

A7)。

约瑟夫利用局部或前额、上臂的皮片以及自由软骨和骨骼移植，熟练地完成了面部整形，就像当初他为卡尔·哈斯巴赫做的一样。他甚至会利用柏林贝奇施泰因牌钢琴厂的象牙做移植物。图 A8 中的 a ~ f 展示的是他在那一时期的外科手术杰作。

但是，雅克·约瑟夫到底是什么人？德国外科医生名人堂中，这位被当今世人推崇备至的面部整形外科，尤其是鼻整形术领域的鼻祖，只有只言片语的介绍。约瑟夫的事业始于德国人恺撒·威廉（在魏玛共和国）时期，他因此人获得了最高的专业肯定和社会声誉；终于国社党党员时期，纳粹对犹太人的计划性迫害让他被列入黑名单，受尽耻辱。约瑟夫终身都在柏林工作，并且拒绝离开，但他的妻子利奥诺和女儿贝拉后来移民到了美国。

即便是在生前，约瑟夫在柏林也是一个传奇，并且被柏林人誉为"鼻科圣手约瑟夫（Nasen-Joseph）"或者"鼻科夫（Noseph）"。1922 年，德国军队停止资助面部整形外科，约瑟夫回到了他位于库达姆大街的私人诊所，并且越来越投入整形美容外科的治疗中（图 A9）。在此期间，他的工作大多数涉及鼻部整形、脸部提拉紧致和乳房成形术。约瑟夫在比洛大街上的一家当地医院教授手术课程，在夏洛特医院的解剖科教授解剖课程。

1922 年，"怒吼的新闻记者"埃贡·埃尔温·基希发表了一篇文章，让我们得以从候诊室的角度了解到约瑟夫是如何进行手术的（无独有偶，约瑟夫的办公室和我现在的卫星医疗诊所和办公室位于同一栋大厦，就在柏林的库达姆大街）。

在他位于库达姆大街的办公室，约瑟夫教授接诊了无数渴望得到改善的人。对每一位访客，他都会问其职业、是否富有以及来自哪个社区。然后，他才会问他们的性格……他需要了解他们的个性，才能据此为他们进行鼻部整形。"你想要俏皮的鼻子还是智慧型的，娇媚的还是富有活力的？"……教授递给他的求美者们一本相簿，里面是成百上千的之前求美者的相片，手术前后的都有。他们翻看着相簿，选择自己想要的样子。"很好，"教授说，然后捏一捏他们的鼻子。他用手指将求美者的鼻子捏成各种样子，让他们看看手术之后会有的效果。"明天上午 10 点，来我位于比洛大街（Bü lowstrasse）22 号的私人诊所。"

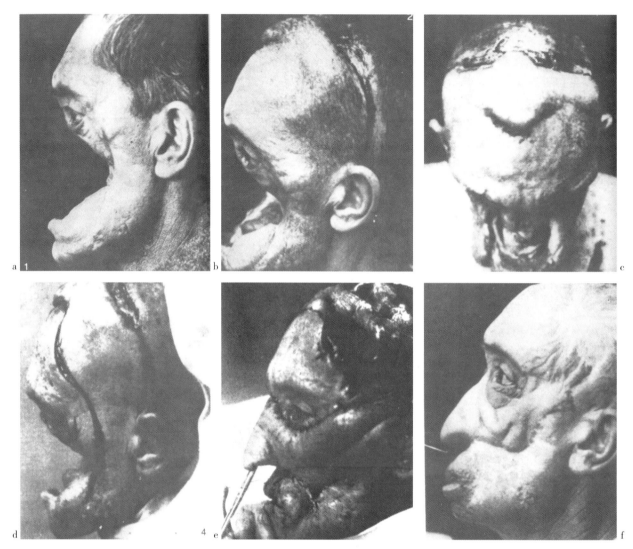

图 A.8 (a ~ f) 在柏林夏洛特医院时期的约瑟夫，约瑟夫对严重战争伤员进行的面部重塑

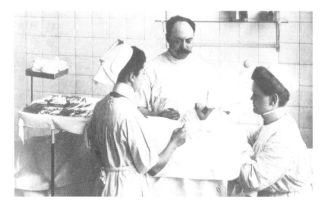

图 A.9 雅克·约瑟夫在他的私人诊所

参考文献

[1] Natvig P. Jacques Joseph: Surgical Sculptor[M]. Philadelphia, PA: WB Saunders, 1982.

[2] Wauer B, Losier A. The Weissensee Jewish Cemetery—Moments in History[J]. be.bra verlag, 2010: 176.

[3] Behrbohm H, Briedigkeit W, Kaschke O. Jacques Joseph: father of modern facial plastic surgery[J]. Arch Facial Plast Surg, 2008, 10（5）: 300–303.

[4] Behrbohm H. Dem Leben auf der Spur—Jacques Joseph, ein Wegbereiter der plastischen Gesichts– und Nasenchirugie[Z]. ebook, Nasenkorrekturen, Oemus-media, 2011, www.zwp-online.de

[5] Weerda H, Pirsig W. Jacques Joseph und der Patient Dr. Karl Hasbach[J]. HNO aktuell, 2006, 14（7-8）: 274-278.

[6] Natvig P. Some aspects of the character and personality of Jacques Joseph[J]. Plast Reconstr Surg, 1971, 47（5）: 452-453.

[7] Briedigkeit W, Behrbohm H. Jacques Joseph—ein Pionier der plastischen Gesichtschirurgie. J ü dische Miniaturen[J]. Hentrich-Verlag, 2006: 61.

[8] Briedigkeit W, Behrbohm H. Die B ü ste des Jacques Joseph Face[J]. Oemus-Media, 2012, 3: 56-58.

好书推荐

韩国注射美容技术：
肉毒素及透明质酸注射（即将出版）

定价：368.00 元

编著：李秀根

主译：金光龙　韩基虎

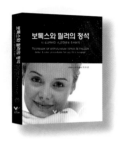

微整形注射解剖学

定价：198.00 元

主编：金熙真　徐丘一　李洪基等

主译：王琳琳　曹思佳

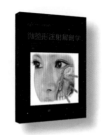

微整形注射并发症

定价：268.00 元

主编：曹思佳　张建文

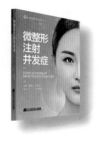

微整形注射并发症·续集

定价：97.00 元

主编：曹思佳

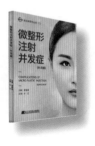

眼整形秘籍·全 2 册

定价：468.00 元

主编：曹思佳

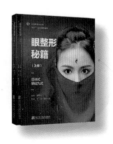

亚洲人肉毒毒素注射

定价：198.00 元

主编：徐丘一

主译：孙　燚　朱全超

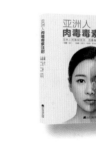

马医生整形课堂

定价：138.00 元

主编：马晓飞

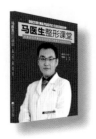

埋线提升与抗衰老
操作手册

定价：138.00 元

主编：申汶锡

主译：张陈文　孙玮骏

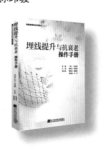

面部分区注射解剖图谱
（即将出版）

定价：198.00 元

主编：金光龙

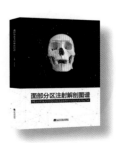